Familiensensibles Entlassungsmanagement

Die Herausgeberinnen:

Katharina Gröning, geb. 1957, ist Professorin für Pädagogische Beratung an der Universität Bielefeld. Sie arbeitet seit 1989 als Supervisorin, Organisationsberaterin und Dozentin im Bereich Pflege- und Gesundheitsberufe.

Brunhild Sander, geb. 1957, ist Diplom-Soziologin, seit 2008 wissenschaftliche Mitarbeiterin und Projektkoordinatorin im Modellprogramm „Familiale Pflege unter den Bedingungen der G-DRG" an der Universität Bielefeld.

Ruth von Kamen, geb. 1983, ist Diplom-Pädagogin, seit Januar 2013 wissenschaftlicheMitarbeiterin im Projekt „Familiale Pflege unter den Bedingungen der G-DRG" an der Universität Bielefeld, Studium der Pädagogik an der Universität Bielefeld.

Katharina Gröning, Brunhild Sander,
Ruth von Kamen (Hrsg.)

Familiensensibles
Entlassungsmanagement

Festschrift zu zehn Jahren Modellprojekt
„Familiale Pflege unter den Bedingungen der G-DRG"

Mabuse-Verlag
Frankfurt am Main

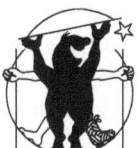

Bibliografische Information der Deutschen Nationalbibliothek

Die Deutsche Nationalbibliothek verzeichnet diese Publikation in der
Deutschen Nationalbibliografie; detaillierte bibliografische Angaben
sind im Internet unter http://dnb.d-nb.de abrufbar.

Informationen zu unserem gesamten Programm, unseren AutorInnen und zum
Verlag finden Sie unter: www.mabuse-verlag.de.

Wenn Sie unseren Newsletter zu aktuellen Neuerscheinungen und anderen
Neuigkeiten abonnieren möchten, schicken Sie einfach eine E-Mail mit dem
Vermerk „Newsletter" an: online@mabuse-verlag.de.

© 2015 Mabuse-Verlag GmbH
Kasseler Str. 1 a
60486 Frankfurt am Main
Tel.:   069 – 70 79 96-13
Fax: 069 – 70 41 52
verlag@mabuse-verlag.de
www.mabuse-verlag.de

Satz: ffj – Büro für Typografie und Gestaltung, Frankfurt am Main
Umschlaggestaltung: Marion Ullrich, Frankfurt am Main
Umschlagfoto: © avenue images

Druck: CPI – Clausen & Bosse, Leck
ISBN: 978-3-86321-233-9
Printed in Germany
Alle Rechte vorbehalten

Inhalt

Teil 4: Besondere Herausforderungen

Geleitwort

Wenn ein Pflegefall eintritt, braucht jeder von uns schnelle und individuelle Hilfe. Nicht nur der unmittelbar Betroffene, sondern auch die direkten Angehörigen sind mit der neuen Situation häufig überfordert.

Die Leistungen der gesetzlichen Pflegeversicherung unterstützen hierbei die pflegebedürftigen Menschen, ihr Leben, trotz der Einschränkungen, weiterhin selbstständig und menschenwürdig zu gestalten. Aber ganz ohne die Hilfe und Unterstützung der Familie und Angehörigen geht es häufig nicht.

Daher wurde von der AOK Rheinland/Hamburg, der AOK NordWest und der Universität Bielefeld das Modellprojekt „Familiale Pflege" ins Leben gerufen.

Unser gemeinsames Ziel war es, die pflegenden Angehörigen bei ihrer Aufgabe zu unterstützen und zu entlasten, damit der Pflegebedürftige so lange wie möglich in seinem familiären, vertrauten Umfeld bleiben kann.

Heute können wir mit Stolz auf zehn Jahre Erfahrungen und auch Erfolge blicken, die wir in dieser Festschrift für Sie zusammengetragen haben.

Die thematisch breitgefächerten Beiträge der Autoren beschreiben sehr anschaulich die Komplexität und die Herausforderungen, die im Zusammenhang mit einer Pflegebedürftigkeit in unserer heutigen Gesellschaft bestehen.

Umso wichtiger ist es, die betroffenen Familien aktiv zu begleiten und auf die häusliche Pflege vorzubereiten, von der Krankenhausentlassung in die häusliche Umgebung, über die Verzahnung mit sinnvollen Netzwerken bis hin zur spezialisierten Begleitung bei Demenzerkrankungen.

Wir danken der Universität Bielefeld für die langjährige, erfolgreiche Zusammenarbeit und den rund 400 Krankenhäusern in Nordrhein-Westfalen, Hamburg und Schleswig-Holstein, die durch ihre Teilnahme an diesem Projekt dafür sorgen, dass es sich hier um ein Erfolgsmodell handelt.

Wir danken in besonderem Maße den „Pflegetrainern", die inzwischen mehr als 100.000 Angehörige durch die verschiedenen Angebote erreicht haben.

Und wir danken den Patienten und ihren Angehörigen für ihre Teilnahme und ihr Vertrauen.

Martin Litsch (AOK NordWest),
Matthias Mohrmann (AOK Rheinland/Hamburg), Mai 2015

Vorwort

Nach dem Paragrafen 11, Absatz 4 des SGB V haben Versicherte Anspruch auf ein Versorgungsmanagement nach der Krankenhausbehandlung. Der Gesetzgeber spricht davon, dass „insbesondere zur Lösung von Problemen beim Übergang in die verschiedenen Versorgungsbereiche" eine Anschluss-versorgung sicherzustellen ist, für die Leistungserbringer in Zusammenarbeit mit den Krankenkassen verpflichtet sind. In Bezug auf die Pflege zu Hause zählt zudem der Paragraf 39, Absatz 1 auf, dass die Krankenhausbehandlung ein Entlassmanagement zur Lösung von Problemen beim Übergang in die Versorgung nach der Krankenhausbehandlung gewährleisten müsse. Die bisherige Praxis des Gesundheitssystems hat die Versorgungsbereiche vor allem als Systemwechsel verstanden, also Wechsel vom stationären in das ambulante System und ein wenig ist diese Sichtweise auch in den Buchstaben des Gesetzes angelegt. Übergeleitet wird von der stationären Behandlung in die stationäre oder ambulante Pflege und die Schnittstellen, die hierbei entstehen, sind professionelle Schnittstellen. Tatsächlich handelt es sich bei der Überleitung von vor allem hochaltrigen Patienten aber um einen System-Lebenswelt-Wechsel. Der Patient wechselt von einer Institution nach Hause oder in ein Heim, welches künftig sein Zuhause sein wird.

Gegenstand des vorliegenden Buches ist der Wechsel in die häusliche Umgebung und die Pflege in der Familie. Zehn Jahre Erfahrung im Modellprogramm mit mehr als achthundert Pflegetrainerinnen und vierhundert Krankenhäusern haben uns, den Mitarbeiterinnen und Mitarbeitern des Modellprogramms an der Universität Bielefeld gezeigt, dass in der Praxis dieser System-Lebenswelt-Wechsel mehrheitlich unter der Chiffre vollzogen worden ist, der Patient geht nach Hause, Entlassungsmanagement entfällt. Case Management, Entlassungsmanagement und Überleitung waren vollständig auf nachgelagerte Expertensysteme ausgerichtet. Die Familie als Pflegeinstitution und Adressat wurde in den Systemen nicht mitgedacht. Dieses Nichtmitdenken der Familie hat mit dominierenden Deutungsmustern in Krankenhäusern zu tun, welche die Familie als Konsumenten von Dienstleistungen betrachten. Tatsächlich sind Familien aber Koproduzenten von Dienstleistungen. Sie müssen die Dienstleistung durch spezielle Fähigkeiten erst produktiv machen. Ein Pflegehilfsmittel, welches zum Beispiel zu Hause nur abgekippt wird, weil der Leistungserbringer an der Schulung und Ausbildung der Angehörigen im Umgang mit dem Hilfsmittel spart, wird zur Wohlfahrtsproduktion überhaupt nichts beitragen. Das Hilfsmittel wird dann gar nicht oder falsch angewendet und hilft im Alltag nicht mehr, die Pflege zu erleichtern. Die Überleitung in die häusliche Situation setzt also Koproduktion als erstes Prinzip voraus, das heißt die klassische Aufteilung: hier der Produzent der Dienstleistung, dort der Konsument, ist schon im Ansatz falsch. Dies hat im Übrigen die Dienstleistungsforschung bereits seit den 1970er-Jahren herausgefunden, indem sie davon spricht, dass neben der Koproduktion auch eine besondere Interaktionsintensität zu den Merkmalen der Dienstleistung gehören. Das heißt, Dienstleistung braucht Zeit, weil sie nur kommunikativ und koproduktiv erbracht werden kann. Da sie sich zudem nicht auf Vorrat produzieren lässt, sondern „uno-acto"-Produktion und Konsumtion zusammenfallen, ist es der Empfänger der Dienstleistung, der quasi über seine Fähigkeiten den Zeitrhythmus der Leistungserbringer mitbestimmt. Es entstehen durch alle drei Merkmale der Dienstleistung: Koproduktion, Kommunikation und „uno-acto"-Prinzip, deshalb Spannungen zwischen den Berufsrollen der Gesundheitsdienstleister und den Empfängern. In der Regel werden diese Spannungen als Zeitspannungen und als Empathiespannungen wahrgenommen. Die Pflegekraft hat keine Zeit und sie versteht den Patienten und den Angehörigen nicht. Wer die Pflege zu Hause sehr stark aus der Perspektive des Systems Krankenhaus denkt, wird andere Spannungen erleben als diejenigen, die ihre Dienstleistungen aus der Patientenperspektive betrachten können.

Neben dem Prinzip der Koproduktion sind es Prinzipien der Familiensensibiliät, die für das Entlassungsmanagement nach Hause von besonderer Bedeutung sind. Seit Einführung der Pflegeversicherung dominieren familienskeptische öffentliche Bilder zur Pflege zu Hause. Zwar gilt die Familie als „die zentrale Institution für die soziale Integration sowie die emotionale und instrumentelle Unterstützung älterer Menschen" (BMFSFJ 2002, S. 193) und es werden von den ca. 2,5 Millionen pflegebedürftigen Menschen in der Bundesrepublik mehr als 70 % zu Hause versorgt, jedoch wird diese Leistung der Familien kaum als wohlfahrtsproduzierend anerkannt. Vielmehr wurde lange Zeit angenommen, dass die Familie als Wohlfahrtsproduzent für die Pflege und die Sorge um die alten Menschen kaum noch Zukunft hat. „Familiale Pflegepotenziale erodieren", so die Haltung, da von einer Abnahme der familialen Solidarität ausgegangen wurde. Diese Annahme über die Erosion familialer Pflege ist vor allem ein wissenschaftliches Konstrukt. Drei Diskurse sind hierfür verantwortlich gewesen. Zum ersten der Diskurs zur modernen Gesellschaft, die bunter werde, individueller und flexibler. Besonders das sich ändernde Geschlechterverhältnis wurde so diskutiert, dass Frauen wegen sogenannter Modernisierungsanforderungen nicht mehr als Pflegende zur Verfügung stehen würden. Es komme zu einem Verschwinden der Solidarität. Besonders zynisch sind Sätze, dass Frauen in ihrer Bereitschaft nachlassen würden, in die Helferrolle zu wechseln. Es ist also nicht die innerfamiliale Ungerechtigkeit, dass Frauen mit der Pflege allein gelassen werden, nicht der mangelnde sozialrechtliche Schutz der Pflegesituation, die Verachtung als Laie und nicht ernst zu nehmende „Mutti", die den Frauen entgegenschlägt, wenn sie die Pflege übernehmen, sondern es ist der Anspruch nach Anerkennung der Sorgearbeit, nach innerfamilialer Gerechtigkeit und Anerkennung sowie nach Vereinbarkeit von Pflege und Beruf, den die modernen Frauen formuliert haben, der zur Krise der häuslichen Pflege führe. Nun: Diese ist ausgeblieben, trotz Modernisierung. Und ganz langsam formuliert die neue Familienministerin Manuela Schwesig ein neues Leitbild der generativen Sorge.

Ein zweiter bedeutender und wiederum familienskeptischer Diskurs zur Pflege kommt von den Experten des Gesundheitssystems selbst. Die Familien gelten als überfordert und belastet. Mit der Einführung der Pflegeversicherung und ihrem Grundsatz „ambulant vor stationär", mussten sich die Professionellen auf die zu Beginn genannte Koproduktionsrolle neu einrichten und ihr Professionsideal verändern. Dabei ging es auch um einen Markt für die verschiedenen Dienste, um deren Pflegeverständnis, Leitbild und Strategie. Und tatsächlich haben die Pflegenden ja überforderte Angehörige erlebt, die die Pflege nicht als Entwicklungsaufgaben im Lebenszyklus, sondern als Schicksal verstanden haben und verzweifelt waren. Vom Klagen zum Lernen zu kommen und sich mit den Angehörigen gemeinsam Kompetenzen zur Gestaltung der Pflege zu Hause zu erarbeiten, ist die viel beschriebene Familiensensibilität. Erschwerend kam für die Professionellen hinzu, dass auch hinsichtlich der Belastung der häuslichen Pflege von der Wissenschaft kaum

Hilfe kam. Die Belastungsforschung und die Stressforschung sind Grundlagenforschungen, die kaum Lösungen für die Professionen anbieten. Dass Belastung und Stress oder Überforderung aber Antworten der Psyche und des Körpers auf fehlende Kompetenzen sind, es also darum geht, Fähigkeiten in die Lebenswelt zu transferieren, um so zur eingangs beschriebenen Koproduktion zu kommen, ist eine wichtige Voraussetzung des Denkens. Professionen dürfen in Bezug auf die Koproduktion von Dienstleistungen nicht expertokratisch denken, sondern müssen sich die Frage stellen, welche Fähigkeiten sie den Familien vermitteln können, um hier zu einer besseren Bewältigung des Alltags, zu einem gelingenderen Alltag zu kommen. Stattdessen sind die Professionellen häufig voll mit klinischen Deutungsmustern zur Familie. Vor allem im Studium der Sozialen Arbeit, der Pädagogik und heute auch der Pflege lernen Professionelle therapeutische Deutungen zum familialen Alltag. Die Familie erscheint nicht als zu unterstützende Lebensform, sondern als zu analysierendes System. Gleichzeitig fehlen wichtige Verstehenszugänge zur Familie, wie jene heute eine Herstellungsleistung ist, bei der man quasi zusammenhält, was auseinanderfliegt oder auseinanderzufliegen droht. Bindungen werden zudem schnell einem pathologisierenden Blick unterzogen. Vor allem wenn vom Aufrechterhalten einer Tradition oder eines Familienmythos, von Schuld und Wiedergutmachung, von christlicher Nächstenliebe oder Ähnlichem bei der Motivation zur Pflege gesprochen wird, werden aus dem Motiv der Zuneigung zu den Eltern rollenimmanentes Verhalten, „doing gender", Rollenumkehr. Dies ist das Gegenteil von Familiensensibilität.

Es gibt aber auch andere Stimmen. 1992 haben die bekannte Familienforscherin Yvonne Schütze und ihr Kollege Frieder Lang zur familialen Sorge positiv Stellung genommen. Sie machen darauf aufmerksam, dass die negativen Sichtweisen auf die Familie, die sie „believe in pathology" nennen, seit den 1960er-Jahren bestehen und sich nicht bewahrheitet hätten. Aus einer Perspektive, in der die Familie vorwiegend als Konsumort betrachtet wird, einem Ort, an dem Freizeit, Glück und Spaß zu Hause sind, werden Entwicklungsaufgaben schnell als Belastungen betrachtet. Das Konzept der Verantwortung für die alten Eltern von Schütze und Lang fügt sich sehr gut in das Bielefelder Konzept der späten Familie und der individuellen und familialen Entwicklungsaufgaben ein. Zeitlich etwa parallel zur nachelterlichen Phase im Familienzyklus findet im Lebenslauf eine zunehmend absehbare weitere und erwartbare Verantwortungsphase für die alten Eltern statt. Schütze und Lang rezipieren hier Margret Blenkner (1965) und den von ihr entwickelten Begriff der filialen Reife (filial maturity). Töchter und Söhne zwischen 40 und 50 erlebten eine filiale Krise, die dadurch begründet sei, dass die Kräfte der Eltern nachlassen und diese mehr und mehr auf die Unterstützung ihrer Kinder angewiesen seien. Auf diese Krise folge die Phase der filialen Reife, während der sich die Kinder um die alten Eltern kümmerten und gleichzeitig auf das eigene Alter vorbereiteten. „Healthy resolution of the filial crisis means leaving behind the rebellion and emancipation of adolescence and early adulthood an turning again to the parent, no longer as a child, but as a mature adult with a new role and a different love, seeing him for the first time as an individual with his own rights, needs an limitation and a live history that, to a large extent, made him the person, he is long before his child existed" (Blenkner 1965, S. 57 f.). Schütze und Lang (1992) folgern aus der Normalisierung dieses Tatbestandes der Lebensphase „Verantwortung für die alten Eltern", dass sich in der Zivilgesellschaft eine Art Kultur der familialen Sorge für alte Menschen entwickelt, wobei das Anliegen der beiden Verfasser ist, nachzuweisen, dass sich diese Kultur auch bei getrennten Wohnungen, also im modernen Kontext entwickelt. Heute stellt sich die Entwicklung der Pflege in unserem Land deutlich so dar, dass Ehepartner als pflegende Angehörige zunehmend wichtiger werden. Anders also als das Bild von den dominierenden Eltern lassen viele ihre Kinder arbeiten und leben und übernehmen die Verantwortung zunächst selbst. Erwachsene Kinder gehören deshalb zunächst zu den Pflegenetzwerken, sie sind aber zumeist erst dann Hauptpflegepersonen, wenn ein Elternteil bereits verstorben ist oder beide Elternteile so hochaltrig sind, dass die Partnerpflege faktisch nicht mehr möglich ist. Familiensensibles Entlassungsmanagement in den Krankenhäusern heißt deshalb neben den Kindern und der Entwicklungsaufgabe der Verantwortung mit den alten Eltern umzugehen, auch sich auf die hochaltrigen Pflegepersonen einzustellen. Last but not least wird unsere Gesellschaft bunter. Kultursensible Pflege tritt als Anforderung an das Entlassungsmanagement neu hinzu.

Im Sinne dieses Entwurfes ist die vorliegende Festschrift für das Modellprogramm „Familiale Pflege unter den Bedingungen der G-DRGs" verfasst.

Die Autorinnen und Autoren geben sowohl aus wissenschaftlicher wie auch aus unmittelbar praktischer Sicht Einblicke in das Modellprogramm und seine Umsetzung. Zu Wort kommen Pflegetrainer/innen, Projektmitarbeiter/innen und Expert/innen im Kontext unseres Projektes.

Literatur

Blenkner, M. (1965): Social Work and Family Relationships in Later Life with Some Thoughts on Filial Maturity. In Shanes, E.; Streib, G. F. (Hg.): Social Structure and the Family. Generational Relations, Englewood Cliffs, S. 46–59.

Bundesministerium für Familie, Senioren, Frauen und Jugend (BMFSFJS) (2002): Vierter Bericht zur Lage der älteren Generation in der Bundesrepublik Deutschland. Risiken, Lebensqualität und Versorgung Hochaltriger – unter besonderer Berücksichtigung der demenziellen Erkrankungen, Berlin.

Schütze, Y.; Lang, F. (1992): Verantwortung für alte Eltern – eine neue Phase im Lebenslauf. In: Familie und Recht, 3. Jg. 6, S. 336–341.

Neue Herausforderungen im Übergang vom Krankenhaus in die familiale Pflege. Förderprogramm der AOK Rheinland/Hamburg und der AOK NordWest für Nordrhein-Westfalen, Hamburg und Schleswig-Holstein

Katharina Gröning, Heinrich Lienker, Brunhild Sander

Überblick

Das Förderprogramm dient der Unterstützung von Fähigkeiten, Kompetenzen sowie Lern- und Entwicklungsprozessen in sorgenden und pflegenden Familien und vergleichbaren Solidaritätsgemeinschaften. Schwerpunkte sind Information, Beratung, Praxisanleitung und Bildung im Übergang vom Krankenhaus in die familiale Versorgung.

400 Allgemeinkrankenhäuser, Psychiatrien und Rehakliniken in Nordrhein-Westfalen, Hamburg und Schleswig-Holstein nutzen 2015 das Förderprogramm und begleiten Angehörige beim Übergang in die familiale Pflege bis sechs Wochen nach dem Krankenhausaufenthalt. Beteiligt sind 80 % der Allgemeinkrankenhäuser und 87 % der psychiatrischen Fachkliniken. Kumuliert über den Förderzeitraum sind Ende des Jahres 200.000 Angehörige erreicht.Es wird deutlich: In der alternden Gesellschaft sind wir alle Teil der Demenzszene, ganz gleich, ob uns das bereits bewusst ist oder nicht. Und eine Gruppe wurde bei der oben stehenden Aufzählung nicht genannt, obwohl sie unmittelbar mit dem Thema Demenz verbunden ist: Gemeint sind alle Menschen, die mit kognitiven Veränderungen leben, ob man diese nun Gedächtnisproblem, Demenz, Gehirnalterung oder wie auch immer nennen mag. Leider spielen sie im Umgang mit dem Thema meistens nur eine Nebenrolle.

Jahr	Häuser	Angehörige[1]	Mittelwert
2006	25	172	7
2007	29	650	22
2008	52	1.438	28
2009	104	3.168	30
2010	149	7.521	50
2011	200	15.158	76
2012	251	27.151	108
2013	312	38.657	124
2014	361	48.101	133
2015	400	58.000[2]	145
Su.	400	200.016	

1) Pflegetrainings im Krankenhaus und in der Familie, Initialpflegekurse und Gesprächskreise.
2) Projektion auf das Jahresende.

Nachfolgend thematisieren wir die Grundanliegen des Programms „Familiale Pflege" und kommentieren die Förderkonditionen.

Bezugsrahmen und Grundanliegen

(1) Die Bevölkerung wird älter und hochaltriger, wobei die Wahrscheinlichkeit der Krankenhauseinweisung mit dem Alter zunimmt. 2050 werden 45 % der Patientinnen und Patienten in NRW 75 Jahre und älter sein. Bereits von 2010 nach 2020 steigt der Anteil von 24 auf 30 %, während die Krankenhausfälle in allen anderen Alterskohorten bis 55 Jahre massiv sinken (vgl. it.nrw 2010).

(2) Mit der wachsenden Gruppe der alten und hochaltrigen Patienten, speziell im vierten Lebensalter, sind die Krankenhäuser an verschiedenen Stellen überfordert. In der Selbstwahrnehmung von mittleren Führungs-

kräften der Pflege kann die pflegerische Versorgung von Patienten mit Demenz allenfalls in 60 % der Fälle noch als ausreichend angesehen werden. In der Größenordnung von 40 % kann eine sichere und gute Pflege nicht mehr gewährleistet sein (vgl. Isfort et al. 2014). Dafür werden in der Hauptsache wirtschaftliche Gründe, Zeitknappheit und Wissensprobleme geltend gemacht. Aber es ist nicht nur dies. Während der Krankenhausbetrieb auf Normalisierung gerichtet ist und invasiv funktioniert, leben die Patienten mit Demenz in einer imaginären Lebenswelt und nehmen Abschied aus dieser Welt. Sie brauchen Schutz, einen palliativen Ansatz im Sinne der Ummantelung und gemeinsamen Sorge, das heißt enge und gute Koproduktion mit dem gewohnten sozialen Umfeld.

(3) Zugleich erzwingen Fallpauschalen (G-DRG, PEPP) kürzere Verweildauern. Sie sind inzwischen auf 7,6 Tage abgesunken. Damit ist komplementär auch der Handlungskorridor determiniert, der den pflegebedürftigen Patienten und ihren Familien heutzutage verbleibt, um die Übernahme der Pflege im Anschluss an den Krankenhausaufenthalt vorzubereiten und sich den neuen Entwicklungsaufgaben zu stellen, zumeist im Gefolge eines gesundheitlichen Schicksalsschlags. Derartige Lebensumbrüche kann niemand für sich ausschließen, aber sie kommen gewöhnlich doch unvorbereitet.

Mit den Fallpauschalen verschwindet die kompensatorische Funktion, die Krankenhäuser traditionell für erkrankte alte Patienten innehatten. Haben diese vormals die Defizite in der ambulanten und häuslichen Versorgung auffangen und Lücken in der Versorgung überbrücken können, so ist diese Funktion heutzutage als Fehlbelegung etikettiert. Dabei ist der Übergang in die poststationäre Versorgung seit jeher risikoreich und störanfällig.

(4) Künftig noch stärker in den Blick zu nehmen sind die Familien. Denn sie sind die zentrale Institution zur Versorgung und Pflege der älteren, multimorbiden und der chronisch und demenziell Kranken. Von den derzeit 2,63 Millionen pflegebedürftigen Menschen im Sinne des SGB XI (ohne Stufe 0) werden 70 % in der häuslichen Umgebung versorgt, 47 % allein von den Familien, und zwar über alle Pflegestufen hinweg, unverändert weitere 23 % mit Unterstützung eines ambulanten Dienstes. 29 % entfallen derzeit auf Altenheime. Das ist ein Prozent weniger als 2011. Bis 2020 erhöht sich die Anzahl der pflegebedürftigen Menschen auf 2,9 Millionen. Für 2050 werden

4,5 Millionen Pflegebedürftige erwartet, der stärkste Anstieg davon in den Kohorten 90 Jahre und mehr. Das ist eine Verdoppelung gegenüber 2007 (vgl. Pflegestatistik 2011).

(5) Das hohe Engagement der Familien bei der Versorgung alter hilfsbedürftiger Angehöriger widerlegt solche Theorien des sozialen Wandels, die die Familien ausschließlich erodieren und in der Pflege ein „Auslaufmodell" sehen. Die Familien der Moderne zerfallen nicht einfach, sie wandeln sich und die Pflege wird „bunter". Künftig wird es mehr (häufig selbst hochaltrige) Ehepartnerpflege, mehr Pflege von hochaltrigen Migranten ebenso wie mehr Pflege durch junge Angehörige der Enkelgeneration geben. Ein Auslaufmodell ist weniger die familiale Loyalität, dafür mehr die Konstruktion, dass der Generationenvertrag auf einem Geschlechtervertrag ruht und die Pflege Frauensache sei (vgl. Kunstmann 2010). Im Verschwinden sind hingegen die enge Verbindung von Erben und Pflegen und die damit zusammenhängende Schwiegertochterpflege. Auch die Hausfrauenehe schwindet, was bedeutet, dass Pflege und Beruf vereinbart werden müssen. Umfragen belegen, dass auch diese modernen Familien zur Übernahme von Versorgung und Pflege der alten Eltern in hohem Maße bereit sind, auch wenn sie das nicht als ihre „heilige Pflicht" ansehen. Die Pflege eines oder mehrerer alter Menschen ist eine große Entwicklungsaufgabe in den Familien, die nicht nur durch Dienstleistungen und Services bewältigt werden kann. Die Familien benötigen hier vielmehr Pflegewissen, pflegerische Handlungskompetenz und Fähigkeiten, ihren familialen Alltag, ihre Biografien und die Pflege gelingend zu gestalten. Diese „weichen" Dimensionen einer guten Pflegestruktur kann man nicht kaufen oder ordern, man muss sie lernen (Gröning 2014).

(6) Die vorgenannten krankenhausökonomischen, demografischen und familialen Veränderungen stellen das Überleitungsmanagement in den Krankenhäusern vor neue Herausforderungen. Der zeitliche Korridor für die Gewährleistung einer bedarfsgerechten poststationären Versorgung verdichtet sich teils auf wenige Tage. Das mindert aber nicht im Geringsten die Verantwortung der Krankenhäuser für die Patientinnen und Patienten. Vielmehr wächst komplementär die Verpflichtung, Brücken zur nachstationären Versorgung zu bauen. „Versicherte haben Anspruch auf ein Versorgungsmanagement insbesondere zur Lösung von Problemen beim Übergang in die verschiedenen Versorgungsbereiche" (§ 11 Abs. 4 SGB V; vgl. a. § 39 Abs. 1,

ferner KTQ, Subkategorie 1.5 sowie den Expertenstandard des DNQP zum Entlassungsmanagement 2009).

Die Krankenhäuser haben ein hohes Eigeninteresse, dass die Entlassung der Patientinnen und Patienten mit poststationärem Unterstützungsbedarf bedarfsgerecht und gut koordiniert erfolgt und ein nahtloser Übergang in die häusliche Umgebung gelingt. Denn der Drehtüreffekt infolge eines suboptimalen Entlassungsmanagements ist ökonomisch kontraindiziert und schadet auf Dauer dem Ansehen eines Hauses. Umgekehrt minimiert professionelles Entlassungsmanagement die Risiken von Wiedereinweisungen, die besonders häufig in der ersten Woche nach dem Krankenhausaufenthalt erfolgen, weil etwa das häusliche Arrangement nicht stimmig ist oder noch nicht trägt.

(7) Einen wichtigen Grund für die Defizite in der Bildung und Beratung von Familie und Angehörigen, die wir in unseren Untersuchungen vielfach gefunden haben, sehen wir in der Diskontinuität und der unzureichenden Integration der Unterstützungsleistungen. Sie sind punktuell, kurzfristig, unübersichtlich und meist nur auf einzelne Problemabschnitte bezogen. Vor allem sind sie zumeist nicht mit dem Entlassungsmanagement der Krankenhäuser vernetzt. Die bisherigen Pflegekurse sind vor dem Hintergrund der vorstehend skizzierten Entwicklungen auch unter methodischen Gesichtspunkten unzureichend. Sie sind vor allem dozierend und verrichtungsorientiert.

(8) Die Enquete „Situation und Zukunft der Pflege in NRW" (2005) resümiert: „Die Kommission teilt die seit Langem geäußerte Kritik, dass die pflegenden Angehörigen gewährte Unterstützung zu gering ist. Zwar ist in den vergangenen Jahren etliches unternommen worden, um pflegende Angehörige zu unterstützen, doch treffen viele der Angebote nicht den Bedarf und nicht die Bedürfnisse der Angehörigen oder erreichen sie erst gar nicht. Hier eine Veränderung herbeizuführen, ist aus Sicht der Kommission eine überfällige und vordringliche Aufgabe."

Neben der Optimierung des Übergangs vom Krankenhaus in die häusliche Pflege sind die Entwicklung und der Aufbau von Unterstützungsleistungen für pflegende Familien ein weiteres Grundanliegen des Förderprogramms. Im Sinne des § 45 SGB XI sollen Information, Beratung, Praxisanleitung und Bildung die versorgenden, pflegenden und begleitenden Familien befähigen, die ihnen gesellschaftlich zugeschriebenen Aufgaben zu übernehmen und die neuen familialen und persönlichen Entwicklungsaufgaben aktiv zu bewältigen. Die Angebote wollen wir flächendeckend und auf Dauer stellen.

Das Förderprogramm „Familiale Pflege"

Im Krankenhaus der Zukunft leisten Sozialdienst, Entlassungsmanagement, Fallmanagement oder Patientenservicezentren die Prozessteuerung und darin eingeschlossen die soziale Überleitung. Die Pflege verantwortet arbeitsteilig die Information, Beratung und Praxisanleitung der Patientinnen und Patienten. So ist es im SGB V, den Fallpauschalen und den Krankenhausgesetzen der Länder normiert.

Das Förderprogramm unterstützt ergänzend die Information, Praxisanleitung, Beratung und Bildung der pflegenden Angehörigen in Allgemeinkrankenhäusern, Psychiatrien und Reha-Kliniken bis sechs Wochen nach der Entlassung. Die AOK Rheinland/Hamburg und die AOK NORDWEST stellen jährlich die erforderlichen Mittel aus dem SGB XI bereit, und zwar unabhängig von der Kassenzugehörigkeit der Versicherten. Projektträger ist die Universität Bielefeld. Ihr obliegt die konzeptionelle Entwicklung sowie das Management des Modellprogramms, eingeschlossen die treuhänderische Mittelverwaltung. Die Universität kooperiert mit IN CONSULT, Bochum. Förderbausteine sind:

Förderbausteine	Umfang	Förderung
Erstgespräch	30 bis 45 Min.	40 EUR
Pflegetrainings im Krankenhaus	30 bis 45 Min.	40 EUR
Familienberatung im Krankenhaus	90 Min.	80 EUR
Familienberatung in der Wohnung	90 Min.	104 EUR
Qualitätscheck in der Wohnung	30 bis 45 Min.	52 EUR
Pflegetrainings in der Wohnung	30 bis 45 Min.	52 EUR
Initialpflegekurse	12 Ustd.	600 EUR
Gesprächskreise	3 Ustd.	120 EUR
Wissenschaftliche Weiterbildung	10 Tage	Studiengebühren
Entwicklungsgruppen	4 x im Jahr	102 EUR

Erstgespräche mit den Familien

Der Einstieg in die Pflegetrainings erfolgt zumeist über Erstgespräche. Hier informieren die Pflegetrainerinnen über die Diagnosen, sammeln Informationen und erörtern den poststationären Versorgungsbedarf (Pflegeplanung). Beratung, Praxisanleitung und Bildung setzen darauf auf. Die Kommunikation verläuft wertschätzend, einfühlend und auf Augenhöhe. Sie stärkt das Gute und sucht für das Schwierige nach Lösungen. Zuweilen sind die Erstgespräche auch mit ersten praktischen Übungen am Krankenbett verbunden.

Pflegetrainings im Krankenhaus

Pflegetrainings im Rahmen des Förderprogramms „Familiale Pflege" qualifizieren Angehörige für die Ausübung der Pflege. Sie werden von Fachkräften am Krankenbett durchgeführt. Voraussetzung ist eine (zu erwartende) Pflegestufe, eingeschlossen Stufe 0.

Die Pflegetrainings sind auf die individuelle Situation abgestimmt. Die Bedeutung der Pflegetrainings kann für den gelingenden Übergang vom Krankenhaus in die familiale Pflege kaum hoch genug veranschlagt werden. Denn die Kompetenzen für die Übernahme der Pflege sind in den Familien in der Regel nicht vorab vorhanden, sondern müssen zunächst angeeignet werden, und zwar nicht irgendwann, sondern unmittelbar im Übergang vom Krankenhaus in die häusliche Umgebung.

Qualitätscheck

Ein Sonderbericht zu Pflegehilfsmitteln, der jüngst entstanden ist, fördert enorme Entwicklungspotenziale an den Schnittstellen der familialen Pflege zu den professionellen Leistungssektoren zutage: In einem Drittel der Fälle ist die Versorgung mit Pflegehilfsmitteln nach dem Krankenhausaufenthalt mangelhaft. Ein weiteres Drittel bewegt sich im gelben Bereich. Vor diesem Hintergrund empfehlen wir generell Qualitätschecks unmittelbar nach der Entlassung, um eine gelingende Überleitung sicherzustellen. Weitere Felder sind die Verträglichkeit, Dosierung und Einnahme von Medikamenten oder auch ganz profan die Stolperfallen o. Ä. in den Wohnungen.

Pflegetrainings in der Wohnung

Aufsuchende Pflegetrainings in der Wohnung des Patienten sind bis sechs Wochen nach der Entlassung möglich und zielführend, insofern eine (zu erwartende) Pflegestufe vorliegt. Denn am Krankenbett sind die Bedingungen häufig doch sehr anders als in der häuslichen Umgebung und zudem lassen die kurzen Verweildauern zumeist nicht genügend Raum für die Pflegetrainings im Krankenhaus. Zudem haben wir im Rahmen der Evaluation zahlreiche Hinweise gefunden, dass pflegende Ehepartner jenseits der 80 sich nur noch ausnahmsweise Pflegetrainings im Krankenhaus zumuten.

Aufsuchende Pflegetrainings stellen eine Weiterentwicklung des Entlassungsmanagements dar: Kompetente Pflegefachkräfte begleiten Angehörige in der oft krisenhaften Anfangssituation und stabilisieren dadurch die familiale Pflege von Beginn an. Die Pflegeanleitung in der Familie bietet die Chance, das häusliche Umfeld einzubeziehen und Pflegetechniken mit den verordneten Pflegehilfsmitteln zu üben. Im Falle kollabierender oder gefährlicher häuslicher Pflegen erfolgt eine Absprache mit der Pflegeberatung der zuständigen Kasse. Aus Gründen der Trägerneutralität kann die aufsuchende Beratung nur von den Krankenhäusern selbst und nicht von zugehörenden oder kooperierenden ambulanten Diensten durchgeführt werden.

Familienberatung

Kaum eine Familie kann sich vorstellen, wie sich die Familienbeziehungen und der Alltag entwickeln werden und vor allem wie lange die Pflegeverantwortung dauern wird. Dementsprechend zeigen unsere vorgängigen Forschungsergebnisse, dass fast alle Familien im Nachhinein den Rahmen und die Arrangements für die Pflege anders gesetzt hätten, wenn sie gewusst hätten, was sie erwartet. Dann nämlich wäre das Setting für die Versorgung und Pflege realitätsnäher, bewusster, fairer, geschlechtergerechter und geplanter gewählt worden.

Aus diesem Grund gibt es im Rahmen des Förderprogramms die Familienberatung und deshalb ist diese so fundamental wichtig. Ziel ist immer, ein Pflege- und Sorgenetzwerk zu entwickeln, das die Verantwortung im Alltag im Lichte der realisierbaren Ressourcen gerecht verteilt und nach Möglichkeit das soziale Umfeld einschließt. Das gelingt im moderierten Familiengespräch fast immer zur Zufriedenheit der Beteiligten, jedenfalls sehr viel häufiger als wir ursprünglich zu hoffen gewagt haben.

Initialpflegekurse

Die Initialpflegekurse (mit in der Regel drei bis sieben Teilnahmen) für pflegende Familien und darüber hinaus das soziale Umfeld haben sich bestens bewährt. Sie laufen über zwölf Unterrichtsstunden (Ustd.) an drei Tagen, häufig samstags. Wünschenswert sind gesonderte Kurse für Somatik und Demenz, in den Psychiatrien auch mit dem Schwerpunkt Altersdepression. Eine Pflegestufe ist hier nicht vorausgesetzt.

Die Bewertung der Kursangebote ist durchweg positiv. Zwei Aspekte möchten wir bereits besonders hervorheben: 96 % der Befragten äußern, durch die Pflegetrainings in der häuslichen Umgebung gut vorbereitet zu sein. 94 % der Teilnehmenden in Initialpflegekursen geben an, dass die Gespräche über die Familiensituation ihnen geholfen haben.

Aufbaukurse Somatik, Demenz und Altersdepression

Im Anschluss an die Initialpflegekurse gibt es zuweilen eine manifeste Nachfrage nach fortführenden Angeboten. Eine Reihe von Krankenhäusern haben darauf mit Aufbaukursen für Angehörige in Form von Gesprächskreisen reagiert bzw. planen diese. Abrechenbar sind drei Unterrichtsstunden im Monat pro Kurs (Somatik, Demenz und Altersdepression).

Wissenschaftliche Weiterbildung

Die Wissenschaftliche Weiterbildung (WWB) ist der Nukleus für die Kompetenzförderung der Promotoren in den Krankenhäusern. Die WWB läuft über zehn Präsenztage verteilt über zwei Jahre. Sieben Studienbriefe dienen ergänzend der Eigenarbeit. Adressaten sind engagierte und sozial kompetente Pflegefachkräfte, die die Pflegetrainings, Initialpflegekurse und Gesprächskreise praktisch umsetzen. Studiengebühren fallen nicht an. Die entsendenden Einrichtungen tragen Reisekosten, Verpflegung sowie Übernachtung. 61 Entwicklungsgruppen zur Systementwicklung mit jeweils zwischen fünf und zehn Krankenhäusern, Aufbaukurse sowie Projektforen für die Pflegemanagements flankieren die Aufbauarbeit. Ende des Jahres 2015 sind 1.060 Pflegefachkräfte für die Information, Praxisanleitung, Beratung und Bildung von pflegenden Angehörigen qualifiziert. Sie sind die eigentlichen Akteure der familialen Pflege.

Konzeptionelle Entwicklung und Wissenstransfer

Von zentraler Bedeutung für die Implementation eines flächendeckenden, kontinuierlichen und qualitativ hochwertigen Unterstützungsangebots für pflegende Familien ist der Wissenstransfer. Die Universität generiert neues Wissen in Form von innovativen Konzepten, fördert die ständige Verbesserung und gewährleistet auf diesem Wege eine hohe Qualität der Pflegetrainings, Initialpflegekurse und Aufbaukurse durch eine enge Koproduktion mit den Akteuren der beruflichen Praxis.

Ein zentrales Medium sind die Evaluationsberichte. Daneben entstehen Sonderauswertungen, zuletzt zur Versorgung mit Pflegehilfsmitteln. Ein Bericht zu Medikation evaluiert die tatsächliche Versorgung in den ersten sechs Wochen nach dem Krankenhausaufenthalt. Er bildet zusammen mit der Pflegehilfsmittelstudie die Grundlage für die Weiterentwicklung der Qualitätschecks. Vor allem für die Psychiatrien vermuten wir enorme Verbesserungspotenziale.

Mit der Evaluation eng verbunden ist die Lehrforschung im Rahmen der Arbeitsgruppe Pädagogische Beratung der Universität Bielefeld. In diesem Rahmen ist ein Sonderbericht zu nicht sichergestellten Pflegen entstanden. Ein weiteres Projekt forscht zur Demenz im Krankenhaus (vgl. Gröning, Heimerl 2012). Darauf gestützt entsteht ein „Trainingsprogramm Demenz" speziell für Angehörige von Patienten mit kognitiven Störungen.

Systementwicklung

Eine weitere Herausforderung des Wissenstransfers ist die IT-gestützte Erfassung von Patienten mit (zu erwartender) Pflegestufe (0 bis 3), künftig Pflegegrade, binnen 24 Stunden nach Aufnahme.

Die Wirtschaftlichkeit des Programms korreliert in sehr hohem Maße mit der Menge der erreichten Angehörigen sowie der Beratungsqualität in der Koproduktion mit den pflegenden Familien (Arbeitsbündnisse), gemessen in praxisanleitenden Trainingseinheiten. 67 Krankenhäuser haben 2014 Mittelanforderungen mit mehr als 26.000 EUR eingereicht (entsprechend 0,5 Stelle oder im Mittel 268 Angehörige pro Jahr). Unsere Deckungsbeitragsrechnung (DBR) zeigt, dass die Wirtschaftlichkeit über die gesamte bunte Vielfalt der Umsetzungsmodelle generell erreicht wird, exakt gesagt in 84 % der Bestandshäuser. Und von den 17 Häusern in der Implementierungsphase (18 Monate) erreichen immerhin bereits 53 % die Kostendeckung. Dabei sind die zweiten und dritten Wirkungen (Kompensation Entlassungs-/Versorgungsmanagement gemäß SGB V, weniger pflegerisch induzierte Wiedereinweisungen, kürzere Verweildauern, Bindung von Patienten/Zuweisern, Marketing, Qualitätsmanagement, Weiterbildungen/Foren, Konzeptentwicklung/Wissenstransfer) noch gar nicht kalkuliert.

Kritisch ist die Kostendeckung hingegen nach unseren Beobachtungen insbesondere bei weniger als 100 abgerechneten Angehörigen im Jahr. Hier geht es darum, die unproduktiven Systemkosten durch Mengenwachstum sowie professionelle Trainingsprogramme zu senken. Das Förderprogramm kann nämlich nicht kostendeckend sein, wenn die Pflegetrainerinnen und Pflegetrainer die Familien erst mühsam auf den Stationen aufspüren müssen und infolgedessen wertvolle Zeit für die Überleitung in die poststationäre Versorgung verloren geht. Schrittweise sollte es möglich sein, alle Patienten mit (zu erwartender) Pflegestufe (eingeschlossen Stufe 0/ Demenz) via IT administrativ und/oder im Rahmen der Pflegeanamnese zu erfassen.

In den Wissenschaftlichen Weiterbildungen und im Rahmen der Workshops sprechen wir immer wieder darüber, wie das unter den obwaltenden Rahmenbedingungen am besten gelingen kann. Während nämlich die Pflege ausdünnt, wachsen gleichzeitig die Anforderungen. Vor diesem Hintergrund kann es nicht wirklich verwundern, wenn die Erwartungen, die an die Neufassungen der §§ 11.4 und 39.1 SGB V und den Expertenstandard zum Entlassungsmanagement geknüpft waren, sich nicht erfüllt haben. Faktisch sind initiale Assessments eher die Ausnahme. Differenzierte Assessments haben wir in der Praxis nirgends gefunden, Geriatrien natürlich ausgenommen. Anders schaut es in Krankenhäusern mit Pflegeüberleitungen nach niederländischem Vorbild aus, die aus den 1990er-Jahren erhalten geblieben sind, mit Schwerpunkt im Grenzkreis Borken. Auch Patientenservicecenter, Entlassungs-/Case Managements sowie gute Sozialdienste können von großem Nutzen sein. Das lässt sich anhand der in den Krankenhäusern erreichten Angehörigen leicht und verlässlich ablesen.

Dies vorausgeschickt stützt sich die familiale Pflege gleichwohl zunächst auf die Meldungen aus der Pflege und von Ärzten via Konsile oder auf anderen Wegen, wo immer die Krankenhausqualität dies ermöglicht. Daraus resultiert die Liste erster Priorität für die familiale Pflege. Vor allem in Häusern der Maximalversorgung und in Universitätskliniken ist dieser Zugang heutzutage jedoch zumeist verschüttet. Deshalb empfehlen wir im Lichte der vorgängigen Erfahrungen generell, die (zu erwartenden) Pflegestufen verbindlich (Pflichtfeld) im Rahmen der administrativen Aufnahme bzw. der Pflegeanamnese digital zu erfassen und daraus eine Liste zweiter Priorität im KIS (ohne Patienten aus Pflegeheimen) zu generieren, die für die Pflegetrainerinnen und Pflegetrainer in Echtzeit abrufbar ist.

Pflege von Patienten mit Demenz

Nordrhein-Westfalen antwortet auf die mangelhafte Wirkungsmächtigkeit der §§ 11.4 und 39.1 SGB V im Krankenhausplan NRW 2015 mit der Anforderung an alle Plankrankenhäuser, „dass Screening- und Assessmentverfahren (für alle Patienten ab 75) zur Identifikation geriatrischer Versorgungsbedarfe angewendet werden. [...] Diese Organisation ist Voraussetzung für die Aufnahme in den Krankenhausplan."

Es ist naheliegend, aus den geriatrischen Screenings und Assessments eine dritte Liste mit dem Schwerpunkt Demenz für die familiale Pflege zu generieren. Hierauf gestützt ist es im Rahmen des Förderprogramms (kostendeckend) machbar, die pflegerische Überleitung der Patienten mit Demenz in die poststationäre Versorgung grundlegend zu verbessern. Überdies kann die IT das KIS so einrichten, dass die Nebendiagnose Demenz mit jedem Aufruf für alle Beteiligten überaus sichtbar aufscheint, bspw. in der Formsprache einer Ampel. Das sind zusammen genommen sofort und flächendeckend umsetzbare konkrete Schritte auf dem langen Weg zu einem demenzgerechten Krankenhaus der Zukunft.

Literatur

DNQP Deutsches Netzwerk für Qualitätsentwicklung in der Pflege (2009): Experten-standard Entlassungsmanagement in der Pflege, Osnabrück.

Gröning, K.; Heimerl, K. (2012): Menschen mit Demenz in der Familie. Wiener Vor-lesungen, Band 168, Wien: Picus Velag.

Gröning, K. (2014): Entweihung und Scham. Grenzsituationen in der Pflege alter Menschen. 6. umfassend überarbeitete Auflage. Frankfurt: Mabuse-Verlag.

Isfort, M. et al. (2014): Pflege-Thermometer 2014. Eine bundesweite Befragung von leitenden Pflegekräften zur Pflege und Patientenversorgung von Menschen mit De-menz im Krankenhaus, Köln. URL: http://www.dip.de/fileadmin/data/pdf/projekte/Pflege-Thermometer_2014.pdf (Stand 09.02.2015).

IT NRW Information und Technik Nordrhein-Westfalen (2010): Modellrechnun-gen zur Entwicklung der Krankenhausfälle und der Pflegebedürftigkeit. Statistische Analysen und Studien, Band 66. Düsseldorf. URL: https://webshop.it.nrw.de/gratis/Z089%20201052.pdf (Stand 09.02.2015).

Krankenhausplan NRW 2015. URL: https://broschueren.nordrheinwestfalendirekt.de/herunterladen/der/datei/20130725-krankenhausplan-nrw-2015-pdf/von/kran-kenhausplan-nrw-2015/vom/mgepa/1483 (Stand 09.02.2015).

Kunstmann, A.-C. (2010): Familiale Verbundenheit und Gerechtigkeit. Fehlende Perspektiven auf die Pflege von Angehörigen – Eine Diskursanalyse, Wiesbaden: VS Verlag für Sozialwissenschaften.

Situation und Zukunft der Pflege in NRW (2005): Bericht der Enquete-Kommissi-on des Landtags von Nordrhein-Westfalen, Düsseldorf. URL: http://www.landtag. nrw.de/portal/WWW/GB_I/I.1/EK/EKALT/13_EK3/Abschlussbericht.jsp (Stand 09.02.2015).

Statistisches Bundesamt (2015): Pflegestatistik 2013. Pflege im Rahmen der Pflege-versicherung: Deutschlandergebnisse. URL: https://www.destatis.de/DE/Publikati-onen/Thematisch/Gesundheit/Pflege/PflegeDeutschlandergebnisse5224001139004. pdf?__blob=publicationFile (Stand 30.03.2013).

Teil 1

Familiensensibles Entlassungsmanagement

1 Entlassungsmanagement in der Perspektive von organisationalen Lern- und Bildungsprozessen

Ruth von Kamen

Einführung

Aus dem Blickwinkel gesellschaftlicher Veränderungen wie dem demografischen Wandel und den damit wachsenden Betreuungs- und Versorgungsbedarfen für ältere Menschen steigt die Herausforderung für das Gesundheitswesen, gezielte, nachhaltige und lebensweltorientierte Angebote für pflegebedürftige, multimorbide oder chronisch erkrankte Hochaltrige bereitzustellen.

Eine wichtige Aufgabe kommt hier den Akut- oder Allgemeinkrankenhäusern sowie den Fach- und Rehakliniken zu, wenn es um die Gewährleistung der Versorgungskontinuität in der Übergangsphase vom stationären Krankenhausaufenthalt in die poststationäre Pflege- und Versorgungssituation geht.

Zur Sicherung der Versorgungsintegration[1] wurde 2007 das „Gesetz zur Stärkung des Wettbewerbs in der gesetzlichen Krankenversicherung" eingeführt, welches dem Versicherten einen Leistungsanspruch auf ein Versorgungsmanagement ermöglicht und alle Leistungserbringer, also Vertragsärzte, Krankenhäuser, Rehabilitations- und Pflegeeinrichtungen, für eine sachgerechte Anschlussversorgung zu sorgen verpflichtet (§ 11 Abs. 4 SGB V). Mit dem Pflegeversicherungs-Weiterentwicklungsgesetz 2008 wurde ergänzend eine enge Zusammenarbeit mit Pflegeberatern und Pflegebera-

---

[1] „Die Versorgungsintegration ist die zentrale organisatorische Herausforderung in unserem Gesundheitswesen. Auf eine kurze Formel gebracht: Sektoren bilden sich im Gesundheitswesen entlang spezifischer Leistungsprozesse, für die jeweils separate Zuständigkeiten und vor allem völlig getrennte Vergütungssysteme existieren. Klassischerweise spricht man deshalb zum Beispiel vom ambulanten, stationären und rehabilitativen Sektor. Die Bedürfnisse der Patienten richten sich nicht nach Systemstrukturen. Es bedarf deshalb einer intensiven Kooperation zwischen den einzelnen Sektoren, um ein langfristig optimales Behandlungsergebnis erzielen zu können. Dafür ist die Vernetzung der Akteure auf allen Ebenen unumgänglich." (Beckers: Branchenführer Healthcare IT 2014, S. 60).

terinnen nach § 7a des SGB XI (Sozialgesetzbuch Elf) in das Versorgungsmanagement aufgenommen (vgl. bmg.bund.de).

Ferner ist mit dem 2012 eingeführten „Gesetz zur Verbesserung der Versorgungsstrukturen in der gesetzlichen Krankenversicherung", dem sogenanntem Versorgungsstrukturgesetz (GKV-VStG), für die Krankenhäuser eine Regelung für ein Entlassungsmanagement zur Gewährleistung der Versorgungskontinuität an den Schnittstellen vorgesehen (und somit Teil des Anspruchs auf eine Krankenhausbehandlung). Die Gesetzgebung sieht auch eine multiprofessionelle Kommunikation respektive eine sektorübergreifende Zusammenarbeit zwischen den beteiligten ambulanten oder stationären Versorgungsbereichen zur Weiterversorgung der Patienten vor (vgl. Deimel et al. 2012, S. 4).

Die Praxis zeigt, dass insbesondere bei Patienten, die in akuten Fällen (Schlaganfall, Herzinfarkt, Unfall u. a.) oder aufgrund einer entgleisten Grunderkrankung (wie z. B. COPD, Herzinsuffizienz oder Demenz) einen stationären Aufenthalt benötigen, die Weiterversorgung trotz vielfacher Bemühungen der Krankenhäuser nicht ausreichend geregelt ist und kein strukturiertes Entlassungsmanagement erfolgt (vgl. Deimel et al. 2012, ebd.).

Auch Ballsieper et al. betonen, dass Überleitungsmanagement mehr bedeute, als nur das Verlegen eines Patienten von einer betreuten Umgebung in eine andere. Sie bemängeln, dass es trotz existierender und punktuell angewendeter Konzepte zur Überleitung und Weiterversorgung keine allgemeingültigen Richtlinien gibt. Diesbezüglich sei auch zu klären, welche Rolle und Funktion den Pflegefachkräften zukommt, um den umfassenden Qualitätskriterien gerecht zu werden (vgl. Ballsieper et al. 2012, S. 2). Eine gravierende Folge ist die Gefahr der Unterversorgung und des „Alleingelassen-Werdens" der pflegenden Familien. Dies gilt umso mehr für Pflegesettings hochaltriger Ehepartner mit komplexen Versorgungsbedarfen, deren Versorgung nicht nur auf einer pflegerisch funktionalen Ebene gesehen werden kann.

Kuß fasst ebenfalls das Thema Entlassungsmanagement kritisch ins Auge und sieht die existierenden Konzepte der „Überleitungspflege", vor allem für bestimmte Patientengruppen (wie z. B. chronisch Kranke oder Patienten mit pflegenahen Diagnosen) als unzureichend, angesichts der zunehmenden Herausforderungen einer ausgeprägten Vernetzung für ein krankenhausinternes sowie sektorübergreifendes strukturiertes und systematisiertes Entlassungsmanagement (vgl. Kuß 2013, S. 19).

Die im Rahmen des Entlassungsmanagements entstehenden Anforderungen an ein umfassendes Versorgungsmanagement sollen hier aus Sicht des aktuellen diskurstheoretischen Expertenwissens diskutiert werden. Zentrale Anforderungen der nachstationären Versorgung sind, neben der Vermeidung von Therapiebrüchen zwischen den verschiedenen Versorgungssektoren und der Verhinderung von Rehospitalisierungen, eine gute Vorbereitung des Patienten und seiner Angehörigen auf die Entlassung in die Häuslichkeit. Die anfängliche Krisensituation ist dabei ein neuralgischer Punkt, in dem kontext- sowie lebenslagenbezogene reflexive Beratung notwendig sind, um Bildungs- und Kompetenzprozesse zur Bewältigung der Situation anzustoßen. Ein lebensweltnahes, alltagstaugliches Prozedere im Entlassungsmanagement, welches sich an den Ressourcen, Bedürfnissen und Kompetenzen der Betroffenen und deren Angehörigen orientiert, ist als eine gestaltgebende Dimension von organisationalen erfahrungsbasierten Lernprozessen innerhalb des Entlassungsmanagements zu betrachten. Den vorangestellten Überlegungen folgend sollen die Grundlagen des organisationspädagogischen Ansatzes als theoretisches Konstrukt zur Entwicklung einer nachhaltigen Versorgungskonzeptualisierung im Entlassungsmanagement dienen. Auch soll als „kollateraler" Effekt möglicher Versorgungsbrüche im Anschluss an eine Krankenhausbehandlung die Ökonomisierungsorientierungen in Organisations- bzw. Führungsstrukturen von Krankenhäusern kritisch betrachtet werden.

Eingrenzung der Begrifflichkeiten und der wissenschaftlichen Diskurse im Kontext zum Entlassungsmanagement

In der Literatur findet sich zum Begriff „Entlassungsmanagement" keine allgemeingültige feststehende Definition. Analoge Begriffe wie „Pflegeüberleitung" bzw. „Überleitungspflege", „Überleitungsmanagement" sowie auch „Brückenpflege" werden im Kontext zu pflegerischen Aktivitäten und Prozessen der Versorgungsintegration während und nach der Entlassung eines Patienten immer wieder in abgewandelter Form angebracht. Begriffe wie Entlassungsplanung oder Entlassungsmanagement werden vor allem in neueren Schriften (wie z. B. dem Expertenstandard Entlassungsmanagement in der Pflege) verwendet, sie verdeutlichen insbesondere den multiprofessionellen Aspekt bei der Entlassung.[2]

Müller und Deimel beschreiben Entlassungsmanagement als „Abläufe, Strukturen und Instrumente rund um den Vorgang der Überleitung eines Patienten von der stationären Behandlung in die Weiterversorgung" (Müller/Deimel 2013, S. 6).

Die Überleitung erfolgt je nach Fall in die Häuslichkeit, Rehabilitationsklinik oder in stationäre Einrichtungen. Im Fokus der nachfolgenden Überlegungen liegt insbesondere die Überleitung in die Häuslichkeit, wo die Pflege und Weiterversorgung durch die Angehörigen verrichtet wird.

Ziel eines Entlassungsmanagements in der Pflege ist laut Expertenstandard[3] die Sicherstellung einer kontinuierlichen bedarfsgerechten Versorgung eines jeden Patienten mit erhöhtem Risiko poststationärer Versorgungsprobleme respektive eines andauernden Pflege- und Unterstützungsbedarfes (vgl. Expertenstandard Entlassungsmanagement in der Pflege 2009, S. 25).

Traditionell liegt in den Krankenhäusern in Deutschland der wesentliche Teil des Entlassmanagements, der Beratung von Patienten und Angehörigen einschließlich der Organisation der Weiterversorgung, in den Händen des Kliniksozialdienstes. Seit den 1990er-Jahren beschäftigen sich jedoch immer mehr Experten aus den Pflegewissenschaften mit der Frage, wie sich im Sinne der Pflege den Kliniksozialdienst ergänzende Beratungs- und Manageraufgaben im Entlassmanagement institutionalisieren lassen können. Der Deutsche Berufsverband für Pflegeberufe (DBfK) definiert 1997 neben der pflegerischen Beratung und Anleitung des Patienten auch eine frühzeitige, fachgerechte Beschaffung von Heil- und Hilfsmitteln und die Vermittlung

---

2   Im anglo-amerikanischen Raum hat die Entlassungsplanung in der Überleitungspflege in Pflegepraxis und Forschung nicht zuletzt wegen ökonomischer Gesichtspunke im Gesundheitswesen einen erheblichen Stellenwert. Die Definitionen sind hierbei inhaltlich im Wesentlichen ähnlich denen des deutschen Verständnisses der Pflegeüberleitung (vgl. Müller/Deimel 2013, S. 8).

3   Der Expertenstandard wurde 2002 vom Deutschen Netzwerk für Qualitätsentwicklung in der Pflege entwickelt und herausgegeben und umfasst ein qualitätsgesichertes Vorgehen von Experten aus der Behandlungs- und Überleitungspflege unter Einbeziehung verschiedener Akteure, einschließlich internationaler Studien und wissenschaftlicher Erprobungen und Evaluation.

von Kurzzeitpflegeplätzen zur Prävention von Fehlbelegungen in den Akutkrankenhäusern als Aufgaben der Pflegeüberleitung (vgl. Diskussionspapier des DBfK: Pflegeüberleitung im Krankenhaus 1997, S. 5).

Marly Joosten prägt den Begriff der „Pflege-Überleitung". Sie sieht die Pflegeüberleitung als Schnittstellenmanagement und führt an: „Ich umfasse mit dem Begriff ‚Pflege-Überleitung': alle Gedanken, Gefühle und Handlungen, die notwendig sind, um eine weitere kontinuierliche Qualität in der Pflege zu gewährleisten, und zwar beim Übergang vom Krankenhaus zur ambulanten Pflege oder Pflegeheimversorgung und umgekehrt" (Joosten 1997, S. 26).

Die Pflegeüberleitung umfasst vor allem die Moderation, Kontrolle und Begleitung der Prozesse der Überleitung der Patienten. So kommen diesem Bereich vor allem Beratungs- und Managementaufgaben zu (vgl. Dörpinghaus et al. 2004, S. 28).

Der Begrifft „Überleitungspflege" welcher analog zu Böhms[4] (in Österreich verbreiteten) Konzept der integrativen Übergangspflege gesehen werden kann, bezeichnet eine über die organisatorischen und strukturellen Maßnahmen der Pflegeüberleitung hinausgehende unmittelbare Pflege, welche während der Entlassung und des Übergangs in eine neue Betreuungsumgebung erfolgt (vgl. Dörpinghaus et al. 2004, ebd.). Die Überleitungspflege soll damit eine Verbindung zwischen Krankenhaus, sozialen Einrichtungen und dem Zuhause des Patienten schaffen.

Die Erkenntnis, dass eine sichergestellte Weiterversorgung mehr ist als nur eine gute Informationsweitergabe bei der Entlassung, setzt sich im wissenschaftlichen Diskurs immer mehr durch. Ferner geht der Erkenntnisprozess dahin, dass die Lebenssituation nach der Entlassung aus multiprofessioneller Sicht bezüglich der unterschiedlichen Versorgungsbedarfe in einem kontinuierlichen Prozessgeschehen gesehen werden muss (vgl. Müller/Deimel 2013, S. 6 f.).

---

4   In Österreich wird weitgehend einheitlich der Begriff „Übergangspflege" in Anlehnung an Böhms Konzept des integrativen psychodynamischen Pflegemodells verwendet. Die Übergangspflege beginnt hier nicht kurz vor der Entlassung, sondern bei der Aufnahme. Die Übergangspflege geht über die organisatorischen Maßnahmen hinaus und umfasst persönliche Dienstleistungen wie bspw. die Schulung der Angehörigen, Informationen über den Heilungsverlauf und die unmittelbare Begleitung des Patienten in die häusliche Umgebung (vgl. Dörpinghaus et al. 2004, S. 27 f.).

Zum Entlassmanagement gehört somit eine interdisziplinäre Beurteilung sowie eine sektorübergreifende Organisation im Krankenhaus bezüglich der Versorgung für die Zeit nach einem stationären Aufenthalt, wo Elemente aus Medizin, Pflege, Rehabilitation sowie Aspekte des Sozialwesens einbezogen werden (vgl. Deimel et al. 2012, S. 4).

Müller und Deimel beschreiben, dass der Aktionsradius des Entlassmanagements maßgeblich vom Willen des Patienten zusammen mit seinen Angehörigen bestimmt wird (vgl. Müller/Deimel 2013, S. 6). Dies impliziert adäquate, die Pflege, die Organisation sowie die interdisziplinäre Zusammenarbeit betreffende Handlungskompetenzen der beteiligten Akteure.

Die grundlegenden Prozesse und Funktionen im Entlassmanagement erlauben vor dem Hintergrund des organisationspädagogischen Ansatzes eine andere Perspektive, welche die Generierung von neuen Lern- und Wissensprozessen betrifft.

Die Akteure und Handlungsorientierungen an den Schnittstellen der Lebenswelt und dem Entlassmanagement im Krankenhaus sollen im Folgenden im Sinne des Lebensweltansatzes von Hans Thiersch mit anschließenden konzeptuellen Spezifizierungen der nach dem Verständnis von Alfred Schütz beschriebenen Sinnstrukturen der Lebenswelt näher betrachtet werden.

Lebensweltorientiertes Handeln und die Strukturen der Lebenswelt

Hans Thiersch prägt den wissenschaftlichen Diskurs in den Sozial- und Geisteswissenschaften mit seinem entwickelten Konzept der „Alltags- und Lebensweltorientierung", welches die Grundlage des professionellen Arbeits- und Selbstverständnisses in der Sozialen Arbeit bildet. Handlungsleitend für die lebensweltorientierte soziale Arbeit ist die „Stärkung sozialer Gerechtigkeit" (Grunwald/Thiersch 2004, S. 22). Der Blick ist auf den Alltag, die spezifischen Probleme und Ressourcen der Adressat/innen gerichtet. Dem Menschen soll – über sein individuelles (Selbst-)Verständnis, sein Bewältigungsvermögen und entsprechend der strukturellen Rahmenbedingungen – zu neuen Zielhorizonten für einen „gelingenden Alltag" über reflexive professionelle Praxis verholfen werden (vgl. Grunwald/Thiersch 2004, S. 20 ff.). Thierschs Begriff der Lebensweltorientierung ist wiederum geprägt durch die phänomenologischen und interaktionistischen Analysen von Alltag und Lebenswelt in der Tradition der Chicago-School, wie sie unter anderem durch Alfred Schütz (1971/1972; 1974) vertreten wurde (vgl. Grunwald/Thiersch 2004, S. 18).

Alfred Schütz greift den Lebensweltgedanken des Philosophen und Mathematikers Edmund Husserl auf und beschreibt, dass als Prämisse die „Grundstrukturen der vorwissenschaftliche(n), für den – in der natürlichen Einstellung verharrenden – Menschen selbstverständlichen Wirklichkeit" (Schütz/Luckmann 2003, S. 29) vorab beschrieben werden müssten, um menschliches Handeln und Denken wissenschaftlich zu deuten und zu erklären.

Schütz befasst sich mit der intersubjektiven und sinnhaft wahrgenommenen Alltagswelt und formuliert: „Unter alltäglicher Lebenswelt soll jener Wirklichkeitsbereich verstanden werden, den der wache und normale Erwachsene in der Einstellung des gesunden Menschenverstandes als schlicht gegeben vorfindet. Mit ‚schlicht gegeben' bezeichnen wir alles, was wir als fraglos erleben, jeden Sachverhalt, der uns bis auf Weiteres unproblematisch ist" (Schütz/Luckmann 2003, ebd.). Weiter analysiert er die Lebenswelt in ihrem subjektiven Sinnzusammenhang. Lebenswelt erscheint dem Menschen „in Auslegungsakten des Bewusstseins" als sinnvoll (Schütz/Luckmann 2003, S. 44). Durch den Prozess der Einordnung eines Erlebnisses (Erfahrung) in ein „Schema der Erfahrung" (auch Deutungsschemata) ergibt sich für den Menschen ein Sinnzusammenhang (Schütz 1981, S. 109 ff.). Erfahrungen sind gesellschaftlich sozialisiert und „in hochanonyme, idealisierte", über Sprache in „objektivierte Sinnzusammenhänge" („Bedeutungssystem") eingefügt und gleichzeitig sind sie „in ihrer biographischen Artikulation" – des Individuums – einzigartig (Schütz/Luckmann 2003, S. 164). Folglich gibt es sprachlich objektivierte gemeinsame Deutungsmuster, die für den Einzelnen wie für die Gesellschaft typisch relevante Erfahrungsschemata darstellen (vgl. Schütz/Luckmann 2003, S. 319). Schütz vertritt die „Generalthese der Reziprozität der Perspektiven", die Lebenswelt ist ein gemeinsamer Sinnbereich, in der intersubjektiv Typisierungen vorgenommen werden. In der täglichen Lebenswelt ist es selbstverständlich, dass es intelligente Mitmenschen gibt, denen die Gegenstände dieser Welt ihrem Wissen zugänglich sind (vgl. Schütz 1971, S. 12 f.).

Für Schütz ist die alltägliche Lebenswelt in Sinndimensionen, die der Handlungsorientierung dienen, aufgeschichtet. Lebenswelt lässt sich in räumliche, zeitliche, soziale und biografische Strukturen aufschichten. Die (un-)mittelbare „Wirkzone" des Menschen bewegt sich im Rahmen dieser Strukturen (vgl. Schütz/Luckmann 2003, S. 71–146). Auch Handlungen bestehen aus reziproken Motivstrukturen. In der täglichen Lebenswelt wird unterstellt, dass andere unter gleichen Lebensbedingungen von typischen Handlungsmotiven wie man selbst geleitet werden. Motivstrukturen sind Um-zu-Motive (projektive Motivstrukturen) und Weil-Motive (intensionale Motivstrukturen) (vgl. Schütz/Luckmann 2003, S. 286–304).

Im Zuge der Betrachtung des Entlassmanagements als ein nach den Logiken des Rationalen, Funktionalen und Instrumentellen ausgerichtetes System (siehe Exkurs im Folgepunkt), kommt die Frage nach der inhaltlichen Konkretisierung der sinnhaften Strukturen, welche an den Lebenswelten der Patienten und ihren Angehörigen andocken. Zu berücksichtigen ist dabei, dass, wie Schütz es beschreibt, nur in der alltäglichen Lebenswelt sich eine gemeinsame kommunikative Umwelt konstituieren kann (vgl. Schütz/Luckmann 2003, S. 29). Ausgehend von dem Verständnis, dass die alltägliche Lebenswelt „der Wirklichkeitsbereich [ist], an der der Mensch in unausweichlicher, regelmäßiger Wiederkehr teilnimmt", und in die er eingreifen und wirken kann (Schütz/Luckmann 2003, ebd.), ist idealitär an dieser Stelle eine gemeinsame intersubjektive Sinndimension in den Handlungsorientierungen zwischen Entlassmanagement und Lebenswelt älterer und hochaltriger Menschen herzustellen.

Bleibt die Handlungsorientierung des Entlassmanagements in seiner eigenen Logik der funktionalen und instrumentellen Ausrichtung, ohne gemeinsame (inter-)kommunikative Sinnstrukturen zu bilden, werden hierdurch die Wirkmöglichkeiten in den Sinndimensionen der Lebenswelt älterer und hochaltriger Menschen begrenzt und die auseinanderdriftenden Bedeutungssysteme bilden unüberwindbare Barrieren. Schütz drückt dies folgendermaßen aus: „Zugleich beschränken die in diesem Bereich (Lebenswelt) vorfindlichen Gegenständlichkeiten und Ereignisse, einschließlich des Handelns und der Handlungsergebnisse anderer Menschen, seine freien Handlungsmöglichkeiten. Sie setzen ihm zu überwindende Widerstände wie auch unüberwindliche Schranken entgegen. Ferner kann sich der Mensch nur innerhalb dieses Bereichs mit seinen Mitmenschen verständigen, und nur in ihm kann er mit ihnen zusammenwirken" (Schütz/Luckmann 2003, ebd.).

Im Sinne von Marly Joostens Auffassung von „Pflege-Überleitung" ist zu fragen, welche konkreten Gedanken, Gefühle und Handlungen direkt an der Lebenswelt der Betroffenen anknüpfen, um die erforderliche kontinuierliche Qualität in der Anschlussversorgung der Pflege zu Hause zu gewährleisten. Anknüpfen bedeutet, die realen Bedingungen und subjektiven Sinnstrukturen der Lebenswelt erfassen, sodass Interventionen im Rahmen der Weiterversorgung die soziale Teilhabe und das sinnhafte Wirken des Menschen in den Blick nehmen. Andernfalls laufen instrumentelle und rationalisierte Handlungsorientierungen Gefahr, die Lebenswelt zu „kolonialisieren" (Habermas 1981, zit. n. Klatetzki 1993, S. 85) und werden aufgrund ihrer „Unverdaubarkeit" abgelehnt.

Es folgt ein theoretischer Exkurs, der die grundlegenden Gedanken der wissenschaftlichen Diskurse im Rahmen organisationspädagogischer Lern- und Bildungsprozesse einführend darlegt.

Exkurs: Organisationspädagogik und die Bedeutung von Lernen und Wissensvermittlung für Organisationen

Organisationspädagogik ist ein komplexes und vielfältig untergliedertes Forschungsfeld. Von Interesse sind vorranging Themen wie die Fähigkeit von Organisationen, Prozesse kontinuierlicher Innovation in Gang zu setzen, Organisationsentwicklung sowohl pädagogischer als auch nicht pädagogischer Institutionen. Im Zentrum steht die Idee des Lernens in und von Organisationen, auch als Organisationslernen oder organisationales Lernen bezeichnet; dabei werden Organisationen als „von unten" zu entwickelnde, über Gruppenprozesse sowie individuelle Verhaltens- und Einstellungsänderung gestaltbare soziale Einheiten verstanden (vgl. Arnold 1997, S. 81). Indessen sind das Ordnen und Strukturieren einer Gesamtaufgabe in Teilaufgaben bezüglich bestimmter Zielvorstellungen charakterisierende Merkmale, die sowohl die Tätigkeit als auch das Ergebnis des Organisierens meinen. Es wird zwischen instrumentaler und institutionaler Organisation unterschieden. Instrumentale Organisation bezieht sich auf Funktionen von

Tätigkeiten und Strukturen in Organisation; institutionale Organisation „ist die Organisation" selbst und hat eine formelle und informelle Ebene (vgl. Liebsch 2011, S. 20 f.). Organisationales Lernen entsteht durch das Lernen von Gruppen, das Gruppenlernen wiederum wächst durch das Lernen von Individuen, welche die Träger von menschlichen Lernprozessen sind und die kleinste Einheit in Organisationen darstellen (vgl. Liesch 2011, S. 32). Die Autoren Spieß und von Rosenstiel weisen jedoch darauf hin, dass organisationales Lernen über die Förderung und Integration des individuellen Lernens hinausgeht und gleichsam die Erschaffung von organisationalen Wissensstrukturen und einer unterstützenden Lernkultur in der Organisation bedeutet (vgl. Spieß/von Rosenstiel 2010, S. 90). Arnold spitzt dies weiter zu und sagt, dass die Organisationsentwicklung selbst: „als ein Lernprozess und damit als Bestandteil der betrieblichen Bildungsarbeit im weiteren Sinne definiert werden kann" (Arnold 1997, S. 82).

Seit den 1990ern gibt es eine Verschiebung im Forschungsspektrum von organisationalem Lernen zu der Implementierung von Wissensprozessen. Die Frage danach, wie (neues) Wissen in die Organisationen gelangt, ist dabei zentral. Die Bedeutung von Wissen beinhaltet mehr als die Verfügung über Daten und Informationen. Es ist ein komplexer Prozess, in dem Informationen reflexiv in lebensweltlichen Erfahrungs- und Bildungskontexten erworben und gelernt werden. Der Erwerb von Wissen („knowledge acquisition") ist eine (wichtige) Zieldimension der meisten Bildungsprozesse (vgl. Renkl 2009, S. 4). Im Bildungskontext wird der Begriff des Lernens oft synonym mit Wissenserwerb verwendet.[5] Wissen besteht aus unterschiedlichen (auch situativen) Faktoren und Prozessen, dessen Phänomenologie nur proximal erfasst oder beschrieben werden kann (vgl. Renkl 2009, S. 4; 6 f.). An den Prozessen des Wissenserwerbs und des Wissenstransfers sind auch subjektive Vorstellungen von Menschen über die Natur von Wissen (soge-

---

5 Wissen beinhaltet verschiedene Formen wie z. B. „Wissen, dass" (deklaratives Wissen, über einzelne Fakten oder komplexes Zusammenhangswissen), „Wissen, wie" (prozedurales Wissen auch als Können bezeichnet) und „Wissen über Wissen" (metakognitives Wissen bzw. eng mit Wissen verbundene Phänomene). Bei dem Prozess des Wissenserwerbs kommt es nicht nur darauf an, möglichst viel Wissen zu erwerben, sondern vielmehr ist der Grad der Vernetzung in den verschiedenen Wissensformen für die Qualität des Wissens bedeutsam (vgl. Renkl 2009, S. 4 f.).

nannte epistemologische Überzeugungen) beteiligt. Diese können sehr unterschiedlich sein und hängen eng damit zusammen, wie man neuem Wissen begegnet. Die Autoren Gruber und Stamouli erläutern dazu Folgendes: „Diese subjektiven Vorstellungen über die Objektivität, die Richtigkeit oder die Aussagekraft von Wissen beeinflussen Informationsverarbeitung, Lernverhalten, Lernmotivation und Lernleistung" (Gruber/Stamouli 2009, S. 28). Die Dimension des Wissens und des Wissenstransfers ist zentral für die Perspektive des Lernens und der Entwicklung innerhalb von Organisationen. Wissenstransformation ist dann gegeben, sobald der Lernende das Gelernte reflexiv aus der Übungssituation auf die berufliche Situation überträgt. Dies impliziert den essenziellen Vorgang zur Umwandlung von (wissenschaftlichen) Erkenntnissen, damit diese in einem praxisnahen Alltagsbezug genutzt werden können. Zur Aufrechterhaltung des Gelernten ist entscheidend, dass innerhalb eines kommunikativen Aushandlungsprozess sowohl der Mensch mit seinen persönlichen Merkmalen (wie z. B. Fähigkeiten, Motivation), als auch die Arbeitsumgebung (Lernsetting) und die Möglichkeiten alltagsbezogener Anwendung beachtet werden (vgl. Spieß/von Rosenstiel 2010, ebd.). Ein Transfer erfolgt erst, wenn kontextbezogen ein Lernprozess stattgefunden hat und der Lerner in einem veränderten Zusammenhang – mit veränderter Aufgaben- und Problemstellung – das Gelernte sinnvoll oder hilfreich anwenden kann (vgl. Bergmann/Sonntag 2006, S. 357). Es ist daher von zentraler Bedeutung, (wissenschaftliches) Wissen gekoppelt an die Alltagspraxis sowie an den Menschen, der es erwerben soll, aufzubereiten und in einem gemeinsamen reflexiven Dialog neu zu übersetzen und anzupassen.

Der in den 1990er-Jahren sich entwickelnde organisationspädagogische Diskurs bringt verstärkt die Nachfrage der Beratung in und von Organisationen als Unterstützung für individuelle, kollektive und organisationale Lernprozesse mit sich. Beratung ist daher als originäre pädagogische Lernpraxis und Lernunterstützungspraxis zu verstehen. Gegenstand der Beratung ist ferner nicht einfach nur Sach- oder Fachwissen zu vermitteln, sondern die konkreten, innerhalb der Organisation – in diesem Falle dem Entlassmanagement – auftretenden typischen lebenspraktischen Problemsituationen mit ihren jeweiligen Akteuren auszumachen (vgl. Göhlich et al. 2007, S. 7 f.). Beratung von Organisationen bezieht sich auf Probleme im Rahmen von Entscheidungskommunikation, Dialog und über das Gelingen und Misslingen organisationaler Handlungen, im Allgemeinen geht es immer um die Entwicklung von Arbeitskoordinierung und der Kooperation zwischen den Akteuren (vgl. Göhlich et al. 2007, S. 8).

Der Organisationsansatz von Klatetzki bietet eine plastische Analysefolie, um Problemsituationen in den Organisationsstrukturen bzw. -kulturen auszumachen und um in die überkomplex gewordenen oder problematischen, funktional-hierarchischen Abläufe des Krankenhausalltags neue Wirklichkeitsdeutungen hereinzubringen. Was laut Göhlich et al. essenziell ist, um neue Lösungs- und (Be-)Deutungsmöglichkeiten des Miteinanderlebens und -arbeitens zu entwickeln (vgl. Göhlich et al. 2007, ebd.).

Nach Klatetzki finden sich in Kontexten professioneller Praxis in Organisationen verschiedene strukturgebende Ebenen („soziale Realitäten") der Organisationskultur. Er unterscheidet zwischen dem zentralen System und dem dezentralen Ort der Lebenswelt. Zwar weist Klatetzki einerseits darauf hin, dass diesen Realitätssphären verschiedene Modi innewohnen: das verständigungsorientierte Handeln in der Lebenswelt und das „zweckrationale" bzw. erfolgsorientierte Handeln im System, und dass somit diese beiden Handlungsformen im Grunde unvereinbar sind und sich gegenseitig aufgrund ihrer verschiedenartigen Handlungslogik ausschließen. Andererseits jedoch sieht er in der Perspektive der Gestaltung von Lebenswelten verstanden als Errichtung und Erhaltung systemisch gestützter Lebenswelten eine „Überbrückung" der Grenzen. Dies impliziert so Klatetzki, strukturell einen dritten gesellschaftlichen Bereich, der zwischen System und Lebenswelt zu verorten ist. Er bezeichnet ihn als Übergangsbereich oder als Interferenzzone, in der beide Handlungslogiken gleichermaßen in Kraft treten (vgl. Klatetzki 1993, S. 82, 85 f., 89 f., 95).

Modellhaft lässt sich am „zentralen Ort" das „managerielle Zentrum" (definiert nach Glasls Ansatz zur Organisationsentwicklung 1983) verorten. Die hier vorherrschenden Strukturmerkmale sind Macht, Geld, Politik, in Krankenhäusern z. B. die Gesundheitspolitik sowie dominierende gesundheitswissenschaftliche Leitbilder. Den Handlungsmaßstab bilden Sanktionen oder Subventionen. Das managerielle Zentrum findet sich häufig in (wirtschaftlichen) Verbänden sowie in politischen Institutionen. In einer weiteren – peripher zum Zentrum stehenden – Schicht befinden sich die (im Sinne Feuersteins Konzipierung, 1993) „Technokraten", welche in Vorgänge, Abläufe, Techniken et cetera involviert sind. Sie sind in der Krankenhausorganisation zum Beispiel im Sozialdienst, im Überleitungs- und Entlassungsmanagement sowie in Stationsleitungen zu verorten. Der Handlungsmaßstab der „Technokraten" nimmt Bezug auf Ablauforganisation, Schnittstellen, Integrations- und Versorgungsmanagement. Im äußeren Bereich ist die Lebenswelt, dessen Handlungsmaßstab Anerkennung, Validation und ein gelungener Alltag ist, der durch ihre verständigungsorientierte Handlungslogik die Möglichkeit der Mündigkeit eigen ist (vgl. Klatetzki 1993, S. 82, 85). An dieser Stelle (im äußeren dezentralen Ort der Organisation) lässt sich der von Klatezki benannte Übergangsbereich oder die Interferenzzone verorten. Aus organisationspädagogischer Perspektive lässt sich hier die Beratungspraxis als „Lebenslernunterstützung" sinnvoll ansetzen (vgl. Göhlich et al., 2007 S. 9). Die Nähe zwischen der peripheren Krankenhausorganisation (und ihren professionellen Akteuren) und der Lebenswelt der Patienten (einschließlich ihrer pflegenden Angehörigen) lässt sich in diesem Sinne als „Überbrückungspunkt" erachten, an dem die Errichtung und Erhaltung systemisch gestützter Lebenswelten, die Gestaltung von Lebenswelten also idealerweise erfolgen kann. Beratungsprozesse der „Lebenslernunterstützung" setzen die persönliche Kenntnis der Lebenswelt, so Göhlich, voraus (vgl. Göhlich et al., 2007, ebd.). Der wissenschaftliche Beratungsansatz der Universität Bielefeld, der nach einem lebensweltorientierten Beratungsverständnis die Bedeutung von generativen Entwicklungsaufgaben und des sozialen alltagsbezogenen Lernens in den Familien einbezieht, berücksichtigt diesen Tatbestand (vgl. Kunstmann/Sander 2012, S. 187) und schließt damit zugleich die Implikationen eines stark verrichtungsorientierten Beratungsansatzes, wie er in vielen Pflegeberufen (deren Konzepte zur Bildung von pflegenden Angehörigen auf dem Pflegeversicherungsgesetz § 45 SGB XI basieren) vorzufinden ist, kategorisch aus (vgl. Gröning 2006, S. 231 ff.).

Eine besondere Rolle kommt dem Verhältnis von Macht und Beratung im Zusammenhang von organisationspädagogischen Lernprozessen zu. Typologische Eigenschaften der Ausübung von Macht sind zum einem das Expertentum, die Sachkenntnis in Problem- und Aufgabensituationen, und zum anderen der Zugang und die Kontrolle von Informationen bzw. Informationskanälen (vgl. Spieß/von Rosenstiel 2010, S. 74 f.). Die Instrumentalität der Beratung ist deshalb problematisch und zeigt auf, dass der Beratung immer auch ein Machtverhältnis innewohnt (vgl. Gröning 2006, S. 83), welches über einen entsprechenden Anerkennungsraum regulierbar ist. Anerkennung muss auf den Ebenen der emotionalen Zuwendung, der kognitiven Achtung bzw. des Rechts und der sozialen Wertschätzung erfolgen (vgl. Göhlich et al. 2007, S. 12). Insbesondere ist die Anerkennung in der Dimension des Rechts „unabdingbar, um das Machtverhältnis zu regeln, welches jeder Beratung innewohnt. Der Kontrakt dient ausdrücklich dem Schutz der Klienten" (Gröning 2006, S. 83).

Laut Göhlich gilt ebendiese rechtliche Anerkennungsdimension in der Organisationsberatung auch dem Schutz des Beraters der sich „z. B. gegen die Einbindung in organisationsinterne Allianzen wehren können muss" (Göhlich et al. 2007, S. 13).

Im Kontext des professionellen Handels der Akteure in den Organisationsebenen an der Grenze zur Lebenswelt ist dagegen der Raum für reflexive Aushandlungsmöglichkeiten von zentraler Bedeutung. In diesem kann Beratung als organisationale Lern(unterstützungs)praxis dienen, wobei Beratung mit ihren Dimensionen der Kontraktierung, des Arbeitsbündnisses und der Beziehungsgestaltung zu verstehen ist (vgl. Gröning 2011, S. 20).

Versorgungslücken und Versorgungsbrüche im Entlassungsmanagement

Im Kontext der organisationstheoretischen Perspektive stellt sich vor dem Hintergrund der Versorgungslücken die Frage, wie die Organisationskultur eines Krankenhauses aussieht. Konkret stellt sich die Frage, welche handlungsweisenden Organisationsstrukturen und Akteure sich in der Alltagspraxis der verschiedenen Bereiche und Schnittstellen finden lassen, die für das Entlassmanagement eine Rolle spielen. Die Strukturen der Krankenhausorganisation stehen hier im Fokus der einzelnen Akteure, welche in den Ebenen vom (manageriellen) „Zentrum" bis hin zu „Peripherie" (der Lebenswelt der Organisation und der Betroffenen), mit ihren professionsimmanenten Handlungsorientierungen bei Aufbau- und Ablauforganisation des Entlassungsvorgangs betrachtet werden sollen. Dementsprechend soll die Entlassung in den einzelnen Phasen, der Vorbereitung, der Bestimmung des Entlassungszeitpunkts und der Gesamtsituation nach der Entlassung in Hinblick auf risikoreiche Versorgungabläufe kritisch beleuchtet werden.

Der elementare Baustein zeigt sich unabhängig von der Funktionsebene des Entlassmanagements im Versorgungsmanagement der Betroffenen. Die Versorgung stellt für die Krankenhäuser je nach Patientengruppe hohe Ansprüche und Herausforderungen, da sie einen komplexen Koordinierungs- sowie kontinuierlichen Kommunikationsprozess erfordern. In der Praxis zeigt sich hier eine besondere Schwierigkeit in der Verbindung, der im Rahmen der poststationären Versorgung sehr unterschiedlichen Anforderungen, Prozesse und Kommunikation der beteiligten Experten (vgl. Deimel 2013, S. 32).

Diese „Schwachstelle" der mangelnden Verbindung ist aus organisations- pädagogischer Sicht interessant, da die Identifikation von Brüchen und der Umgang mit dem Wissen (darum) sowie mit der Initiierung von Lernprozes- sen in der Organisation ein wichtiges Moment für reflexive wissenschaftliche Beratungs- und Bildungsprozesse darstellen.

Bender sieht die Situation der Versorgung sogar noch drastischer, indem er darauf hinweist, dass je nach Patientengruppe besonders für jene mit kom- plexen Versorgungsbedarfen (je nach Alter, Diagnose, chronischer/akuter Krankheitsverlauf, Pflegestufen, Hilfsmittelversorgung, sozialen Netzwerken et cetera) das Versorgungsmanagement in Krankenhäusern grundsätzlich über unzureichende Möglichkeiten und Ressourcen verfügt, um auf eine weitergehende Versorgung einzuwirken (vgl. Bender 2013, S. 12).

Aus Sicht der Betroffenen und ihrer Angehörigen kann sowohl ein Kran- kenhausaufenthalt als auch eine nicht geklärte oder schwierige Entlassung gravierende und krisenhafte Folgen mit sich bringen. Die Risikofaktoren res- pektive Mängellagen in der Entlassungssituation können sich in unterschied- liche Ausprägungen und Arten im Rahmen der Kontinuität der eingeleiteten Maßnahmen (wie z. B. die Medikation, Hilfsmittelversorgung, pflegerische Unterstützungsleistungen, edukative Maßnahmen des Kompetenzaufbaus von Bewältigungsfähigkeiten und nicht zuletzt die Sicherstellung eines funk- tionierenden sozialen [Unterstützungs-]Netzwerkes) niederschlagen. Außer- dem geht ein Krankenhausaufenthalt speziell für ältere Menschen verstärkt mit verschiedenen Risiken einher, was die Bedeutsamkeit der Entlassungssi- tuation als neuralgischen Punkt umso mehr hervorhebt. Einige der Risiken für ältere Personen sind, dass sie anfälliger sind für (oft vermeidbare) Schädigungen wie z. B. Inkontinenz, Verminderung der Mobilität, Dekubitus oder Bewusstseinseinbrüche. Ein weiterer Aspekt, der beachtet werden sollte, ist, dass während und nach einem Krankenhausaufenthalt ältere oder hochaltrige Erkrankte in größerem Umfang auf fremde Hilfe (sei es formell oder informell) angewiesen sind. Dieser Einbruch der Souveränität mündet im schlimmsten Falle in einer Wiedereinweisung (vgl. Dash et al. 2000, S. 5; 9).

Soziale Unterstützungsnetze sind daher besonders für die Patientengruppen der hochaltrigen Ehepartner wichtig, wobei hochaltrige Ehefrauen sogar stärker gefährdet sind in der Pflegebeziehung isoliert zu werden als hochaltrige Ehemänner. Dies bestätigt eine Studie zu Frauen und Pflege: „Je älter die Frauen werden, desto mehr schrumpft die Zahl derer, die noch helfen können. Jede Zweite, die 70 Jahre oder älter ist, muss mit der Pflege allein zurechtkommen" (R+V Studie zu Frauen und Pflege 2012, S. 5). Die Gefahr, dass die pflegende Person mit seinem pflegebedürftigen Angehörigen in eine Isolation abdriftet, ist bei hochaltrigen Patientengruppen oft ein potenzielles Risiko (vgl. Kunstmann/Sander 2012, S. 190 f.). Fehlen regelmäßige und zuverlässig eingebundene Unterstützungspersonen sowie die Übergangszeit vom Krankenhaus in die Häuslichkeit und hierbei mitbegleitende professionelle Ansprechpartner, die vor Ort das gesamte Versorgungs- und Pflegesetting einschätzen und prüfen, kommen die genannten poststationären Risiken sehr viel eher zum Tragen.

Mängellagen entstehen ferner während der Vorbereitung der Entlassung aufgrund von unzureichend systematisierten sowie wenig etablierten Regeln und Richtlinien im Entlassungsprozess, was intransparente Prozessorganisation und inkonsistente Zuständigkeitsbereiche und Arbeitsteilungen zur Folge hat. Als risikoreich zeigen sich die oft spät einsetzende Versorgungsplanung sowie die mangelnde Einbeziehung der Patienten selbst und ihrer Angehörigen in die Entscheidungsprozesse. Gleichzeitig entstehen durch die mangelnde Abstimmung und Planung der Professionellen sowie das Fehlen fester Ansprechpartner, die die Prozesse begleiten, Verständigungsschwierigkeiten und Informationslücken (vgl. Bender 2013, S. 13). Beständige, aber auch advokatorische Ansprechpartner sind nicht nur für den Therapieerfolg der Erkrankungen, sondern auch für die Stärkung, den Kompetenzaufbau und die Lebensqualität der Pflegebedürftigen und ihrer Angehörigen insgesamt entscheidend, will man eine Stabilisierung der Lebenssituation nach dem Krankenhausaufenthalt erreichen.

Ein weiterer kritischer Aspekt im Entlassmanagement ist die Abstimmung des Entlasszeitpunkts, wenn die subjektive Befindlichkeit des Patienten sowie unerwartet auftretende organisationsinterne Problemlagen (z. B. verzögerte Untersuchungsergebnisse oder umständliche bürokratische Formalitäten) unberücksichtigt bleiben und damit die Übergangsplanung und die Unterstützungsmaßnahmen erschweren (vgl. Bender 2013, S. 14).

Die Risiken in der Situation nach der Entlassung zeichnen sich unter anderem dadurch aus, dass Patienten und Angehörige unzureichende edukative Anleitungen, Begleitung und Beratung in Hinblick auf die Erkrankungen und die Bewältigung der Entlasssituation erhalten. Hier spielt herein, dass entsprechende feste Ansprechpartner fehlen, die auch nach der Entlassung die eingeleiteten Maßnahmen nachhaltig sicherstellen können, die für Rückfragen, zur Klärung von Unsicherheiten und als vertrauensvolle Begleitung zur Verfügung stehen (vgl. Pilgrim/Kittlick 2013, S. 16). Dahingehend ist anzubringen, dass vorrangig funktionale und verrichtungsorientierte Beratungs- und Bildungskonzepte (bezogen auf die Vermittlung von pflegebezogenen Informationen und Fertigkeiten), wie sie häufig in den Pflegeberatungskonzepten von Pflegeberufen anzutreffen sind, zu kurz greifen (vgl. Gröning 2006, S. 2 f.). Hier bleiben die speziellen Kontexte mit wichtigen Themen wie z. B. Beziehungsdynamiken, Familienorientierung, Erlebens- sowie Erfahrungshintergründe, Anerkennungskonflikte und Geschlechtergerechtigkeit, die in der Pflegesituation entstehende Schwierigkeiten und Anforderungen widerspiegeln und in soziale, alltagsbezogene Lernprozesse reflexiv eingebettet werden müssen, häufig unberücksichtigt (vgl. Gröning 2006, S. 231 ff; vgl. Gröning 2006, S. 7 f.; 10 f.).

Im Kontext der Situation nach der Entlassung ist der Auf- und Ausbau von Unterstützungsnetzwerken ein weiterer bedeutsamer Aspekt. Bender betont hierbei primär die unzureichend systematisierte und strukturierte Netzwerkarbeit zwischen Klinik und Gemeinwesen bzw. regionalen Versorgungstrukturen (vgl. Bender 2013, S. 14). Jedoch ist das Vorhandensein von unterstützenden Angehörigen und anderen Personen des näheren sozialen Umfelds ebenso von erheblicher Bedeutung, wenn es um die poststationäre Versorgungssituation nach einem Krankenhausaufendhalt geht.

Pilgrim und Kittlick sehen auf struktureller Ebene die Notwendigkeit einer koordinierenden Stelle, in der letzten Endes eine die Prozesse steuernde und überschauende Person situiert ist, die sie als „echten Kümmerer" bezeichnen, die den Patienten nach der Entlassung direkt kontaktiert und durch das System begleitet sowie in der Erkrankung unterstützt (vgl. Pilgrim/ Kittlick 2013, S. 17). Joostens sieht die Profession der Pflege in Bezug auf das Entlassmanagement in einer Schlüsselrolle an der Schnittstelle zwischen stationärer und ambulanter Betreuung will man das Konzept der Pflegeüberleitung im Sinne des Pflegebedürftigen umsetzen (vgl. Joosten 1997, S. 140). An dieser Stelle lässt sich das Konzept des Arbeitsbündnisses andocken, in welchem „von Fall zu Fall neu erschlossen werden muss, welche Hilfe jemand will und braucht" (Gröning 2011, S. 18).

Der Expertenstandard des Entlassmanagements in der Pflege verweist ferner auf das Erfordernis der gezielten Qualifikation für Pflegefachkräfte für die Aufgaben des Entlassmanagements und betont die Bedeutung von frühzeitig eingeleiteter Information und von Schulungs- und Beratungsprozessen für Patienten und Angehörige. Der Expertenstandard plädiert nicht für die Umsetzung eines speziellen Modells des Entlassmanagements, sondern hebt die Relevanz von unterschiedlichen Lösungen bei verschiedenen Rahmenbedingungen hervor. So wird auch hier der Auf- und Ausbau von gesonderten spezialisierten Stellen für das pflegerische Entlassmanagement empfohlen. Auch weist der Expertenstandard darauf hin, dass es für die Implementierung des standardisierten Entlassmanagements eine gemeinsame Entscheidung in den Leitungsebenen und Kooperationsbereitschaft der beteiligten Berufsgruppen bedarf (vgl. Expertenstandard Entlassmanagement in der Pflege 2009, S. 5 f.). Hierbei wird deutlich, dass für die Implementierung und Adaptierung von neuen Arbeits- und Lernprozessen im Entlassmanagement die organisationalen Akteure in Rollen und Funktionen (Professionelle mit ihren organisationsbezogenen Handlungsorientierungen) in den zentralen bzw. dezentralen Orten reflexiv betrachtet werden müssen.

Abschließende Überlegungen zum Entlassmanagement im Spiegel von organisationalen Bildungs- und Lernprozessen

In jeder Organisation formiert sich eine eigene Kultur, welche die Normen, Wertvorstellungen, Einstellungs- und Verhaltensmuster ihrer Mitglieder, d. h. der professionellen Akteure, widerspiegelt und ihnen gleichzeitig Orientierungen bietet. Entscheidungen, Arbeitsvorgänge bzw. die spezifischen professionellen Praktiken, ob aus feststehenden Standardisierungen oder innovationsorientierten Entwicklungsspielräumen bestehend, basieren auf der Organisationskultur (vgl. Bromann/Piwinger 1992, S. 3; vgl. Regenthal 2009, S. 67 ff.).

Im Krankenhaus ist das traditionell vorherrschende Denken in Funktion der hierarchisch strukturierten Berufsgruppenträger ein besonderes normatives Organisationsmerkmal. Übergeordnet und handlungsweisend (berufsgruppenunabhängig) ist die Sicherung der Versorgungsqualität und die Kostenentwicklung. Die Gesetzgebung fordert Wirtschaftlichkeit bei gleichzeitiger Wahrung einer hohen Qualität in der Versorgung. Schon Joosten kritisiert, dass sich in der Regel die Übergangspflege im deutschen Pflegesystem aufgrund leistungsrechtlicher und organisatorischer Probleme nicht verwirklichen lässt (vgl. Joosten, 1997 S. 21).

Die Strukturmerkmale der Ökonomisierungsorientierung in der Krankenhausorganisation sind aufgrund der sich dahinter verbergenden Risiken für die nachstationäre Versorgungssituationen kritisch und reflexiv zu betrachten. Insbesondere ergibt sich mit dem DRG-System (Diagnosis Related Groups)[6] für das Krankenhaus ein starker Druck, die Abläufe in der Versorgung effizient zu gestalten (vgl. Gemeinnützige Gesellschaft für soziale Projekte zum Thema „Verbesserung der Versorgung demenzkranker älterer Menschen im Krankenhaus" S. 9), woraus wiederum Risiken für die Versorgungsqualität entstehen wie z. B.: dass diagnostische und therapeutische Leistungen minimal begrenzt werden (in Bezug auf Behandlung der akuten Erkrankung, die den Patienten in das Krankenhaus führte), dass betriebswirtschaftliche, funktionale Abläufe mit Patientenbedürfnissen vermehrt kollidieren und dass das Risiko einer frühzeitigen Entlassung in instabile Versorgungssituationen besteht (vgl. Wingenfeld 2005).

---

6   Den DRGs liegt ein Klassifizierungsprinzip zugrunde, bei dem Patienten mit der gleichen Hauptdiagnose zu einer Fallgruppe – klinisch definierte Behandlungsfallgruppe – zugeordnet werden, um hierüber die Kosten vergleichbar zu machen (vgl. Fischer 2001, S. 13). Trotz der Versuche sich den tatsächlichen Kosten über weitere den Krankheitsverlauf bestimmende Faktoren anzunähern, erweist sich das DRG-System in Bereichen wie der Rehabilitation und der Pflege, wo andere Rahmenbedingungen gelten, als brüchig und kaum übertragbar, da es den Patienten in der Gänze ihrer Bedürfnis- und Problemlagen nicht gerecht wird (vgl. Fuchs 2004, S. 188; 196 f.).

Zwar liegen formal und leistungsrechtlich aktuell die Anreize für Krankenhäuser zur Investition in ein umfassendes Entlassmanagement in der Verkürzung der Verweildauer sowie der Reduzierung der Wiederaufnahmerate, jedoch ist zu bedenken, dass eine Wert- und Handlungsorientierung der Krankenhausorganisation hin zur Teilhabe an der Lebenswelt der Patienten einschließlich ihrer Angehörigen – insbesondere bei bestimmten Patientengruppen mit besonderen Problem- und Bedürfnislagen wie in Bereichen der Pflege – letztlich den Kern der Versorgungsqualität ausmachen. Die Berücksichtigung der Lebenswelt ist deshalb von Bedeutung, weil die Sinnkonnotation der jeweiligen Handlungsorientierungen dem Menschen und seinem Leben dienen und nicht zweckrationale Ziele an oberster Stelle stehen. Klatetzki merkt in diesem Sinne an, wenn die der Sphäre der Lebenswelt immanenten verständigungsorientierten Handlungen, durch zweckrationale, systemische Handlungsformen ersetzt werden durch zweckrationale Handlungsformen, welche die Lebenswelt durch „Systemimperative" kolonialisieren, so entstünden „sozialpathologische Effekte", da das erfolgsorientierte Handeln die „Sinnbegründungspotenz" ausschließt, welche zum lebensweltlichen Handeln gehört (Klatezki 1993, S. 86).

Ein patientenorientiertes und nachhaltiges Entlassungsmanagement ist daher als zentrales Qualitätskriterium zu betrachten. In diesem Sinne problematisiert auch Deimel: „Umfang und Qualität der Umsetzung hängen dabei von der Struktur der Prozesse im Krankenhaus ab. Oft zeigt sich allerdings ein höheres Engagement bei überwiegend elektiven Maßnahmen gegenüber unzureichender Nachhaltigkeit des Hilfeangebots bei Patienten" (Deimel 2013, S. 33). Deimel spricht weiter von der Notwendigkeit eines Umdenkungsprozesses, angesichts der oft fehlenden Qualifikationen der Mitarbeiter/innen respektive fehlender Zeitressourcen, welche er auf die häufig ökonomisch orientierten Führungsprozesse im Krankenhaus (wie z. B. Reduktion der Verweildauer) zurückführt. Krankenhäuser sollten besonderen Wert auf die Qualität der Nachbehandlung legen, um Wiedereinweisungen zu vermeiden und Patienten so ein eigenständiges Leben in der gewohnten häuslichen Umgebung zu garantieren (vgl. Deimel 2013, ebd.).

Die Identifikation von Schwachstellen im Krankenhaus-Entlassmanagement ist ein erster Schritt, um Verbesserungspotenziale zu entwickeln (vgl. Kuß 2013, S. 18), aber auch das Ausmachen von Widerständen und Grenzen der Akteure, welche durch divergierende Zielorientierungen innerhalb der zentralen und dezentralen Orte der Krankenhausorganisation sowie zwischen der Organisation der Lebenswelt entstehen, ist aus organisationspädagogischer Sicht wichtig, da an diesen Bereichen der Umgang mit Wissens- und Bildungsprozessen bzw. der Initiierung von Lernprozessen das entscheidende Kriterium ist und diese das Moment für reflexive wissenschaftliche Beratungs- und Bildungsprozesse darstellen. Hier können neue Deutungsmöglichkeiten angeboten und Erkenntnisprozesse reflexiv angestoßen werden, welche in gemeinsamen fachbereichsübergreifenden Aushandlungsprozessen geeignete organisatorische Umstrukturierungen zulassen können. Hierbei ist die Lebenssituation von Patienten und Angehörigen nach der Entlassung in ihrem multiprofessionellen Spektrum – bezüglich der unterschiedlichen Versorgungsbedarfe – in einem kontinuierlichen Prozessgeschehen zu betrachten, um über einen reflexiv lernenden und interaktiven Koordinierungsverlauf an die Lebenswelt und die speziellen Bedarfe des zu Versorgenden immer wieder anzudocken. Dementsprechend ist ein konstanter, parteiergreifender, professioneller Begleiter an diesen Schnittstellen ein zentrales Element, um den Bedürfnissen im Sinne des Patienten und seiner Familien gerecht zu werden.

Literatur

Arnold, R. (1997): Betriebspädagogik. 2. Aufl., Berlin: Erich Schmidt Verlag.

Ballsieper, K.; Lemm, U.; v. Reibnitz, C. (2012): Überleitungsmanagement. Berlin und Heidelberg: Springer Verlag.

Beckers, R. (2014): Branchenführer Healthcare IT. Kapitel Versorgungsintergration S. 60–65. (Stand 02.10.14: http://e-health-com.eu/compendien/branchenfuehrer-healthcare-it/).

Bender, T. (2013): Kritische Analyse aus Sicht des Patienten/Angehörigen. In: Deimel, D.; Müller, M.-L. (Hg.): Entlassmanagement: Vernetztes Handeln durch Patientenkoordination. Stuttgart und New York: Georg Thieme Verlag. S. 12–14.

Bergmann, B.; Sonntag, K. (2006): Transfer: Die Umsetzung und Generalisierung erworbener Kompetenzen in den Arbeitsalltag. In: Sonntag, K. Hg.): Personalentwicklung in Organisationen: Psychologische Grundlagen, Methoden und Strategien. 3., überarbeitete u. erw. Aufl., Göttingen u. a.: Hogrefe. S. 355–388.

Bromann, P.; Piwinger, M. (1992): Gestaltung der Unternehmenskultur. Stuttgart: Schäffer-Poeschel.

Bundesministerium für Gesundheit (2014): http://www.bmg.bund.de/glossarbegriffe/e/entlassungsmanagement (Stand 02.10.14.)

Dash, K.; Zarle, N. C.; O'Donnell, L.; Vince-Whitman (2000): Entlassungsplanung Überleitungspflege. München und Jena: Urban & Fischer Verlag.

Deimel, D.; Kuß, A.; Ossege, M.; Rechtsanwälte Wigge; Barmer GEK (2012): Positionspapier, Entlassmanagement im Krankenhaus. Bundesverband managed care e. v. (Stand 02.10.14: http://www.bmcev.de/fileadmin/Daten/Positionspapiere/BMC-Positionspapier-Entlassmanagement_Langfassung.pdf).

Deimel, D. (2013): Zusammenfassung der kritischen Analyse In: Deimel, D.; Müller, M.-L. (Hg.): Entlassmanagement: Vernetztes Handeln durch Patientenkoordination. Stuttgart und New York: Georg Thieme Verlag. S. 32.

DBfK (Hg.) (1997): Diskussionspapier DBfK. Pflegeüberleitung im Krankenhaus. Oktober 1997, Berlin.

Dörpinghaus, S.; Grützmacher, S.; Werbke, R. S.; Wieder, R. (2004): Überleitungsmanagement und Case Management in der Pflege. Deutsches Institut für angewandte Pflegeforschung. Hannover: Schlütersche Verlagsgesellschaft.

Deutsches Netzwerk für Qualitätsentwicklung in der Pflege (2009): Expertenstandard Entlassungsmanagement in der Pflege (Stand 02.10.14: http://www.vdek.com/vertragspartner/Pflegeversicherung/expertenstandards-pflege/_jcr_content/par/download_0/file.res/ExpertenstandardEntlassungsmanagement_Akt.pdf).

Feuerstein, G. (1993): Systemintegration und Versorgungsqualität. In: Badura, B.; Feuerstein, G.; Schott, Th. (Hg.) (1993): System Krankenhaus – Arbeit, Technik und Patientenorientierung, Weinheim und München: Juventa Verlag.

Fischer, W. (2001): Grundzüge von DRG-Systemen. In: Arnold M.; Litsch, M.; Schellschmidt, H. (Hg.): Krankenhausreport 2000. Schwerpunkt: Vergütungsreform mit DRG. Schattauer Verlag für Medizin und Naturwissenschaften. 1. Nachdruck. Stuttgart. S. 13–31.

Fuchs, H. (2004): Konsequenzen der DRG Einführung für die angrenzenden Versorgungbereiche Rehabilitation und Pflege. In: Klauber, J.; Robra, B.-P.; Schellschmidt, H. (Hg.): Krankenhausreport 2003 Schwerpunkt DRG im Jahre 1. Stuttgart: Schattauer. S. 187–209.

Glasl, F. (1983): Verwaltungsreform durch Organisationsentwicklung. Bern und Stuttgart: Paul Haupt-Verlag.

Göhlich, M.; König, E.; Schwarzer, C. (2007): Beratung, Macht und organisationales Lernen. In: Göhlich, M.; König, E.; Schwarzer, C. (Hg.): Beratung, Macht und organisationales Lernen. Wiesbaden: VS-Verlag für Sozialwissenschaften. S. 7–20.

Gröning, K. (2006): Pädagogische Beratung. Wiesbaden: VS-Verlag für Sozialwissenschaften.

Gröning, K. (2006): Das Pflegeversicherungsgesetz und die Pädagogik. Eine Problematisierung unter besonderer Berücksichtigung der Beratung und Bildung von pflegenden Angehörigen. In Neue Praxis. Jg. 36, Heft 2., S. 225–235.

Gröning, K. (2006): Ein veraltetes Konzept. Die Bildung von pflegenden Angehörigen nach dem Pflegeversicherungsgesetz (1). Langfassung des Artikels in Dr. med. Mabuse Nr. 161, Mai/Juni 2006, S. 43–45. (Stand 02.10.14 http://www.mabuse-verlag.de/Downloads/1543/161_Groening.pdf).

Gröning, K. (2011): Studienbrief: Beratungsprozess und die Prinzipien und Probleme der Sozialleistungsberatung. Modellprojekt der Universität Bielefeld. Familiale Pflege unter den Bedingungen der G-DRGs.

Gruber, H.; Stamouli, E. (2009): Intelligenz und Vorwissen. In Wild, E.; Möller, J. (Hg.): Pädagogische Psychologie. Heidelberg: Springer Medizin Verlag. S. 28–47.

Grunwald, T.; Thiersch, H. (2004): Praxis der Lebensweltorientierten Sozialen Arbeit. Handlungszugänge und Methoden in unterschiedlichen Arbeitsfeldern. 2. Aufl., Weinheim und München: Juventa Verlag.

Habermas, J. (1981): Theorie des kommunikativen Handelns. Zur Kritik der funktionalistischen Vernunft, Bd. 2, Frankfurt/M.: Suhrkamp.

Joosten, M. (1997): Die Pflege-Überleitung. Vom Krankenhaus in die ambulante Betreuung und Altenheimpflege „Von der Lücke zur Brücke". Bremen: Altera Verlag.

Klatetzki, T. (1993): Wissen, was man tut. Bielefeld: KT-Verlag.

Kleina, T.; Wingenfeld, K.: „Verbesserung der Versorgung demenzkranker älterer Menschen im Krankenhaus". Stand der Forschung und Versorgungsansätze. Institut für Pflegewissenschaften an der Universität Bielefeld. Auszug aus dem Bericht der wissenschaftlichen Begleitung des Modellprojekts. (Hg.): Gemeinnützige Gesellschaft für soziale Projekte mbH (GSP). (Stand 19.02.2015: http://www.blickwechseldemenz.de/content/e964/e1578/StandderForschung.pdf).

Kunstmann, A.-C.; Sander, B. (2012): Die Beratung Pflegender Angehöriger. In: Bauer, A.; Gröning, K.; Hoffmann, C.; Kunstmann, A.-C. (Hg.): Grundwissen pädagogische Beratung. Göttingen: Vandenhoeck & Ruprecht. S. 187–211.

Kuß, A. (2013): Kritische Analyse aus Sicht eines Kostenträgers. In: Deimel, D.; Müller, M.-L. (Hg.): Entlassmanagement: Vernetztes Handeln durch Patientenkoordination. Stuttgart und New York: Georg Thieme Verlag. S. 18–20.

Liebsch, B. (2011): Phänomen Organisationales Lernen: Kompendium der Theorien individuellen, sozialen und organisationalen Lernens sowie interorganisationalen Lernens in Netzwerken. München und Mering: Rainer Hampp Verlag.

Müller, M.-L.; Deimel, D. (2013): Begriffsbestimmung und heute bereits umgesetzte Modelle In: Deimel, D.; Müller, M.-L. (Hg.): Entlassmanagement: Vernetztes Handeln durch Patientenkoordination. Stuttgart und New York: Georg Thieme Verlag. S. 6–11.

Pilgrim, T.; Kittlick, C. (2013): Kritische Analyse aus Sicht der Versorgungsmanagements In: Deimel, D.; Müller, M.-L. (Hg.): Entlassmanagement: Vernetztes Handeln durch Patientenkoordination. Stuttgart und New York: Georg Thieme Verlag, S. 15–18.

R+V Studie zu Frauen und Pflege i. A. des Instituts für Demoskopie Allensbach (2012): Weil Zukunft Pflege braucht. (Stand 17.10.2014: http://freiraum-fuers-leben. de/presse/Studienbooklet_Weil_Zukunft_Pflege_braucht.pdf).

Regenthal, G. (2009): Ganzheitliche Corporate Identity: Profilierung von Identität und Image. 2. Aufl., Wiesbaden: Gabler GWV Fachverlage.

Renkl, A. (2009): Wissenserwerb. In Wild, E.; Möller, J. (Hg.): Pädagogische Psychologie. Heidelberg: Springer Medizin Verlag. S. 4–26.

Schütz, A.; Luckmann, T. (2003): Strukturen der Lebenswelt. Konstanz: UVK Verlagsgesellschaft.

Schütz, A. (1981): Der sinnhafte Aufbau der sozialen Welt. Eine Einleitung in die verstehende Soziologie. 2. Aufl., Frankfurt/M.: Suhrkamp

Schütz, A. (1971): Gesammelte Aufsätze, Das Problem der sozialen Wirklichkeit. Bd. 1. Den Haag: Martinus Nijhoff.

Spieß, E.; von Rosenstiel, L. (2010): Organisationspsychologie: Basiswissen, Konzepte und Anwendungsfelder. München: Oldenbourg Wissenschaftsverlag.

Thiersch, H. (1992): Lebensweltorientierte soziale Arbeit: Aufgaben der Praxis im sozialen Wandel. Weinheim: Juventa-Verlag.

Wingenfeld, K. (2005): Die Entlassung aus dem Krankenhaus. Institutionelle Übergänge und gesundheitlich bedingte Transitionen. Bern: Verlag Hans Huber.

2 Pflegetrainings als Element der Versorgungskontinuität im Übergang vom Krankenhaus in die häusliche Versorgung

Dorothee Lebeda

„Achten Sie auf die Lücke"

Studien belegen schon seit Längerem gut, dass im häuslichen Bereich nicht ohne Weiteres an die stationäre, klinische Pflege angeknüpft werden kann und dass sich beim Transfer von der einen in die andere Institution bzw. Lebenssituation tatsächlich eine Lücke zeigt (vgl. Joosten 1995; Blum/Offermanns 2009; Dörpinghaus 2004). Zudem ist das Gesundheitssystem in Deutschland gekennzeichnet durch eine sektorale Trennung zwischen ambulanter und stationärer Versorgung. Wenn auch an einigen Schnittstellen für Durchlässigkeit der Sektorentrennung gesorgt wurde, hie und da Brücken gebaut wurden, sind viele Übergänge noch unverbunden. Anders als beim Überschreiten baulicher Lücken reicht hier nicht der beherzte Schritt, um sicher auf der einen oder anderen Seite des Gesundheitssektors anzukommen. Das Modellprojekt „Familiale Pflege unter den Bedingungen der G-DRGs" verortet sich seit nunmehr zehn Jahren mit einem wissenschaftlich begleiteten, fortschreitenden, bildungstheoretisch fundierten Bildungs- und Beratungsangebot für pflegende Angehörige genau in dieser Lücke zwischen Krankenhausentlassung und familiärer Pflege. Dies ist eine Position und Perspektive, aus der viele Erfahrungen gesammelt sowie Erkenntnisse zu speziellen Erfordernissen der Begleitung pflegender Angehöriger im Entlassungsprozess gewonnen werden konnten und weiterhin werden.

Pflegetrainings sind Kernelement des Modellprojektes. Mit der Vorstellung eines zentralen Modellbausteins soll im Folgenden dargelegt werden, warum es an diesem besonderen Übergang nicht ausschließlich darum geht, ein möglichst lückenloses funktionales und organisiertes Ineinandergreifen der Institutionen zwischen den versorgenden Sektoren zu gestalten. Das ist natürlich wichtig und dient einer effizienten, sicheren Gesundheitsversorgung. Stellt sich jedoch die Frage, wie Pflegebedürftigen und Angehörigen trotz bestehender Systemdefizite eine familiensensible, problemangemessene und möglichst lückenlose Versorgung im Verlauf der verschiedenen Phasen der Pflegebedürftigkeit ermöglicht werden kann, muss der Blick der Betroffenen aufgenommen werden, um einen Beitrag zur Versorgungskontinuität zu leisten (vgl. Schaeffer 2013).

Im ersten Abschnitt richtet sich der Blick auf die aktuellen Entlassungssituationen der hiesigen Klinken. Der zweite Abschnitt beschreibt allgemeine Anforderungen, die in Situationen der Entlassung aus dem Krankenhaus an pflegende Angehörige gestellt werden, sowie Kompetenzen, die sie selbst zur Bewältigung erwerben wollen. Im dritten Abschnitt werden die Rolle und die Perspektive der sogenannten Pflegetrainer/innen der familialen Pflege beleuchtet. Es wird beschrieben, wie Pflegetrainer/innen an der Seite der Angehörigen die Lücken erkunden, begreifen, ganz praktisch zu überschreiten versuchen und dieses mit den Betroffenen kontinuierlich üben. Der vierte und letzte Abschnitt soll einer pflegenden Angehörigen gehören.

1. Krankenhausentlassung

Unbestritten ist der stationäre Klinikaufenthalt eine Phase wichtiger Weichenstellungen chronischer Pflegeverläufe. Auch das Gelingen der Rückkehr in die Häuslichkeit oder aber das Auftreten zahlreicher krisenhafter Entwicklungen wurzelt häufig in der guten Wahrnehmung oder der Vernachlässigung von Anforderungen, die sich schon während des Krankenhausaufenthalts stellen (vgl. Wingenfeld 2005 S. 18). Es ist leider immer noch keine Ausnahme, wenn Patienten und Angehörige ihre Erfahrungen schildern, dass notwendige Hilfen nach der Krankenhausentlassung nicht rechtzeitig oder nicht im angemessenen Umfang vorhanden sind. Eindrucksvoll werden diese persönlichen Berichte z. B. durch eine als repräsentativ zu bewertende Analyse häuslicher Hilfsmittelversorgung direkt nach Entlassung untermauert: In rund einem Drittel der beobachteten Pflegesituationen bestehen Probleme mit der Hilfsmittelversorgung (vgl. Hilfsmittelstudie 2013, S. 8). Das Überbrücken solcher „Versorgungsengpässe" obliegt dann in der Regel den Angehörigen zu Hause. Sie improvisieren in diesen schwierigen Situationen, in denen z. B. Arzneimittelverordnungen oder Hilfsmittel sowie deren Anleitung fehlen, ohne den medizinischen oder pflegefachlichen Hintergrund zu haben. So werden Medikamente zermahlen in Joghurt gereicht, Mülltüten

oder Shampoo werden zu Gleithilfen bei Angehörigentransfers, Handtuch-
berge zu Inkontinenzeinlagen, Haushaltsgläser zu Urinflaschen, die eigenen
Hälse zu Aufstehhilfen. Hin und wieder finden sich sicher auch gewitzte,
aber häufiger doch gewagte oder gefährliche Behelfslösungen. Gut gemeint,
letztendlich aber zum Schaden der Pflegebedürftigen oder auf Kosten der eigenen Gesundheit. „Wir improvisieren und geben unser Bestes", so die Aussage einer pflegenden Familie. Das „Irgendwie-Hinkriegen" von vorher noch
nie geübtem Pflegehandeln bzw. Pflegetechniken betrifft natürlich nicht nur
Hilfsmittelersatz oder deren korrekte Nutzung. Auch gehen wichtige Informationen, die die Pflege erleichtern oder stabil gestalten können, im Übergang oft einfach verloren. Die Patienten erfahren im Laufe des Krankenhausaufenthalts meist erhebliche Veränderungen des Versorgungsbedarfs, haben
einschneidende Erlebnisse wie Schmerz, Verlust, Verletzlichkeit, Hilflosigkeit, Scham u. Ä. Die Pflegefachkräfte der Stationen entwickeln Pflegepläne
und Maßnahmen für Pflegeanforderungen, die sie vor Ort auf ihre Wirksamkeit überprüfen, diskutieren und ggf. situativ anpassen. Pflegerisches
Fachwissen ist im Zuge der Professionalisierung enorm gewachsen und hat
Expertenthemen herausgebildet, die den aktuellen wissenschaftlichen Stand
beschreiben. Die Angehörigen sind in der Regel an diesen Beobachtungs-
und Abwägungsprozessen nicht beteiligt und bekommen so auch nicht das
aktuell erprobte, lebendige Pflegewissen zur Weiterführung zur Verfügung
gestellt. Mit der ansteigenden Zahl von Patienten mit Demenz im Krankenhaus treffen wir auf zunehmend abhängige multimorbide Menschen, die
zu sich selbst und ihrer Situation weder auf den Stationen noch zu Hause
hinreichend verlässliche Aussagen machen können. Ein „doing family" (vgl.
Jurczyk 2010), in dem auch die aktuelle Krankheitsbegleitung und der Umgang mit den demenziellen Veränderungen für alle Familienmitglieder in
die alltägliche Lebensgestaltung einbaubar ist, braucht Wissen und Können.
Herrscht Unkenntnis über allgemeine oder gerade aktuelle demenzielle Ver-
läufe und deren Konsequenzen für den eigenen Alltag, ist individuelle, fami-
liengemeinschaftliche Gestaltung nicht möglich. Die Versorgungskontinuität
solcher Familienangehörigen ist besonders gefährdet, wenn die Weitergabe
von Informationen nicht gelingt. Die Methode der Wahl in der Angehörigenpflege ist allzu oft: „trial and error", Pflege ausprobieren, statt von fach-
licher Anleitung und gemeinsamer Reflexion der Pflegesituation profitieren

zu können. Professionelles Handeln ist aber eigentlich gekennzeichnet durch Transparenz, ein gemeinsames Arbeitsbündnis aller Akteure und vermittelbare Begründung der einzelnen Arbeitsschritte. Darum beginnt die Arbeit der Pflegetrainer mit den pflegenden Angehörigen schon während des Krankenhausaufenthalts.

2. Anforderungen und Kompetenzen pflegender Angehöriger

Wird ein pflegebedürftiger Patient aus dem Krankenhaus entlassen, tritt er in den Zuständigkeitsbereich des „ambulanten Versorgungssektors" ein. Wird er zu Hause von Angehörigen oder/und einem Pflegedienst versorgt, hat er Anspruch auf Leistungen aus der Pflegeversicherung. Die Pflegeversicherung ist eine Art „Teilkasko-Versicherung", die einen nicht unerheblichen Anteil an Eigenbeteiligung vorsieht. Die Pflege- und Versorgungslücke zwischen realem Bedarf und refinanziertem Angebot war also bereits bei Einführung der Pflegeversicherung geplant und eingearbeitet. Damit enthält die Ausgestaltung des 11. Buch im Sozialgesetz eine (normative und ideologische) Neuorientierung des sozialen Hilfe- und Verantwortungssystems (vgl. Dammert 2009).

Die deutsche Pflegeversicherung wurde als adjuvante und subsidiäre Versicherung konzipiert (Rothgang et al. 2008). Dies bedeutet: Die bewusst gelassene Lücke soll durch die aktive Mitarbeit pflegender Angehöriger, Freunde und Nachbarschaft geschlossen werden. In SGB XI § 4 Absatz 1 wird, wie in keinem anderen Gesetzeswerk im SGB, auf die informelle Solidarität verwiesen, die durch die Familie oder andere informelle Netzwerke zu erbringen ist. Die soziale Pflegeversicherung ist vor allem also eine familienergänzende Sozialversicherung (Dammert 2009, S. 17).

Schulungsangebote sollten die tragende Rolle von pflegenden Angehörige stützen und müssen allgemein angeboten werden, um „*Pflege und Betreuung zu erleichtern und zu verbessern sowie pflegebedingte körperliche und seelische Belastungen zu mindern*", so wird es im § 45 SGB XI eindeutig bestimmt.

Nach Einführung der Pflegeversicherung wurde die Familie als „größter Pflegedienst der Nation" erkannt. „Töchterpflegepotenzial" war ebenfalls ein gängiger Begriff, wenn über informelle Pflegekräfte gesprochen wurde, deren Pflegepotenzial es zu stärken und zu stützen galt. Wilfred Schnepp und Helmut Budroni machten 2010 in ihrem Artikel „Die Entdeckung der Angehörigen" auf den bitteren Beigeschmack der „neuen Umarmung" der Angehörigen aus versorgungspolitischen Gründen aufmerksam. Sie richten den Blick auf die pflegenden Angehörigen und zeigen auf, dass diese eben nicht in allen Fällen die Hilfe aus der Pflegeversicherung erhalten, die sie zur Bewältigung der Pflegesituation benötigen. Dort erscheinen sie nicht einmal als Akteure mit eigenen Bedürfnissen, sondern gelten in ihrer Pflegetätigkeit ausschließlich als Unterstützer, bleiben gesundheitspolitisch und gesellschaftlich selbst aber weitgehend stumm (vgl. Schnepp/Budroni 2010, S. 219).

Um Kompetenzen zur Pflege von Angehörigen in den vorgesehenen Schulungsangeboten zu stärken oder zu vermitteln, ist es jedoch notwendig zu erfahren: Welche (Lern-)Bedürfnisse und Ressourcen haben die unterschiedlichen Angehörigen in den individuellen Pflegesituationen im Krankenhaus und zu Hause? Wie sieht überhaupt eine Hilfe aus, die Belastungssituationen vorbeugt und welche Kompetenzen wollen Angehörige zur Bewältigung und Gestaltung ihres Alltags eigentlich selbst erwerben?

Zahlreiche Untersuchungen zu den Situationen von pflegenden Angehörigen, zeigen auf, dass es sich bei dieser äußerst heterogenen Gruppe um eine vulnerable, eine verletzliche Personengruppe handelt. Sie sind bedroht, an den zeitlichen, gesundheitlichen, emotionalen, sozialen und finanziellen Belastungen der Pflegesituationen ursächlich zu erkranken (vgl. Boeckh/Huster 2003; vgl. Henke 2005). Da es an anderen Stellen gut beschrieben ist, soll hier das Belastungserleben nicht weiter vertieft werden. Trotzdem ist das Wissen darüber grundgelegt, wenn es im Weiteren um einige Kompetenzen geht, die die Angehörigen selbst als notwendig beschreiben. Für die Pflegetrainerinnen gilt es, jene Kompetenzen bei pflegenden Angehörigen zu stärken, um die Transfers zwischen ambulanter und stationärer Versorgung nicht als Bedrohung oder Bruch, sondern als integrierbare Phase in das gemeinsame Leben zu erleben. Die Kompetenzen der aktiven und kreativen Anpassung, der Aneignung von neuem Wissen und der Durchführung der Pflegehandlungen sollen im Folgenden kurz erläutert werden.

Kompetenz: Aktivität – kreative Anpassung

„Chronic illness is here to stay" (Strauss 1975, zit. n. Fischer 2012). Pointiert bringt dieser Satz zum Ausdruck, was pflegenden Angehörigen oft erst nach und nach bewusst wird: Anders als bei akuten Krankheiten, bei denen zugestanden werden kann, dass sich Betroffene für eine Weile, bis zur Gesundung, weitgehend zurückziehen, ist eine chronische Krankheit, eine Behinderung oder ein Altersprozess, der zur Pflegebedürftigkeit führt, etwas, was fortan das gemeinsame Leben begleitet – langfristig und dauerhaft. Vereinfacht gesprochen ist die erforderliche Kompetenz bei der langfristigen Pflege im Unterschied zu akuten Erkrankungen nicht Ruhe und Rückzug, sondern Aktivität und Kreativität. Aktive Lebensgestaltung unter Einbezug der neuen Bedingungen. Nicht der Ausnahmezustand ist zu managen, sondern der Alltag. Sonst gerät der Alltag zum dauerhaften Ausnahmezustand. Möglichkeiten zur Reflexion der Situation eröffnen Räume zur Orientierung und Planung. Wiedergewinnung von Kontrolle über den Alltag ist für die verschiedenen Gruppen von Angehörigen von zentraler Bedeutung (vgl. Wingenfeld 2005, S. 128). Dabei wissen wir aber auch, dass Versorgungsphasen sich ständig verändern. Für Angehörige bedeutet das, sich flexibel und kreativ den jeweiligen neuen Anforderungen der Pflegebedürftigkeitsphasen anzupassen. Dazu ist viel Information und Wissen über Krankheit und Verlauf nötig und von Angehörigen zu verschiedenen Zeiten erwünscht.

Kompetenz: neues Wissen aneignen

Das Wissen über eine vorliegende Erkrankung oder das Erkennen und Vermeiden von Folgeerkrankungen sowie Erklärungen für die emotionalen Reaktionen oder veränderte Verhaltensweisen wurden von Angehörigen als hilfreiche Kenntnisse im kompetenten Umgang mit den Pflegesituationen erkannt (vgl. Wingenfeld 2005, ebd.). Informationen über Leistungen der Pflegeversicherung und andere sozialrechtliche Fragen, die sich aus der Übernahme von Verantwortung für andere ergeben, werden ebenfalls als besonders notwendige Kenntnisse angesehen.

Im Modellprojekt gelingt es, die Gruppe der hochaltrigen pflegenden Angehörigen zu erreichen. 2013 stellte diese Gruppe fast die Hälfte der Schulungsteilnehmer (vgl. Evaluationsbericht 2013). Leider hält sich auch unter den Mitarbeitern im Gesundheitswesen ein weit verbreiteter Irrtum über das Alter. Nämlich dass automatisch mit zunehmendem Alter die geistige Leistungsfähigkeit, vor allem im Gedächtnis, abnimmt. Daher wird den Hochaltrigen das Erwerben von neuem Wissen im Stillen abgesprochen und so werden ihnen Schulungen kaum angeboten. Es ist jedoch bereits vielfach nachgewiesen, dass bei älteren Menschen die Lernfähigkeit erhalten bleibt (vgl. Friedrich-Hett 2013). Das Lernen ist insgesamt zwar langsamer, weniger umfangreich und störanfälliger, dafür zum Teil aber genauer. Verschiedene Studien verweisen auf besondere Potenziale im Alter und widerlegen, dass ältere Menschen wegen ihres Alters weniger anpassungsfähig und veränderungsfähig seien als jüngere (vgl. Friedrich-Hett 2013). Wobei gerade im Krankenhausalltag nicht vergessen werden darf, dass Gedächtnisausfälle häufig in Zusammenhang mit Belastungen und Stress stehen (vgl. Friedrich-Hett 2013).

Pflegekurse und Pflegetrainings müssen daher bildungstheoretisch eingeordnet werden. Sie dürfen nicht als bescheidene Bildung in einer traditionellen geschlossenen Lebenssituation entworfen werden (vgl. Gröning 2011).

Kompetenzen zur Durchführung der Pflegehandlungen

Angehörige handeln so, dass ihr Tun ihnen angemessen erscheint, oder weil sie keine Alternativen sehen. Sie helfen ihren pflegebedürftigen Familienmitgliedern in allen Handlungen des Alltags und der Selbstpflege. Sollen diese wohltuend und für alle Beteiligten gesundheitsförderlich und gelungen sein, müssen sie angeleitet und reflektiert werden, das gilt „technisch" als auch in ihrer Wirkung auf die Identität aller Betroffenen. Pflegende Angehörige möchten das, was sie für die Pflegebedürftigen tun, gerne und ohne Verunsicherung richtig machen. „Trial-and-error"-Lernschritte haben Konsequenzen und führen nicht selten erneut in Krankheitskrisen. Pflegesituationen sind generell oft eine rückenbelastende Tätigkeit. Bei der häuslichen Pflege kommt erschwerend hinzu, dass sie in der Regel von einer einzelnen Person ausgeführt wird und die baulichen Gegebenheiten oft besondere Anforderungen an die Pflegehandlungen stellen. Hier ist unbedingt erforderlich, früh die Prinzipien des rückengerechten Arbeitens zu lernen und angemessene Hilfsmittel zu nutzen, um Krankheiten bei den Angehörigen vorzubeugen. Im Übrigen ist die Sorgehandlung „da zu sein" ebenfalls eine zu stärkende oder gar anleitbare Pflegehandlung, mit deutlich positiven, entlastenden Auswirkungen für das Pflegesetting insgesamt.

3. Rolle der Pflegetrainer

Sind beruflich Pflegende in der akuten Klinik darauf vorbereitet, mit Familien zu arbeiten, und sind sie die Richtigen dafür? Die Frage kann durchaus ernsthaft gestellt werden. Denn auch wenn die Bedeutung der pflegenden Familien in der Literatur nun schon vielfach beschrieben ist, ist es im Alltag der Krankenhäuser in den Abläufen der Pflege auf den Stationen nicht in angemessener Art und Weise angekommen. Zu oft werden Angehörige als Störenfriede wahrgenommen, die sich uneinsichtig geben und nicht in die Abläufe der Institution einpassen wollen, die die falschen Fragen zu den falschen Zeiten stellen, kurz: „nerven".

„Pflegetrainer" zu sein beginnt mit wissenschaftlichen Weiterbildungen, die u. a. familiendynamische Prozesse zum zentralen Inhalt haben. Familiensensibilität bei den teilnehmenden, zumeist sehr erfahrenen, oft gut fortgebildeten Pflegefachleuten zu fördern, ist das Ziel dieser Weiterbildungsmaßnahmen. Pflegebedürftigkeit verändert auf komplexe Art und Weise die Bedürfnisse von einzelnen Familienmitgliedern und betrifft das Erleben aller Angehörigen, denn sie sind untrennbar mit der Lebenswelt der Patienten verbunden. Gerade ein Krankenhausaufenthalt ist häufig der Beginn der Bewusstwerdung und Ausgangspunkt von langfristigem Pflege- und Betreuungsbedarf im Rahmen einer akuten Krankheit, oder der akuten Episode einer chronischen Erkrankung. Deswegen ist es absolut sinnvoll, hier in besonderer Weise aufmerksam auf die Übergangssituation der Familien zu sehen, um diese angemessen zu beraten und zu schulen.

Pflegetrainer lernen, ihren Blick bewusst auf den häufig unsichtbaren, ausgeblendeten Angehörigen oder auf den „besonders nervigen" Angehörigen zu lenken. Sie werden aus dem „Besucherstatus" in den des Angehörigen, den der „sorgenden Familie" gehoben und als solche angesprochen.

Pflegetrainings im Krankenhaus

Fragen die Angehörigen z. B. im Stationsalltag: „Schwester, können Sie mal eben helfen mit meiner (Mutter/Ehemann …) XY zu tun?", wird die Antwort auf die interessierte Rückfrage wichtig: „Wie werden Sie es zu Hause (womöglich allein) tun?" Hier beginnt die Vorbereitung, die Möglichkeit der (Re-)Orientierung in den Alltag, der die Angehörigen erwartet. So können im Krankenhaus erste strukturierte Gespräche angeboten werden, in der die familiale Pflegesituation erzählt, reflektiert und geplant wird. Mittelpunkt solcher Gespräche ist *nicht,* wie der Patient möglichst reibungslos, mit wenig Zeitverlust, sicher und gut versorgt wieder aus dem Krankenhaus entlassen werden kann. Das gehört natürlich unbedingt in den Entlassungsprozess! Doch jenes Gesprächsangebot gilt den Angehörigen *persönlich:* Wie erleben sie die Pflegesituation und was wünschen, brauchen sie, damit die Pflege und Sorge um ihren Pflegebedürftigen zu Hause auch für sie gelingt. Was war für die Angehörigen bisher im Alltag wichtig und soll deshalb erhalten bleiben? Welche notwendigen Anpassungen (technisch oder psychisch) oder Handgriffe fallen schwer und sollten beraten, neu ausgestattet oder einfach gemeinsam angesehen oder geübt werden? Wie kann ein persönliches Pflegenetzwerk aussehen oder initiiert werden? Worauf sind die Angehörigen stolz und kann von Fachleuten nun hier beachtet, wertgeschätzt und damit gestärkt werden?

Dass die Pflegetrainer ihre Schulung und Beratungsangebote an Angehörige, unter dem Dach der Pflegeversicherung, schon im akuten Krankenhaus anbieten können, ist ein endscheidender Brückenpfeiler der Verbindung zwischen dem ambulanten und stationären Sektor. Allerdings könnte nicht aufrichtig von Kontinuität gesprochen werden, ginge es nicht über die einseitige Stütze hinaus. Es reicht nicht, eine gute Entlassung aus dem Krankenhaus zu gewährleisten. Das „Aussteigen", soweit Hilfe beim Übersteigen der Lücke nötig ist, ist nur *ein* Schritt in einer systematisch zu planenden Versorgungssituation. Der größte Teil dieser Versorgung obliegt zumeist der Familie, den Angehörigen. Es ist bekannt, dass Patienten selbst häufig die Belastungen ihrer Angehörigen nicht wahrnehmen. Im Gegenteil, nach deren Einschätzung werden die neuen Anforderungen gut gemeistert. Die Pflegetrainer kennen Patientenaussagen wie diese: „Wir brauchen keine Hilfe, danke, meine Frau macht das gut, sie macht das schon lange. Wir sind zufrieden!"

Aufsuchende Pflegetrainings (bis 6 Wochen nach dem Krankenhausaufenthalt)

Klaus Wingenfeld schreibt: „Die Bedrohlichkeit des Krankheitsgeschehens und die Konsequenzen für den eigenen Lebenszusammenhang kommen im Erleben der Patienten zumeist erst nach der Entlassung aus dem Krankenhaus voll zum Tragen." (Wingenfeld 2005, S. 119)

So beschreiben es auch die Pflegetrainer/innen. Sind die Patienten entlassen, wird häufig erst im häuslichen Umfeld wirklich erfahrbar, wie die Anforderungen des Alltags unter den neuen Bedingungen zu bewältigen sind. Die Pflegetrainer/innen berichten von Angehörigen die voller Zuversicht der Krankenhausentlassung entgegengesehen haben, es teilweise kaum erwarten konnten, wieder zu Hause in den eigenen vier Wänden zu sein, und schon am übernächsten Tag oder nach 14 Tagen verzweifelt anrufen, um zu berichten, dass sie über eine Rückeinweisung nachdenken. Diese „Rückversicherungsinstanz", jemanden kontaktieren zu können, der sich genau für diese Situation schon im Krankenhaus angeboten hat, der nicht schockiert reagiert und damit Versagen bescheinigt, ist oft nötig. Denn im Krankenhaus, in der Ausnahmesituation, ist die Fähigkeit zur Aufnahme von Informationen, begrenzt. Dringende Hinweise oder Übungsangebote perlen möglicherweise ab. Die Pflegetrainer des Projekts können aus dem Krankenhaus (dem stationären Sektor) in die häusliche Situation gehen, um sich gemeinsam mit den Angehörigen ein Bild über den neuen Alltag zu machen. Sie bieten ihre pflegerische Fachexpertise zur Gestaltung der Lebenswelt an. In diesen Begegnungen wird oft erst deutlich, wie sehr die Vorstellungen der Pflege-Settings auf beiden Seiten (!) auseinanderklaffen. Die pflegenden Angehörigen haben oft keine Vorstellungen von den neuen komplexen Anforderungen, die die Pflege an sie richtet. Den professionell Pflegenden hingegen dient auch die jahrelange Erfahrung in der stationären Pflege nicht ausreichend, um sich die Patienten und Angehörigen im Alltagsmanagement der Pflegebedürftigkeit vorzustellen. Erst die echte Auseinandersetzung mit den realen Gegebenheiten schafft die Möglichkeit eines gemeinsamen Verständnisses der Situationen. Dann gelingt die Verteilung der jeweiligen „Expertenkenntnisse". Erst wenn Lebenswelt auf Fachexpertise trifft und beide sich zusammentun, um ein „Arbeitsbündnis" aufzubauen, kann neue individuelle Handlungskompetenz erworben werden. Die Pflegetrainer/innen werden in den wissenschaftlichen Weiterbildungen für die verschiedenen Facetten der Pflege- und Sorgeaufgaben im innerfamilialen Kontext sensibilisiert und im Rahmen der wissenschaftlichen Forschungslogik des Projektes mit einem veränderten professionellen Rollenverständnis auf die Praxis vorbereitet. Pflegetrainerinnen, die das Projekt in der Praxis umsetzten, berichten davon, dass bisher alltägliche Praxis auf den Stationen neu reflektiert wird, wenn die Angehörigenperspektive erlebt und mit einbezogen wird. Die Hilfsmittelversorgung wird z. B. effektiver und problemangemessener beschrieben, wenn der Angebotsbaustein „Qualitätscheck"[7] des Modellprojekts regelmäßig durchgeführt wird. Werden Hilfsmittel nicht – zugespitzt formuliert – in der Fantasie über die Häuslichkeit geplant, entstanden durch die Schilderungen der fachlich wenig informierten Angehörigen, sondern entsprechend der Realität der vorhandenen Ressourcen und mit pflegerischer Fachkenntnis ausgewählt, sehen die Verordnungen aus dem Krankenhaus anders aus.

Nach der Entlassung ist die Familie mit einem fraktionierten, häufig schwer überschaubaren Angebot an Beratungsleistungen und Versorgungsangeboten konfrontiert. Die richtige Auswahl zu treffen, Angemessenes nicht zu verpassen und an Unangemessenes keine Kraft und Ressourcen zu verschwenden, ist keine leichte Aufgabe. Gleichgesinnte und vergleichbar Betroffene bieten eine gute Möglichkeit zum Erfahrungsaustausch. Ist auch die Nachfrage nach Gesprächskreisen und Gruppenangeboten im Allgemeinen nicht sehr hoch, gelingt die Etablierung dieser Angebote im Rahmen des Modellprogramms gut. Pflegearbeit ist eben immer auch Beziehungsarbeit und prozesshaft angelegt.

Die Herstellung von Versorgungskontinuität um die Lebenslage Pflegebedürftigkeit in den Familien ist eine multidisziplinäre Aufgabe. Es muss integraler Bestandteil aller beteiligten Berufsgruppen sein und kann nicht an Einzelne delegiert werden (vgl. Schaeffer/Moers 2003, S. 126).

Pflegetrainings im Übergang vom Krankenhaus in die häusliche, familiale Pflege stellen in ihrer zugehenden, praktischen Hinwendung zu den Angehörigen einen wertvollen Beitrag zur Versorgungskontinuität im sich ständig wandelnden Gesundheitswesen dar. Um die Anfangsfrage dieses Kapitel zu

---

7   Qualitätscheck: Es ist empfehlenswert beim ersten aufsuchenden Pflegetraining im Rahmen eines Hausbesuchs einen sogenannten Qualitätscheck der Pflegehilfsmittel vorzunehmen, da Berichte der Pflegetrainerinnen und Pflegetrainer darauf hinweisen, dass verordnete Pflegehilfsmittel häufig unvollständig, falsch oder noch gar nicht geliefert wurden. Ebenso ist der Umgang mit den Hilfsmitteln gleich in die Pflegetrainings einzubeziehen. Pflegende Angehörige wenden häufig ergonomisch ungünstige Pflegetechniken an und sind über das Spektrum unterstützender Hilfsmittel kaum informiert. Sie können aber gut einschätzen, was der Pflegebedürftige akzeptiert und welche Hilfen zu ihnen und ihrem Umfeld passen. So stellt sich häufig erst in der häuslichen Situation der aktuelle Bedarf heraus und so kann zu effektiver Hilfe gefunden werden.

beantworten: Diese Aufgabe ist gut bei der Pflege im Krankenhaus angesiedelt, wenn die Verzahnung mit dem ambulanten Sektor über die Pflegekasse gelingt, die so den Schulungs- und Beratungsauftrag des SGB XI erfüllt.

Ich möchte zum Schluss einstimmen in die besondere Würdigung, die Frau Professor Doris Schaeffer in einem Vortrag zur Versorgungskontinuität der Berufsgruppe Pflege ausspricht. Sie betont, es sei der Pflege zu verdanken, dass so intensiv über die Schnittstelle Krankenhausentlassung diskutiert wird. Die Auseinandersetzungen mit den anderen Berufsgruppen waren diesbezüglich hart und sie sind es teilweise noch. Fürchtet gerade die Krankenhaussozialarbeit, bezogen auf den Patienten, um ihr mühsam erobertes Terrain (vgl. Schaeffer 2013, S. 9), flammt diese Auseinandersetzung bei der Beratung und Schulung der Angehörigen durch die Pflegetrainer mancherorts erneut auf. Auch die Skepsis, die Mediziner häufig einer selbstbewussten Pflege entgegensetzen, begleitet die Arbeit im Projekt. Innovationen aus der professionellen Pflege erhalten selten finanzielle Förderung vom Krankenhausmanagement, sondern werden oft gespeist aus dem Engagement einzelner Personen bzw. kleiner Gruppen. Dass nun das Projekt „Familiale Pflege" im zehnten Jahr großflächig und unermüdlich „auf die Lücke" achtgibt, sie erkundet, auf Entdeckungen reagiert (vgl. z. B. Hilfsmittelstudie 2013) und mehr als „den Schritt darüber" wagt, ist der innovativen und mutigen Kooperation zwischen dem ambulanten und stationären Sektor (Pflegeversicherung AOK/teilnehmende Krankenhäuser) zu verdanken. Das Gelingen der Umsetzung legten die Kooperationspartner gemeinsam in die Hände der erfahrenen Pflegefachleute: in deren Handlungs- und Fachkompetenz, ihre Bereitschaft zum hohen persönlichen Engagement und in die Fähigkeit zur professionsübergreifenden Arbeit. Erziehungswissenschaftliche Kenntnisse zu Familiendynamiken und zu familiensensiblem Handeln, wie sie in der wissenschaftlichen Begleitung des Projekts durch die Universität Bielefeld kontinuierlich geliefert werden, sind ein unerlässliches Handwerkszeug für das alltagsorientierte, pflegerische Arbeiten mit Familien, melden die Pflegetrainerinnen immer wieder zurück. Auch hier bieten die Evaluationen der Rückmeldungen der am Projekt teilgenommenen Angehörigen, eindrucksvolle Ergebnisse (vgl. Evaluationsbericht 2013).

Das Schlusswort zum Thema *Pflegetrainings als Beitrag zur Versorgungskontinuität,* soll jedoch nicht mit Zahlen enden, sondern einer hochaltrigen pflegenden Angehörigen gehören. Sie beschreibt auf ihre eigene Art anhand ihrer persönlichen Geschichte, was Versorgungskontinuität sowie das Ineinandergreifen der ambulanten und stationären Akteure in der pflegenden Familie bewirken kann. Es sei dabei bemerkt: Ihre Rückmeldung sticht nicht hervor aus den vielen Briefen und Karten, die die Pflegetrainer/innen erreichen. Dennoch wirkt sie nach, wie wohl jede Mitnahme in die persönliche Geschichte einer Familie. In ihrer Besonderheit ist sie an dieser Stelle nun trotzdem Stellvertreterin für viele:

4. Rückmeldung einer pflegenden Angehörigen

Brief an eine Pflegetrainerin (geschrieben von Frau L., 84 Jahre):

„Liebe Frau X, es ist mal an der Zeit, dass ich mich bei Ihnen für die Unterstützung bei dem Projekt ‚Hilfe für pflegende Angehörige' recht herzlich bedanke!

Als mein Mann im September 2010 nach monatelangem Krankenhausaufenthalt als Pflegefall nach Hause kam, las ich in der Zeitung, dass Kurse für pflegende Angehörige vom Krankenhaus XY angeboten werden, in dem mein Mann lange und immer wieder versorgt wurde. Also habe ich mich angemeldet ging 4x donnerstags zum XY Haus. Da es glücklicherweise nur wenige (5) Kursteilnehmer waren, konnten Sie, Frau X und Frau Z, sich sehr intensiv mit unseren Problemen rund um die Pflege beschäftigen. Sie haben mir geholfen, wie ich Hilfe von der Krankenkasse, Sanitätshaus, Ämtern und auch von dem Pflegedienst bekomme. Gleichzeitig, und das war sehr wichtig, haben Sie eingehend darauf hingewiesen, dass ich mich bei allen Dienstleistern durchsetzen muss. Alle Vorträge, Vorführungen und Übungen am Krankenbett und auch der Bereich Kinästhetik konnte ich bei meinem Mann umsetzen. Frau X, Sie waren immer – auch telefonisch, für mich da, wenn ich irgendwelche Probleme hatte.

Besonders habe ich mich gefreut, dass Sie, Frau X und Frau Z, zu uns nach Hause gekommen sind, mehrmals für ca. 2 Stunden. Es war hilfreich. Da mein Mann und ich total gegen den empfohlenen Transfer mit einem Lifter waren, haben Sie mich und meinen Mann dabei unterstützt, dem Pflegedienst dies eindeutig mitzuteilen. Mein Mann und ich waren uns einig, dass wir keinen Lifter für den Transfer vom Bett in den Rollstuhl wollen. Nach einigen Veranschau-

lichungen und Trainings mit dem Rutschbrett, konnte ich meinen Mann selber in den Rollstuhl setzen. Hier hat Frau Z sich besondere Mühe gegeben uns zu schulen. Gemeinsam haben Sie und Frau Z mit 5 Pflegern vom Pflegedienst an dem Patienten mit dem Rutschbrett trainiert. Das Training dauerte 2 Stunden. Der Patient war sehr geduldig. Der Pflegedienst war über die Methode nicht gut informiert, aber hat eingesehen, dass es gut klappt. ERFOLG: kein Lifter für den Patienten! Obwohl mein Mann im Februar 2011 verstorben ist, komme ich selbstverständlich gerne auch weiterhin 1x im Monat zum Angehörigenge-sprächskreis. Ich hoffe dieses Zusammentreffen gibt es noch lange! Danke Frau X und Frau Z für Ihre Unterstützung in den vielen Fragen rund um die Pflege, von denen ich vorher fast nichts gewusst habe."

Literatur

Blum, K.; Offermanns, M. (2009): Fallstudien: Organisationsstrukturen im Entlassungsmanagement. In: Die Schwester/Der Pfleger, Ausgabe 04/2009, Teil 2 in 05/2009, Melsungen: Bibliomed (Fallstudien des DKI zum Entlassungsmanagement im Krankenhaus; zur Arbeitsteilung mit dem Sozialdienst).

Boeckh, J.; Huster, E.-U. (2003): Entwicklungsperspektiven im Bereich Pflege und Gesundheit. In: Auch in Zukunft würdig pflegen, Evangelische Kirche von Westfalen Münster, S. 13–23.

Dammert, M. (2009): Angehörige im Visier der Pflegepolitik: wie zukunftsfähig ist die subsidiäre Logik der deutschen Pflegeversicherung? Wiesbaden: Springer.

Dörpinghaus, S. (2004): Überleitung und Case Management in der Pflege. Hannover: Schlütersche, S. 15 ff.

Evaluationsbericht (2013): Modellprojekt „Familiale Pflege unter den Bedingungen der GDRGs" (Stand 19.11.2014: http://www.uni-bielefeld.de/erziehungswissenschaft/ ag7/familiale_pflege/dokumente/Evaluationsbericht-2013.pdf).

Fischer, W. (2012): „Chronizität – Was ist wirklich möglich?" (http://www.dachver-band-salutogenese.de/cms/fileadmin/user_upload/redakteur/Mensch45/04_DER_ MENSCH_45_Fischer_Chronizitaet.pdf?PHPSESSID=2cbf06ad1589e68c3d2df80c1 78ee469).

Friedrich-Hett, T. (2013): Positives Altern: Reflexionen zur Dekonstruktion einer (noch) unbeliebten Lebensphase. In: Kontext 44/3, S. 262–272. Göttingen: Vandenhoeck & Ruprecht.

Gröning, K. (2011): Bildungsbedarf und Bildung für pflegende Angehörige – Pflege-kurse, Pflegetrainings und Gruppen für und mit Angehörigen gestalten. Studienbrief, Universität Bielefeld.

Henke, U. (2005): Kohärenzgefühl pflegender Angehöriger PDF, Bochum (http://www.efh-bochum.de/service/publikationen.html (zuletzt aufgerufen Februar 2015)

Hilfsmittelstudie (2013): Modellprojekt „Familiale Pflege unter den Bedingungen der GDRGs" (Stand 19.11.2014: http://www.uni-bielefeld.de/erziehungswissenschaft/ag7/familiale_pflege/dokumente/quantitative-studien/Evaluationsbericht_Hilfsmittelversorgung.pdf).

Joosten, M. (1995): Die Pflege-Überleitung vom Krankenhaus in die ambulante Betreuung und Altenheimpflege: von der Lücke zur Brücke; eine Handlungsforschung in der Pflege, Eigenverlag.

Jurczyk, K.; Lange, A.; Thiessen, B. (2010): Doing Family – Familienalltag heute. Weinheim: Juventa.

Rothgang, H.; Borchert, L.; Müller, R.; Unger, R. (2008): GEK-Pflegereport 2008. GEK Edition – Schriftreihe zur Gesundheitsanalyse, Band 66, St. Augustin: Asgard-Verlag.

Schaeffer, D.; Moers, M. (2003): Bewältigung chronischer Krankheiten. Herausforderungen für die Pflege. In: Rennen-Allhoff, B.; Schaeffer, D. (Hg.): Handbuch Pflegewissenschaft. Studienausgabe. (1. Auflage 2000). Weinheim: Juventa, S. 447–483.

Schaeffer, D. (2013): Sicherung von Versorgungskontinuität. Herausforderungen für die Pflege (Stand 19.11.2014: http://www.deutscher-krankenhaustag.de/de/vortraege/pdf/Schaeffer.pdf).

Schnepp, W.; Budroni, H. (2010): Die Entdeckung der Angehörigen. In: Die Schwester/Der Pfleger, Ausgabe 03/2010, Melsungen: Bibliomed, S. 219–221.

Wingenfeld, K. (2005): Die Entlassung aus dem Krankenhaus. Institutionelle Übergänge und gesundheitlich bedingte Transitionen. Bern: Huber.

Wingenfeld, K.; Joosten, M.; Müller, C.; Ollendiek, I. (2007): Pflegeüberleitung in Nordrhein-Westfalen: Patientenstruktur und Ergebnisqualität. Veröffentlichungsreihe des Instituts für Pflegewissenschaft an der Universität Bielefeld (IPW), P07-137. Bielefeld: IPW.

3 Hilfsmittelversorgung im Übergang zur häuslichen Pflegesituation

Stephan Seifen

Eine explorative Kurzstudie des Modellprojekts „Familiale Pflege unter den Bedingungen der G-DRGs" im Jahr 2014 widmete sich der Bedeutung einer sicheren, planbaren und unbürokratischen Versorgung von Pflegebedürftigen und ihren pflegenden Angehörigen mit Hilfsmitteln zur Behandlungspflege und Pflegeerleichterung.[8] Zentrale Fragestellungen behandelten den Zusammenhang zwischen fehlenden oder falsch genutzten (Pflege-)Hilfsmitteln und der Entstehung von Mängellagen in der häuslichen Pflegesituation. In der Folge sollten Faktoren gelingender Hilfsmittelversorgung identifiziert und Möglichkeiten zur strukturellen Verbesserung und Intervention abgeleitet werden.

Die Untersuchung basierte auf einem Methodenmix, in dem drei Elemente miteinander trianguliert wurden. Das erste Element war eine Befragung von Pflegetrainerinnen, die im Rahmen des Modellprojekts aufsuchende Pflegetrainings durchführen. Die Befragung wurde mittels kombiniertem Onlinefragebogen aus geschlossenen, halboffenen sowie offenen Fragetypen durchgeführt, um einerseits bestehende Thesen empirisch zu unterfüttern, andererseits einen um die Praxissicht erweiterten tiefergehenden Zugang zu ermöglichen. Das zweite Element umfasste eine nach Regionen und Kapazität der beteiligten Krankenhäuser vorstrukturierte Zufallsstichprobe aus den bei der Universität eingegangenen Dokumentationen von sogenannten

---

8 (Pflege-)Hilfsmittel, lassen sich insofern unterscheiden, dass Pflegehilfsmittel in Pflegesituationen eingesetzt werden, um die Pflege durch Fachkräfte oder Angehörige zu erleichtern oder eine selbstständigere Lebensführung zu ermöglichen (Pflegeerleichterung, nach § 40 Abs. 1 SGB XI), während Hilfsmittel zur Krankheitsbehandlung oder zum Ausgleich einer Behinderung oder Funktionsstörung (Gehen, Stehen, Sehen et cetera) eingesetzt werden, um Symptomen zu begegnen, die Erkrankung zu heilen oder einer Verschlimmerung vorzubeugen (Behandlungspflege, nach § 33 Abs. 1 SGB V). Hilfsmittel bzw. Pflegehilfsmittel werden im Pflegehilfsmittelverzeichnis der GKV-Spitzenverbände definiert, es unterteilt Hilfsmittel in den Produktgruppen 01 bis 33, Pflegehilfsmittel in den Produktgruppen 50 bis 54, Die beiden Begriffe werden im Text synonym benutzt.

Qualitätschecks, um einen Eindruck der Evidenz etwaiger Problemlagen zu erhalten. Drittes Element war die Auswertung und Interpretation von Transkripten aus Gruppendiskussionen mit Pflegetrainerinnen, die im Rahmen von Projektstudien von Studierenden zum Thema Mängellagen durchgeführt, und im Hinblick auf die Versorgung mit Pflegehilfsmitteln neu interpretiert wurden.

Die Ergebnisse der Studie wiesen auf überraschend weitverbreitete Probleme in der Hilfsmittelversorgung hin. Aus den ausgezählten Dokumentationen der Qualitätschecks-Stichprobe, ergab sich, dass Pflegetrainerinnen in rund einem Drittel der Fälle Probleme festgestellt hatten.

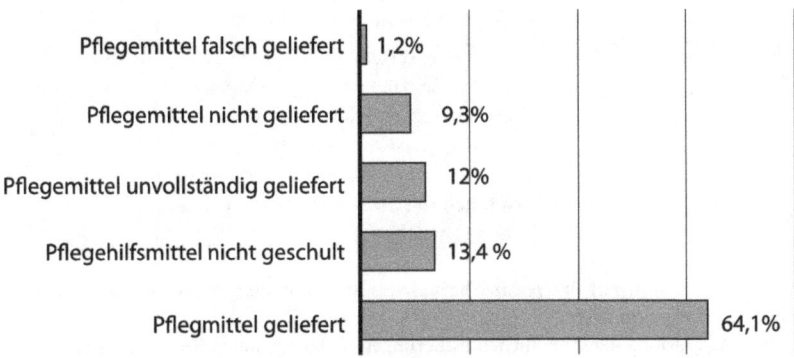

N (Fälle) = 474; n (Nennungen) = 432; Fehlend=98
Abb.1: Ergebnisse aus dem Ankreuzbereich der Qualitätscheck-Dokumentationen

Jedes Formular, in dem Qualitätschecks dokumentiert werden können, weist über den Ankreuzbereich hinaus die Möglichkeit auf, Anmerkungen zu notieren. Diese Notizen, die manchmal mehrere Aspekte umfassen, wurden nach inhaltlichen Kriterien sowie sprachlichen Einfärbungen in offene Kategorien kodiert und ebenfalls ausgewertet. Die Ergebnisse der qualitativen Auswertung weisen ein noch etwas dramatischeres Bild auf als die vorhergehende Auszählung.

Inhaltliche und sprachliche Einfärbung der kodierten Nennungen	Eingegangene Aussagen (stark zusammengefasst)	Anteile der ausgezählten Nennungen
Positive Nennungen	Hilfsmittelausstattung einschließlich Wohnraum in Ordnung; Angehörige gut geschult	34 %
Eher positive Nennungen	Pflegetrainerinnen beraten, schulen und intervenieren – erst danach ist die häusliche Pflegesituation tragfähig und handhabbar für die Angehörigen	29 %
Eher negative Nennungen	Hilfsmittelausstattung nicht bedarfsgerecht, Angehörige müssen improvisieren oder erhöhten Aufwand betreiben	13 %
Negative Nennungen	Wohnraum ist nicht angemessen, Angehörige sind überfordert oder lehnen Hilfsmittel ab, Hilfsmittelausstattung unvollständig, Hilfsmittel defekt oder nicht der Pflegesituation angepasst, Probleme zwischen verschiedenen Akteuren bei der Beschaffung	24 %

n = 1.334 (Nennungen); 884 positive bzw. eher positive Nennungen und 490 negative bzw. eher negative Nennungen
Tab. 1: Auswertung der schriftlichen Äußerungen in den Qualitätscheck-Nachweisen

Im Ergebnis konnten nur etwas mehr als ein Drittel der notierten Äußerungen ausschließlich positiv aufgefasst werden. Weitere 29 % beschreiben eine Intervention oder Ad-hoc-Lösung durch die aufsuchenden Pflegefachkräfte, 13 % beschreiben, dass der Prozess der Hilfsmittelversorgung für die Angehörigen mit einem erhöhten Aufwand oder unkonventionellen Handlungsweisen verbunden war. Weitere 24 % beschreiben schwerwiegende Probleme mit der Hilfsmittelversorgung.

Die Befragung der Pflegetrainerinnen zeigte ebenfalls interessante Ergebnisse. So ergab eine Auswertung der Fragekomplexe zu Schwierigkeiten in einzelnen Phasen der Hilfsmittelversorgung – wir hatten Beantragung, Bewilligung, Beschaffung und Nutzung zur besseren Analyse voneinander unterschieden – eine signifikant höhere Problemwahrnehmung in den Phasen der Bewilligung und Nutzung als in den Phasen der Beantragung und Beschaffung. In einer statistischen Analyse mittels Korrelation und Hauptkomponentenanalyse kristallisierte sich ein Faktor heraus, der für 55 % der Varianz über alle Phasen Erklärungskraft besaß.

Einfach ausgedrückt: Eine Beantragung unter Nennung der korrekten (Fach-)Begrifflichkeiten begünstigt die Bewilligung, diese führt wiederum zur Beschaffung durch entsprechende Dienstleister, die wiederum die Hilfsmittel den Angehörigen zur Verfügung stellen und diese im Gebrauch unterweisen. Aus Überlegungen bezüglich der Verknüpfung dieser Phasen untereinander sowie aus einer Betrachtung der hauptsächlich in den einzelnen Phasen tätigen Akteure (vgl. Tabelle 2) bildeten wir die These, dass es sich bei unserem Faktor um die professionelle Interaktion der institutionellen Akteure[9] handelt. Außen vor bleiben dabei jedoch die Pflegebedürftigen und ihre Angehörigen.

Die Analyse weist also darauf hin, dass zwischen den Institutionen der professionellen Akteure und der Lebenswelt pflegender Angehörigen eine Schnittstelle besteht, aus der augenscheinlich Probleme resultieren. Die Schnittstellen-These ließ sich in der Folge auch durch weitere Einzelergebnisse aus den Befragungen und aus den Auswertungen der Transkripte fundieren.

Phase Beantragung	% der Nennungen*
Angehörige sind schlecht informiert	30,5
Die häusliche Pflegesituation wird mangelhaft erfasst	14,1
Keine Probleme	10,9
Anforderungen an den Wortlaut der Beantragungen wechseln, sind intransparent	10,9
Ärzte sind schlecht informiert	10,2

---

9 Institutionelle Akteure sind in diesem Zusammenhang die Institutionen im Krankenhaus, die mit der Hilfsmittelbeschaffung im Rahmen des Überleitungsmanagements betraut sind, wie Sozialdienst, Case-Management, Entlassungsmanagement, dann die Ärzte, die Sachbearbeiter der Kranken- und Pflegekassen, die Sanitätshäuser und Lieferanten. Daneben die beratenden, demonstrierenden und schulenden Akteure wie etwa Vertreter aus Sanitätshäusern, Pflegeberatungen und ambulante Dienste.

Phase Beantragung	% der Nennungen*
Überleitungsmanagement im KH funktioniert schlecht	6,3
Angehörige stellen Anträge verspätet oder gar nicht	5,5
Keine Aussage/ungültige Aussage	4,7
Spezielle Hilfsmittel sind problematisch (gängige nicht)	4,7
Pflegebedürftige haben keine passende Einstufung in die Pflegeversicherung	2,3

Phase Bewilligung	% der Nennungen*
Lange Bearbeitungs- und Wartezeiten	25,6
Kassen erkennen den Bedarf nicht an	25,6
Probleme mit speziellen Hilfsmitteln	18,3
Sachbearbeiter der Kassen sind unzureichend informiert	13,1
Keine Probleme	4,4
Keine Aussage/ungültige Aussage	4,4
Eine Pflegestufe fehlt	4,4
Informationsmangel der Angehörigen	2,9
MDK verhindert die Bewilligung	1,5

Phase Beschaffung	% der Nennungen*
Lange Wartezeiten/verspätete Lieferung	27,9
Keine Probleme/kaum Probleme	15,7
Angehörige sind schlecht informiert	15
Keine Wahlfreiheit	15
Angehörige sind überfordert	12,1
Falschlieferungen/fehlerhafte Lieferungen/ausbleibende Lieferungen	10,7
Keine Aussage/ungültige Aussage	2,1
Probleme mit kurzfristigen Lieferungen	0,7
Sprachprobleme	0,7

Phase Nutzung	% der Nennungen*
Keine oder mangelhafte Schulung/Einweisung	47,4
Angehörige sind mit der Nutzung überfordert	35,6
Keine Probleme	7,4
Bedienungsanleitungen fehlten/waren überkomplex	5,2
Defekte fallen nicht auf	3
Keine Aussage/ungültige Aussage	1,5

* Gerundete Ergebnisse
Tab. 2: Problemlagen in einzelnen Phasen der Hilfsmittelversorgung

Zudem ließ sich aus den Auswertungen präzisieren, dass die Problemwahrnehmung der Pflegetrainerinnen – Bewilligung und Nutzung stachen hier heraus – aufgrund der Verknüpfung der Phasen untereinander in den jeweils vorhergehenden Prozessschritten begründet lagen. So scheiterten Bewilligungen oftmals an den ungenauen Beantragungen und die problemlose Nutzung an Unwissen und mangelhafter Einweisung in den Gebrauch der Hilfsmittel und Pflegehilfsmittel.

Insgesamt ist Unwissenheit seitens der Angehörigen aber auch seitens institutioneller Akteure ein wiederkehrendes Motiv in der gesamten Untersuchung gewesen. Den Angehörigen fehlt es an Wissen über zustehende Mittel, deren Bezug und Verwendung. Aufseiten der institutionellen Akteure fehlt es an Wissen über Lebensumstände der Pflegebedürftigen und pflegenden Angehörigen, teilweise auch an pflegefachlicher Expertise über Art und Nutzung von speziellen Hilfsmitteln. Eine Darstellung der vorgenommenen Interventionen unserer Pflegetrainerinnen belegt, dass bei einem Großteil der aufgefundenen Mängel bei der Hilfsmittelversorgung durch einfache Informationstransfers Abhilfe geschaffen werden konnte. Die Pflegetrainerinnen, die die pflegenden Angehörigen im häuslichen Umfeld aufsuchen und dabei unter anderem deren Ausstattung und Umgang mit Pflegehilfsmitteln wahrnehmen, nahmen damit eine wichtige Funktion wahr, die im institutionellen Zusammenspiel der Hilfsmittelversorgung nicht oder nur mit Einschränkungen vorgesehen ist.

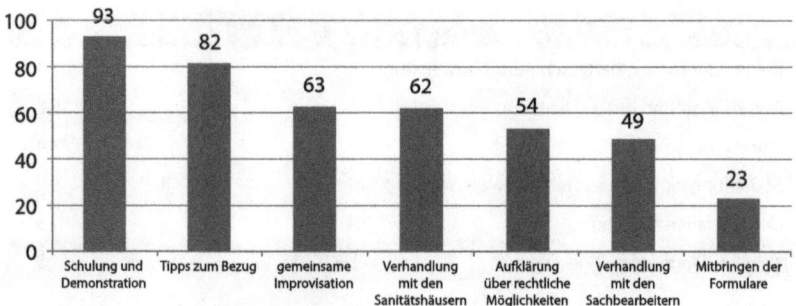

Absolute Nennungen, 426 gesamt.
Abb. 2: Interventionen der Pflegetrainerinnen

Um eine Antwort auf die Frage zu erhalten, wie gravierend sich fehlendes Wissen um Ansprüche, Beschaffung und Nutzung von Hilfsmitteln auf die häusliche Pflegesituation auswirkt, ob es zu Mangelsituationen kommt und welche etwaig begleitenden Faktoren dies beeinflussen, war die Auswertung der Transkripte aus den Gruppendiskussionen von hoher Bedeutung.

„[...] Oder einfach, wir hatten mal einen Herrn im Kurs, der hat die Inkontinenzhosen seiner Frau immer auf die Heizung gelegt zum Trocknen. (P: Kenne ich auch!) Und das hat er aus dem Grund gemacht, weil es ihm einfach zu teuer war, neue zu kaufen. Er wusste aber nicht, dass der Hausarzt ihm die verschreibt, und dann auch mit diesen 31 Euro monatlich er noch ein bisschen was herausholen kann. Und wenn die trocken waren, hat er der Dame die wieder angezogen, und wunderte sich aber, dass eine Riesen-Pilzinfektion entstanden ist. Ich finde, das ist auch schon so eine Art von ‚Gewalt‘, damit fängt es ja schon an. (0:50:13)"

Vorstehende Sequenz beschreibt eindrücklich einen Fall von gefährlicher Pflege aus Unwissenheit. Der pflegende Angehörige war nicht darüber informiert, dass es eine Pauschale für „zum Verbrauch bestimmte Hilfsmittel" gibt und verwendet eine Inkontinenzschutzhose aus finanziellen Überlegungen mehrfach, mit gravierenden Folgen.

„[...] Oder eine andere Familie, die hatten einen Müllsack und eine Wolldecke unter den Po gelegt, weil die seit zwei Monaten darauf warten, da habe ich gesagt; ‚Rufen Sie um Gottes Willen sofort wieder an, die haben Sie vergessen‘;

warteten die darauf, von der Krankenkasse die Genehmigung zu bekommen, dass sie sich diese Mehrfachunterlagen kaufen konnten. So lange hatten die einen Müllsack drauf und eine Decke. Man kann sich vorstellen, wie diese Decke roch, denn die hatten natürlich nicht genug Decken, um die täglich zweimal zu waschen."

Im vorliegenden Fall verlässt sich die pflegende Familie auf die Bewilligung für Mehrfachunterlagen, in der Zwischenzeit improvisiert man mit Mitteln aus dem Haushalt. Dabei fällt immer wieder auf – weitere Sequenzen, in denen Angehörige improvisieren, folgen –, dass den pflegenden Angehörigen sehr bewusst ist, welche Hilfsmittel sie benötigen, allerdings kennen sie die institutionellen Zugänge nicht genau genug oder unterschätzen die Fehleranfälligkeit seitens der Institutionen.

„[...] Ich bin zu einer Familie gekommen, die im Erstgespräch einen Qualitätscheck mit mir machen wollten bzw. ich mit ihnen, und die hatten den Patienten im normalen Ehebett liegen, und hatten, weil sie da keine Bettgitter anbringen konnten und auch nicht wussten, wo sie die herbekamen, ein Stück Zaun davorgestellt, damit der Mann nicht herausfällt. Da war so ein richtiger Gartenzaun, ungefähr so breit, so hoch, der wurde zwischen Nachtschrank, das war so eine Überbaugeschichte, da so hereingeschoben, und bedeckte dann so bis zu seinen Knien die Seite, dass er nicht herausfiel. Also man erlebt immer wieder Sachen, wo man denkt, das kann irgendwie nicht wahr sein. Die waren über gar nichts informiert. Also die wussten nicht, dass es Geld gibt, um die Pflegeartikel zu kaufen, die kauften sich die so. Die wussten nicht, dass es eine Behandlungspflege gibt, über die man bestimmte Dinge abrechnen kann. Die haben von den Pflegehandlungen an sich, die ich denen beim nächsten Besuch zeigte, sehr wenig Ahnung. Wir haben über verschiedene Sachen, über Heraussetzen, Mobilisieren, alle diese Dinge gesprochen, und da waren halt auch ganz, ganz wenige Kenntnisse nur. Also man merkt wirklich, dass die von den Krankenkassen meistens ganz, ganz schlecht informiert werden und wirklich dann mit solchen Ohren da sitzen und zum ersten Mal Informationen bekommen, wie sie irgendwie Unterstützung und Hilfe bekommen. Und die sind unheimlich dankbar, muss man wirklich sagen."

Auch diese Sequenz schildert eindrücklich das fehlende Bewusstsein der Angehörigen, welche Hilfsmittel zur Erleichterung ihrer Pflegesituation notwendig wären. Leider kennen sie die professionellen Varianten nicht und wissen auch nicht, wie sie sie beschaffen können. Die Schilderung solcher Improvisationen sorgt – wenn wir angehenden Pflegetrainer/innen, die meist erfahrene Pflegefachkräfte mit langjähriger Erfahrung sind, im Rahmen der wissenschaftlichen Weiterbildungen davon berichten – für ironische Heiterkeit und viel Kopfschütteln, meistens gefolgt von Erzählungen ähnlicher Geschichten, in denen Angehörige aus der Not heraus basteln und bauen. Aus pflegefachlicher Sicht ist die Nutzung eines Gartenzaunstücks als Bettgitter natürlich bedenklich. Es besteht aufgrund der Öffnungen Verletzungsgefahr und die Normalität zerbricht. Die häusliche Pflegesituation wird zur Baustelle.

„[...] Was man auch merkt, wenn man nach Hause kommt, also jetzt nicht nur mit dem Zaun, also die versuchen wirklich, erfinderisch zu sein, die Menschen. Dann sind Backsteine unter den Betten, unter dem Sessel und so etwas, es gibt so etwas alles. Weil sie es zum einen nicht wissen, oder weil das einfach zu teuer ist, wenn man zum Sanitätshaus kommt, basteln die wirklich aus dem Baumarkt und gehen hin und bauen sich ihre Hilfsmittel zusammen, und wirklich viele Dinge auch, die denen eigentlich zustehen, aber von denen die nichts wissen."

Im weiteren Verlauf der Diskussion schildert eine andere Pflegetrainerin ihre Erlebnisse und erfasst sehr prägnant den direkten Zusammenhang zwischen Unwissenheit der Angehörigen und improvisierten Pflegesettings. Auch hier wird klar, dass die Angehörigen genau wissen, welche Hilfsmittel sie zur Erleichterung der Pflegesituation benötigen. Sie beschaffen sie auf unkonventionelle Art, weil die institutionellen Zugänge nicht offensichtlich sind. Dabei nehmen sie einen erhöhten finanziellen und Arbeitsaufwand auf sich.

In der folgenden Sequenz handelt es sich um eine Gemengelage von Faktoren, die in eine gefährliche Situation münden. Der vorliegende Fall schildert eine Entlassung aus dem Krankenhaus zum Wochenende hin. Die Pflegetrainerin musste stark intervenieren, da die häusliche Pflegesituation nicht sichergestellt war.

„[...] Habe ich bei einer Frau sogar schon mal gemacht. Ich habe die zum Pflegetraining angemeldet, Entlassung, war Termin vereinbart, ähm, die Töchter wohnen etwas weiter weg und die beiden Töchter waren auch, untereinander ver-, äh, verstritten. und habe die angerufen, aber kam so keine Hilfe, *gar nichts. Also habe ich mich auf die Frau konzentriert, war so kognitiv, kognitiv war da alles ok, hatte halt so schwerwiegende (...), auch Sauerstoffgerät zu Hause an gewesen und Gerät war auch da, so und dann haben wir uns um ein Pflegebett gekümmert, sonst hätte sie auf der Couch geschlafen. zu ihr nach Hause, dann dauert das alles, Pflegebett war nich' da. So, das Sauerstoffgerät stand zu Hause, aber es gab keine Einweisung. dann war das so ein neumodisches Teil, selbst ich kam mit diesem Gerät nich' zurecht, habe da versucht, äh, in Gang zu, äh, zu bekommen. die Frau alleine hätte mit dem Gerät, ganz fremd, dann war das da so, das Gerät war so schwer, ein Riesenklotz, so. Sie war am Rollator und hat sich gar nich' weiter bewegen können mit dem Gerät, also hätte sie eigentlich 'nen Verlängerungsschlauch gebraucht, um zum WC zu kommen. Ging nich', der Schlauch war vielleicht zwei Meter. ohne Sauerstoff kam sie gar nich' zurecht, selbst ein paar Minuten nicht. Sie hätte keinen WC-Gang machen können.*"

Die pflegebedürftige Frau hat keine Unterstützung als sie zu Hause ankommt. Das lebensnotwendige Sauerstoffgerät ist nicht an die Wohnraumsituation angepasst und für die hochaltrige Frau nicht handhabbar. Selbst die Pflegetrainerin scheitert an der technischen Komplexität des Geräts. Das Pflegebett ist zum Entlassungszeitpunkt nicht vor Ort.

„[...] *Pflegebett war nich' da, so, keine Hilfsmittel zu Hause, nichts. Und da wir dann bei der zu Hause dann kam irgendeine Nachbarin, sagte: ,Was ist denn hier los? Katastrophale Zustände!' Ähm, Tabletten waren nich' da, Hausarzt angerufen, der kam dann auf die Schnelle, kann einem dann ja auch nich' helfen, ähm. So, die Frau ahnte da schon. Essen, so, ja. ,Wer kümmert sich dann, dass Sie was im Kühlschrank haben?' Ne. ähm, ja, ,Eigentlich, ich könnte ja mal die Nachbarin losschicken.' Aber die kam nach Hause, es war nichts da, ne. Kühlschrank auch leer, also sie hätte auch nich' gewusst, was isst sie an diesem Abend überhaupt. Und dann habe ich dann gesagt ,Oh jetzt ist Feierabend hier', habe dann selbst dort angerufen, Hausarzt, die Tochter, die, ähm, da kam nichts, ja, dass sie mal in drei Tagen kommen könnte. Habe ich gesagt: ,So, jetzt reicht's.' Habe dann, ähm, Transport geholt und habe die Frau direkt wieder ins Krankenhaus geschickt habe ich, hätte ich nach Hause fahren können, und wäre zu Hause wäre ich da gesessen, jetzt sitzt die Frau da, hat nichts zu essen, schläft auf der Couch, kann nich' zum Klo, Geräte, keiner weiß, wie's funktioniert, kriegt keine Einweisung.*"

Die Fortsetzung derselben Sequenz beschreibt, dass die Frau kein Sorgenetzwerk hat, das ihr hilft, die Entlassungssituation zu meistern. Zur mangelhaften Versorgung mit Hilfsmitteln kommen das Fehlen der Medikamente und ein leerer Kühlschrank. Die Entlassungsorganisation hat diese Faktoren völlig außer Acht gelassen. Die Pflegetrainerin reagiert – nach einigen Versuchen die Situation zu stabilisieren – auf die einzig richtige Weise, indem sie die Frau wieder in das Krankenhaus verlegt, aus dem sie gerade erst entlassen wurde. Aus dieser Sequenz ist deutlich ersichtlich, dass ein funktionierendes Pflege- und Sorgenetzwerk trotz teils fehlender und teils ungeeigneter Hilfsmittel auch diese Situation hätte auffangen können. Allerdings waren die hilfsbereite Nachbarin und auch der engagierte Hausarzt im Vorfeld der Entlassung nicht einbezogen worden. Die Töchter waren, wie eingangs der ersten Sequenz zu diesem Fall kurz erwähnt wurde, zerstritten und standen der hilfebedürftigen Mutter nicht zur Seite.

„[…] Aber das Hauptproblem ist wirklich, wie organisiere ich mir Menschen heran, wenn ich alleine bin. Und wie komme ich an Erleichterungsmaßnahmen, Tagespflege, wie kriege ich die Zuschüsse, muss ich wieder bei der Kasse anrufen? Wir müssen allerdings sagen, ein Großteil unserer Pflegekassen sind toll, da kann man wirklich gut anrufen und sich Informationen holen, ein anderer Teil klappt gar nicht."

Über die Faktoren Unwissenheit und fehlendes Pflege- und Sorgenetzwerk hinaus adressieren die Pflegetrainer/innen in ihren Diskussionsbeiträgen auch die institutionellen Akteure, in der vorstehenden Sequenz schlecht informierte Sachbearbeiter/innen bei den Pflege- und Krankenkassen. Aus den Ergebnissen der Befragung sowie der Dokumentationen-Stichprobe lässt sich ergänzen, dass es oftmals spezielle Hilfsmittel sind, über die die Sachbearbeiter/innen nicht genügend informiert sind, deren Anwendung ihnen nicht vertraut ist und – das muss dazu gesagt werden – die teuer sind. Zum Beispiel spezielle Wechseldruckmatratzen. In anderen Fällen erkennen Sachbearbeiter/innen die einander ergänzenden Funktionen von Hilfsmitteln nicht an.

„[…] Es ärgert mich wirklich, es fängt ja mit Kleinigkeiten an. Mit Hilfsmitteln, wo ich sage, das ist so lebensnotwendig für diese Menschen. Wenn ich eine Toilettensitzerhöhung habe, bekomme ich keinen Toilettenstuhl mehr, wobei der Toilettenstuhl eine andere Funktion ja erfüllen sollte. Nein, es wird abge-

lehnt. ‚Sie haben das eine Teil, das andere brauchen Sie dann nicht.' Und da ist sehr aufreibend für die Menschen. Also die verzweifeln ja wirklich. [...] Und nicht machbar, die geben irgendwann auch auf. Die geben wirklich auf. Und ich habe oft das Gefühl, die Kasse, die provoziert das immer mehr. Die wehren sich nicht, die sind alt, da steht keiner hinter. Dann haben wir den Drehtüreffekt, weil dann zu Hause ein Sturzereignis daraus resultiert, also geht es ja doch wieder ins Krankenhaus, und letztendlich ins Heim. Und das macht mich so richtig wütend.“

Die letzte Sequenz leitet unsere Betrachtung zu den Reaktionen der Pflegebedürftigen und der pflegenden Angehörigen über, die eng zusammenliegen. Einer Pflegebeziehung, deren Rahmenbedingungen durch Versorgungsprobleme bei Hilfsmitteln und durch Auseinandersetzungen mit institutionellen Akteuren auf der Grundlage von Rechtsvorschriften gestaltet werden, haftet Unsicherheit an, die sich auf die pflegenden Angehörigen und die Pflegebedürftigen überträgt. Die Reaktion der Pflegenden ist dann Verzweiflung und Resignation. Die Pflegebedürftigen spüren sehr genau die emotionalen Zustände ihrer Angehörigen und sehen sich selbst als Auslöser dafür.

In der Konsequenz unserer explorativen Untersuchung wird sehr deutlich, wie wichtig ein funktionierendes Scharnier zwischen Gesundheitssystem und Lebenswelt ist, um einerseits die Lebensumstände rund um das häusliche Pflegesetting den institutionellen Akteuren nahezubringen und andererseits den Angehörigen und Pflegebedürftigen die richtigen Zugangswege und Informationen zu eröffnen. So haben Interventionen durch die Pflegetrainer/innen zunächst rein quantitativ in Hunderten von Fällen geholfen, die Hilfsmittelversorgung und die häusliche Pflegesituation tragfähig zu gestalten, aber vor allem sind die Verbesserungen qualitativer Art. Dafür sprachen und sprechen die Reaktionen der pflegenden Angehörigen von Dankbarkeit und Erleichterung bis zu Tränen der Freude, wenn sie – wie in einer weiteren Fallschilderung – erfahren, dass die Lehnen am Toilettenstuhl abklappbar sind und es nicht mehr notwendig ist, den pflegebedürftigen Mann in schierer Kraftanstrengung darüber zu heben, wie sie es jahrelang praktiziert hatten.

Das erzählen uns die Pflegetrainer/innen im Modellprojekt, die diese advokatorische Fürsorgefunktion mit Empathie und großem Engagement wahrnehmen und dabei Missstände aufdecken, Akteure vernetzen, Tipps geben, den Umgang mit Hilfsmitteln in einer für Hochaltrige angemessenen Weise schulen und erläutern, im Notfall auch gemeinsam mit den Angehörigen improvisieren und sie emotional auffangen und bestärken.

4 Zusammenarbeit zwischen Krankenhaussozialdienst und familialer Pflege im Rahmen des Entlassungsmanagements im Akutkrankenhaus

Corinna Contenius und Susanne Beitmann

Ein Beitrag aus der Praxis

Akutkrankenhäuser entwickeln sich im Zuge des medizinischen Fortschritts seit rund 20 Jahren verstärkt zu Orten hocheffizienter medizinischer Interventionen. In chirurgischen Fachabteilungen tragen moderne Operationsverfahren dazu bei, dass eine post-operative medizinische Überwachung genesender Patienten im stationären Setting häufig nur für vergleichsweise kurze Zeit notwendig ist; internistische Fachabteilungen führen spezialisierte Diagnostik durch, auf deren Grundlage Therapieempfehlungen entwickelt werden, welche in der Regel nicht im Akutkrankenhaus, sondern im häuslichen Umfeld der Patienten oder in weiterbehandelnden Einrichtungen umzusetzen sind. Auf der betriebswirtschaftlichen Seite forcierte die Einführung des Fallpauschalensystems der „Diagnosis Related Groups" (DRGs) 2003 den Trend zu kürzeren Liegezeiten, sodass zwischen 1991 und 2012 eine Verkürzung der Krankenhausverweildauer von 14 auf 7,6 Tage zu verzeichnen ist (vgl. Statistisches Bundesamt 2013). Im gleichen Zeitraum stieg die Zahl der Krankenhausfälle laut Berechnungen des Instituts Arbeit und Qualifikation der Universität Duisburg-Essen um 27,1 % (vgl. Institut Arbeit und Qualifikation 2013).

Prägend für die Arbeit der verschiedenen Berufsgruppen im Akutkrankenhaus ist vor dem Hintergrund des demografischen Wandels zunehmend der Umgang mit Menschen, die oftmals an mehreren chronischen – nicht zuletzt demenziellen – Erkrankungen leiden und aufgrund dessen mit dauerhaften Einschränkungen in der Lebensgestaltung bis hin zu Pflegebedürftigkeit leben müssen (zum Phänomen und zu Folgen der demografischen Alterung im Hinblick auf Multimorbidität vgl. Nowossadeck 2012). Von 2,5 Millionen pflegebedürftigen Menschen in Deutschland wurden 2011 1,76 Millionen in häuslichen Pflegearrangements versorgt, die Mehrzahl von ihnen durch pflegende Angehörige (vgl. Pflegestatistik 2011, 5).

Auch der Wechsel von der statistischen zur lebensnahen Perspektive zeigt, dass von Pflegebedürftigkeit niemals nur der Einzelne betroffen ist, sondern darüber hinaus seine Umgebung: „Betroffen" sind auch Familienangehörige, Freunde, Nachbarn, wenngleich sich häufig ein Brüchigwerden traditioneller Hilfenetze als unerwünschter Effekt von Singularisierung beobachten lässt (vgl. Kurlemann 2011, S. 6).

Besondere, den Rahmenbedingungen geschuldete Herausforderungen des Entlassungsmanagements mit Blick auf pflegebedürftige Patienten sind folglich

- die anhand medizinischer Notwendigkeit kalkulierte (kurze) Verweildauer im Akutkrankenhaus,
- ein hoher und komplexer Pflegebedarf bei mehrfacherkrankten Patienten,
- die zunehmende Zahl älterer bzw. hochaltriger Patienten,
- Vereinzelungs-/Vereinsamungstendenzen in Alter und Krankheit.

Dass die Mitarbeiter/innen des Projekts „Familiale Pflege" an die Arbeit des Krankenhaussozialdiensts anschließend diesen Herausforderungen durch aufsuchend geleistete pflegefachliche Beratung und Anleitung niederschwellig, ohne bürokratischen Aufwand für die Betroffenen begegnen, ist für pflegebedürftige Menschen und ihre Angehörigen häufig Rettungsanker in verunsichernd neuen Lebenssituationen und damit eine wesentliche Hilfe, um trotz fortbestehender Herausforderungen langfristig körperliches und seelisches Wohlbefinden zu erlangen und zu wahren.

Wie anhand der Fallbeispiele gezeigt werden wird, ergeben sich durch eine enge Kooperation zwischen familialer Pflege und Krankenhaussozialarbeiter/in auch Anknüpfungspunkte für die Bearbeitung von nach Entlassung auftretenden Fragestellungen aus dem Kompetenzbereich der sozialen Arbeit.

Lotsenfunktion des Krankenhaussozialdienstes

Im Akutkrankenhaus erweist sich die Lotsenfunktion des Sozialdienstes als zentrales Element der Arbeit. In der überwiegenden Zahl der Fälle wird sich im Verlauf nach der Entlassung zwischen Sozialarbeiter/in und Patient/in sowie Angehörigen keine dauerhaft tragende Hilfebeziehung entwickeln, selbst wenn es – in ländlicher Lage mit geringer Krankenhausdichte oder bei chronisch kranken Patienten mit absehbar regelmäßiger Behandlungsbedürftigkeit im gleichen Krankenhaus – gelegentlich zu anderen Konstellationen kommen mag. Wesentlich für die Begleitung von chronisch kranken, pflegebedürftigen Patient/innen und ihren Angehörigen ist neben der Anspruchssicherung bei Sozialleistungsträgern und der Hilfe bei der Wahl einer jeweils angemessenen Versorgungsform das Vermitteln von verlässlichen, fachlich qualifizierten Ansprechpartnern, die auch längerfristig ein Vertrauensverhältnis zum Patienten aufbauen.

Das Angebot der familialen Pflege zeichnet sich dadurch aus, dass den Mitarbeiter/innen zusätzlich zum Behandlungszeitraum im Krankenhaus ein Zeitkorridor von sechs Wochen nach Entlassung zur Verfügung steht, um Patienten und Angehörige ausgehend von der oft krisenhaften Anfangssituation im Krankenhaus bis hin zur Stabilisierung in der häuslichen Umgebung zu beraten und zu begleiten.

Dabei geht es im Zusammenwirken mit Pflegepersonen und pflegebedürftigen Menschen um

- das Entwickeln von gemeinsamen Lösungen für den Pflegealltag,
- das Nutzen von Ressourcen der Familie für die Pflegegestaltung,
- die Stärkung der Hauptpflegeperson durch das Aufzeigen von Entlastungsmöglichkeiten,
- die Minderung von pflegebedingten körperlichen sowie seelischen Belastungen,
- das Vertiefen von Pflegewissen bei Angehörigen durch individuelle Pflegetrainings,
- das Erlangen pflegerischer Sicherheit und Stärkung der Position als pflegender Angehöriger.

Wenn Angehörige dies wünschen, kann die Hilfebeziehung durch eine zusätzliche Teilnahme am Pflegekurs oder an Angehörigengesprächskreisen fortgeführt werden. Die seitens des Krankenhaussozialdiensts begonnene Netzwerkarbeit wird durch das Angebot der familialen Pflege folgerichtig fortgesetzt und erweitert.

Berufspolitische Positionen

Im Zuge der Professionalisierung und Akademisierung in der Pflege – vor allem aber auch infolge der vielfältiger gewordenen fachpflegerischen Fragestellungen im Rahmen des durch die Krankenhäuser gemäß § 39 Abs. 1 SGB V zu gewährleistenden Entlassungsmanagements – gewinnt die Berufsgruppe der Pflegenden in diesem Bereich an Präsenz und Bedeutung. Berufsverbände der sozialen Arbeit sehen sich daraufhin herausgefordert, einer Einengung der krankenhaussozialdienstlichen Beratung auf Pflegeüberleitungsthemen entgegenzuwirken (vgl. Deutsche Vereinigung für Soziale Arbeit im Gesundheitswesen 2013, 2).

An dieser Stelle soll lediglich darauf verwiesen werden, dass Pflegeüberleitung – neben Beratungs- und Vermittlungsaufgaben zu den Aspekten Anschlussheilbehandlung/Reha, Einkommenssicherung, Schwerbehindertenangelegenheiten, Betreuungsrecht, psychosoziale Hilfen u. a. – nur ein Teilgebiet des krankenhaussozialdienstlichen Arbeitsauftrags darstellt (vgl. Deutsche Vereinigung für Soziale Arbeit im Gesundheitswesen 2013, 8). Dieser Sichtweise tragen z. B. auch die Zertifizierungsrichtlinien für Organzentren Rechnung, welche der qualifizierten Sozialarbeit einen festen Platz im Team der „supportiven Dienste" zuweisen.

Für die Autorinnen liegen bei der täglichen interdisziplinären Zusammenarbeit berufspolitische Frontlinien jenseits der Aufmerksamkeitsschwelle; wesentliches gemeinsames Anliegen ist ein Hilfeangebot, das Patient/innen und Angehörige bestmöglich fördert. Dem Einzelfall angepasste Vereinbarungen zur Aufgabenteilung zwischen Sozialdienst und familialer Pflege im Sinne eines Schnittstellenmanagements sind dabei unerlässlich, nicht zuletzt um einen sorgfältigen Umgang mit Zeitressourcen sicherzustellen und unangebrachte Dopplungen in der Beratung zu vermeiden.

Fallbeispiele

Herr B. – ein Weg von „gut gemeint" zu „sicher gepflegt"
Mit Herrn B. (86 J.) kam ein schwer erkrankter, apathisch wirkender, pflegebedürftiger Patient ins Krankenhaus, der von Pflegekräften der aufnehmenden Station bei der Sozialarbeiterin mit dem Hinweis angemeldet wurde,

dass die häusliche Versorgung nicht gesichert und die Ehefrau mit der Pflegesituation überfordert sei.

Ausschlaggebend für diesen Eindruck waren neben Austrocknungserscheinungen bei Herrn B. vor allem – teils nekrotisierende – Dekubitalulcera an beiden Fersen. Im Gespräch mit der Sozialarbeiterin berichteten Ehefrau, Tochter und Sohn, dass ihnen der Zusammenhang zwischen den Wunden und der mangels Beweglichkeit bei Herrn B. ausbleibenden Lageveränderung nicht klar gewesen sei. Zudem esse und trinke Herr B. sehr wenig und sei inkontinent. Seit Jahren verstärkten sich bei Herrn B. die Symptome mehrerer chronischer Erkrankungen, u. a. Herz- und Niereninsuffizienz und eine chronische Atemwegserkrankung, die eine kontinuierliche Sauerstoffgabe notwendig machte. Zudem litt Herr B. unter Schmerzen nach Sinterungsfrakturen mehrerer Wirbelkörper.

Obgleich der Familie ärztlicherseits eine Heimunterbringung nahegelegt wurde, äußerten alle Familienmitglieder den unverrückbaren Wunsch, dass Herr B. weiter zu Hause versorgt werden sollte. Dabei zeichnete sich ab, dass die betagte Frau B. einen Großteil der pflegerischen Hilfe tagsüber und nötigenfalls auch nachts würde leisten müssen. Gegen Abend komme der Sohn regelmäßig zum Helfen, die Tochter unterstütze morgens, sei jedoch durch ein Rückenleiden eingeschränkt. Ihr Part sei vor allem die Übernahme bürokratischer Aufgaben.

Der Beauftragung eines ambulanten Pflegedienstes sowie der Anschaffung eines Pflegebetts stand insbesondere die Ehefrau abwehrend gegenüber, im Verlauf des Gesprächs ließ sie sich jedoch von den Vorzügen eines Pflegebetts überzeugen und akzeptierte mit Blick auf die notwendige Wundversorgung die Kontaktaufnahme mit einem ambulanten Pflegedienst. Pflegestufe I bestand bereits, die Familie erhielt mit Blick auf den gestiegenen Pflegebedarf Unterstützung beim Antrag auf Zuerkennung einer höheren Pflegestufe.

Aufgrund des offensichtlichen Pflegeanleitungsbedarfs bei den Angehörigen vermittelte die Sozialarbeiterin das Angebot der familialen Pflege, welches die Familie begrüßte. Während der Schulung im häuslichen Bereich zeichnete sich ab, dass die pflegende Ehefrau mit Unterstützung ihrer Kinder sorgfältig bemüht war, ihrer Belastbarkeit angemessene Mobilisations- und Lagerungstechniken zu erlernen, welche im Sinne einer aktivierenden Pflege auch die Potenziale ihres Mannes bestmöglich berücksichtigten. Sie lernte zudem, Pflegehilfsmittel sowie Inkontinenzmaterialien fachgerecht einzusetzen. Nach vorangegangener guter Bindungsarbeit war Frau B. bereit, die vorgeschlagenen Netzwerkpartner – neben dem Pflegedienst und dem Wundmanager auch Physiotherapie – zuzulassen. Darüber hinaus lenkte sie mit Unterstützung der Pflegetrainerin Aufmerksamkeit auf ihre eigenen Kraftquellen und Möglichkeiten der „Selbstpflege", um Entlastung auf körperlicher und seelischer Ebene zu verspüren. Herr B.s Kinder erhielten im Gespräch mit der Pflegetrainerin Anregungen, wie sie trotz knappen Zeitbudgets bestmöglich zum Gelingen des häuslichen Pflegearrangements beitragen können.

Der besorgte Hausarzt begegnete anlässlich eines Hausbesuchs bei der Familie der Pflegetrainerin der familialen Pflege und äußerte nach Vorstellung des Angebots erfreut, dass durch ihre intensive Unterstützung eine lange beklagte Versorgungslücke geschlossen werde.

Aus dem gut gemeinten Bemühen der Angehörigen, Herrn B. zu Hause zu versorgen, entwickelte sich eine gesicherte Pflege im häuslichen Umfeld.

Herr und Frau D.: Von der Schwierigkeit, professionelle Hilfe anzunehmen

Die angespannte Situation im Hause D. wurde der Sozialarbeiterin durch Herrn D.s Schwester übermittelt. Herr D. (72 J.) war aufgrund einer dekompensierten Herzinsuffizienz und eines entgleisten Diabetes auf einer internistischen Station aufgenommen worden. Die Sorge seiner Schwester galt auch der Ehefrau (74 J.), die zu Hause alleine nicht ausreichend versorgt sei und nur übergangsweise von der Enkelin betreut werden könne. Bei Frau D. bestehe seit einem Schlaganfall vor einigen Jahren Pflegestufe I, bei Herrn D. Pflegestufe II. Eine weiter entfernt lebende berufstätige Tochter kümmere sich nach Kräften, die benachbart lebende Tochter bringe sich sporadisch auf Bitten der Ehefrau ein. Bisher habe das Ehepaar auf Herrn D.s Betreiben hin jegliche professionelle Hilfe abgelehnt. Die Sozialarbeiterin nahm Kontakt zur erstgenannten Tochter auf, die sich hilflos fühlte angesichts der für sie kaum zu beeinflussenden Unterversorgung ihrer Eltern. Lediglich für die Versorgung seiner chronischen Wunden lasse Herr D. die Hilfe eines Pflegedienstes zu. Sie sei derzeit für ihre Eltern die Hauptansprechpartnerin.

Da eine wirksame Bevollmächtigung seitens der Eltern noch nicht stattgefunden hatte, übermittelte die Sozialarbeiterin der Tochter Informationen und Unterlagen zu den Themen Vorsorgevollmacht, Betreuungsverfügung, gesetzliche Betreuung. Herr D.s Tochter hoffte, dass ihre Eltern bereit sein würden, eine Vollmacht zu unterzeichnen, bevor sich ihre kognitive Verfassung verschlechterte. Das Angebot familialer Pflege war Frau D.s Tochter willkommen und erwies sich unmittelbar als wertvoll, da Herr D. zwei Tage später das Krankenhaus gegen ärztlichen Rat und ohne weitere Planung der häuslichen Versorgung verließ.

Ein direkter Hausbesuch der Pflegetrainerin vermittelte den Angehörigen das Gefühl, nicht alleine zu sein. Sie erhofften sich, dass Herrn D.s Starrsinnigkeit aufgelöst werden könne zugunsten einer für alle Beteiligten tragbaren Lösung. Wesentlich erschien es, die Ressourcen sowie vor allem die Grenzen der gesundheitlich eingeschränkten Ehefrau klar aufzuweisen und Konflikte zwischen der benachbart wohnenden, durchaus hilfewilligen Tochter und Herrn D. zu mindern. Um das krisenhaft zugespitzte Versorgungsdefizit bei beiden Eheleuten zu überwinden, erwies sich zudem professionelle Hilfe als dringend geboten.

Im Verlauf befanden sich sowohl Herr als auch Frau D. in größeren Abständen in stationärer Krankenhausbehandlung, was jeweils ein erneutes Tätigwerden der familialen Pflege ermöglichte. Nach wiederholten Hausbesuchen durch die Pflegetrainerin erhielt Frau D. – geduldet von ihrem Mann – die erforderliche Unterstützung durch den ambulanten Pflegedienst. Herr D. akzeptierte nun auch Hilfsmittel wie ein Pflegebett, Rollator, Toilettenstuhl und Dienstleistungen wie Notfallknopf und Essen auf Rädern, ergänzt durch tatkräftige hauswirtschaftliche Hilfe seitens der Töchter, der Enkelin und der Nachbarschaft. Die Töchter stabilisierten mit Unterstützung der Pflegetrainerin und durch Familienberatungsgespräche ihre Positionen, um ihre Eltern im Bunde mit professionellen und weiteren informellen Helfern unterstützen zu können.

Herr D. nahm die Veränderungen in der häuslichen Umgebung wahr, ließ die Hilfeeinsätze für seine Frau zu und fasste Vertrauen zur Pflegetrainerin. Schließlich offenbarte er dieser seine eigene Hilflosigkeit. Er bat die Pflegetrainerin, auch für ihn den Pflegedienst hinzuzuziehen und erhielt Unterstützung in der grundpflegerischen Versorgung sowie eine erweiterte Behandlungspflege hinsichtlich seiner Insulinpflicht.

Das Thema „Vorsorgevollmacht" konnte anlässlich eines weiteren Krankenhausaufenthalts in einem ausführlichen Gespräch der Sozialarbeiterin mit den Eheleuten D. und ihrer Tochter erneut aufgegriffen werden, in der Folge unterzeichneten Herr und Frau D. jeweils eine Vorsorgevollmacht, in der sie ihre Tochter mit umfassenden Handlungskompetenzen ausstatteten.

Aus einer festgefahren erscheinenden Situation entwickelte sich über den Zeitraum eines knappen Jahres durch einfühlsame, situationsgerechte Netzwerkarbeit ein Unterstützungsarrangement, das helfenden Angehörigen und Pflegebedürftigen gerecht wurde.

Frau T.: Risiko Gewalt – Auswege aus der Überforderung

Als Frau T. (81 J.) in einen Dämmerzustand verfiel, rief ihr Mann den Notarzt und ließ sie ins nächstgelegene Krankenhaus bringen. Vorangegangen war eine lange Phase, in der Frau T., bedingt durch eine bereits vor sieben Jahren diagnostizierte Parkinsonerkrankung, immer unbeweglicher geworden war. Bis hin zur Nahrungsaufnahme, die aufgrund von Schluckstörungen stark erschwert war, benötigte Frau T. bei allen täglichen Verrichtungen die Hilfe ihres Mannes. Herr T. hatte mit zunehmender Sorge beobachtet, dass seine Frau trotz regelmäßigen Anreichens in kleinen Portionen kaum aß und trank und gewann den Eindruck, dass seine Frau besser schlucke, wenn er ihr seitlich ans Kiefergelenk klopfte. Dass es womöglich beim „Klopfen" nicht blieb, darauf ließen Hämatome schließen, welche die Pflegenden im Krankenhaus an Frau T.s Wangen bemerkten.

Im Verlauf der medikamentösen Therapie im Krankenhaus besserten sich Beweglichkeit und Schluckverhalten bei Frau T. deutlich. Den Pflegenden der Station fiel jedoch auf, dass die Patientin, welche zudem taub und parkinsonbedingt zu verbalen Äußerungen weder mündlich noch schriftlich in der Lage war, mimisch weiterhin zum Ausdruck brachte, dass sie sich lieber von Pflegenden als von ihrem Ehemann Essen anreichen ließ. Bereits von den Pflegenden der Station wurde Herrn T. gezeigt, wie er mit Behutsamkeit Frau T.s Essverhalten unterstützen kann.

Im Gespräch mit der Sozialarbeiterin konnte der Ehemann, den Frau T. vor zehn Jahren in allen Belangen bevollmächtigt hatte, seine Überforderung und auch die daraus resultierende Neigung zu Ungeduld und grobem Umgang mit seiner Frau reflektieren. Frau T. dazu zu befragen oder eine Resonanz von ihr zu erhalten, die über Blickkontakt und freundliche Mimik hinausgegangen wäre, war wegen Frau T.s Einschränkungen nicht möglich. Herr T. berichtete, er habe es unter dem Druck der täglichen Belastungen immer wieder versäumt, Pflegeleistungen zu beantragen. Nach ausführlicher Beratung sah er die Hilfe durch einen professionellen Pflegedienst und Tagespflege als Entlastungsmöglichkeit an und erwog auch eine Anmeldung seiner Frau im Pflegeheim, falls sich ihr Zustand dauerhaft verschlechtern sollte. Zentral wurde für ihn zunächst die vom Krankenhaussozialdienst initiierte Pflegebegutachtung durch den Medizinischen Dienst der Krankenkassen, anlässlich derer seiner Frau Pflegestufe III zuerkannt wurde, was die finanzielle Grundlage für häusliche Unterstützungsleistungen verbreiterte.

Aus Sicht der Sozialarbeiterin war eine ergänzende, anleitende Unterstützung des Ehemanns seitens der familialen Pflege unerlässlich, da die Vermutung bestand, dass Herr T. trotz gezeigter Einsicht seine Pflegekompetenzen überschätzte und in alte Gewohnheiten verfallen könnte. Zudem erschien es wesentlich, dass ein professioneller Pflegedienst bei Frau T.s alltäglicher Versorgung einbezogen wird und auf diese Weise Herrn T. langfristig ein fachkompetenter Ansprechpartner zur Verfügung steht, der auch Frau T.s Pflegezustand fortlaufend beobachten könnte.

Käme in einem vergleichbaren Fall kein Hilfearrangement mit professioneller Beteiligung zustande, stünden angesichts der Hilflosigkeit der Patientin im Verlauf durchaus weitere Schutzmaßnahmen im Raum, bis hin zu der amtsgerichtlichen Überprüfung, ob der Ehemann als Bevollmächtigter weiterhin geeignet sei, für die Belange der Betroffenen einzutreten.

Die Pflegetrainerin der familialen Pflege kam mit Herrn T. in einen vertrauensvollen Kontakt, sie beobachtete, dass Herr T. seine Frau beim Anreichen von Essen und Trinken inzwischen mit Geduld und Behutsamkeit unterstützte und auch die Empfehlungen zur schonenden Mobilisation gut umsetzte. Der Pflegetrainerin gegenüber äußerte Herr T., dass er jetzt erst merke, wie übermüdet und ausgelaugt er nach den zunehmenden Belastungen der letzten Monate gewesen sei.

Beim folgenden Hausbesuch traf die Pflegetrainerin eine zufrieden und entspannt wirkende Frau T. an. Herr T. hatte inzwischen einen Pflegedienst hinzugezogen, der seiner Frau drei Mal in der Woche beim Duschen hilft. Mit der Pflegetrainerin gemeinsam ermittelte er noch Nachholbedarf bei der

Hilfsmittelausrüstung im Bad, die Anschaffung eines Pflegebetts wünschte er zu diesem Zeitpunkt nicht. Von der internistischen Abteilung des Akutkrankenhauses aus war bereits ein Termin zur stationären neurologischen Behandlung vereinbart worden, den Frau T. demnächst wahrnehmen würde. Herr T. zeigt sich erfreut, dass die familiale Pflege ihm nach diesem Aufenthalt erneut sechs Wochen lang zur Seite stehen wird.

Im regelmäßigen kollegialen Austausch mit der Pflegetrainerin erfuhr die Sozialarbeiterin, dass die eingangs beobachteten Risiken für das Wohl der Patientin dank der gebotenen und von Herrn T. positiv aufgegriffenen Unterstützung abgewendet werden konnten.

Frau O.: Rechtzeitig für das letzte Stück Weg gerüstet sein

Als Frau O. (77 J.) mit Oberbauchbeschwerden, Übelkeit und deutlichem Ikterus ins Krankenhaus kam, hatte sie bereits eine lange Krankengeschichte hinter sich. Die deutlich geschwächte Patientin berichtete der Sozialarbeiterin vom Verlauf ihrer Krebserkrankung, welche ihr und ihrem Mann in den letzten Jahren immer wieder Anlass zu Hoffen und Bangen gegeben habe. Nun sei wohl der letzte Einbruch da.

Frau O. wünschte ein gemeinsames Gespräch mit ihrem Ehemann und ihrem Sohn, der benachbart wohne. Auch ihre Tochter nehme von Norddeutschland aus sehr Anteil und reise an jedem Wochenende an. In den folgenden Gesprächen gewann die Sozialarbeiterin Einblick in eine Familiengemeinschaft, in der gegenseitige Zuwendung und Nähe intensiv gelebt wurden. Frau O.s Tochter ließ sich zum Thema „Pflegezeit" beraten, da sie erwog, ihrem Vater über Wochenendbesuche hinaus bei Frau O.s Pflege zur Seite zu stehen. Durch eine Gallengangstent-Einlage, die im Krankenhaus erfolgte, bessert sich Frau O.s Befinden zunächst deutlich.

Die Sozialarbeiterin veranlasste eine MDK-Pflegebegutachtung, woraufhin Pflegestufe I zuerkannt wurde. Vor Entlassung stellte die Sozialarbeiterin den Kontakt zum von der Familie bevorzugten Pflegedienst und insbesondere zum Ambulanten Palliativteam (Spezialisierte Ambulante Palliativversorgung/SAPV) her, dessen fachpflegerische und palliativmedizinische Mitarbeiter nach Erstgespräch in Frau O.s häuslicher Umgebung abrufbereit sein würden, sobald bspw. Symptome wie Übelkeit oder Schmerzen aufträten.

Auch das Angebot der familialen Pflege nahm Familie O. gerne an, um für die erste nicht absehbare Zeit im häuslichen Bereich einen direkten Ansprechpartner erreichbar zu wissen. Der Patientin ging es erstaunlich gut, sie wirkte müde, regelte aber in kleinen Schritten weiterhin ihren Haushalt. Die Kinder sorgten sich sehr und wünschten sich, für schlechtere Zeiten pflegerisch gerüstet zu sein und entsprechende Kontaktdaten zu haben. Theoretisch wurden sie zu „Prophylaxen – vermeidbare Folgeleiden" geschult. Praktisch wurden sie mit den vorhandenen Hilfsmitteln vertraut gemacht. Weitere praktische Pflegetrainingseinheiten an und mit der Patientin für den Fall einer Allgemeinzustandsverschlechterung wurden aufgrund des zu befürchtenden Stressfaktors für die Patientin nicht durchgeführt.

Die Pflegetrainerin bot Frau O.s Angehörigen den dreiteiligen Pflegekurs der familialen Pflege an, damit sie die Gelegenheit hätten, Pflegehandlungen zu erlernen und sich darüber hinaus Pflegewissen anzueignen, u. a. zu den Themen Mobilisation/Bewegung, Ernährung, Umgang mit Inkontinenz, Vorsorgemaßnahmen bei eingeschränkter Beweglichkeit, Hilfsmittelnutzung und Leistungen der Pflegeversicherung. Frau O.s Tochter war an diesem Angebot sehr interessiert, und die Vermittlung eines wohnortnahen Pflegekurses der familialen Pflege in Norddeutschland glückte. Die Tochter wiederum vermittelte an den Wochenenden die Inhalte des Pflegekurses ihrem berufstätigen Bruder vor Ort und ihrem zu Hause eingespannten Vater, der Hauptpflegeperson.

Am liebsten hätte die Familie die verbleibenden Wochen des möglichen Anspruches auf familiale Pflege nach dem stationären Aufenthalt im häuslichen Bereich zu einem späteren Zeitpunkt nutzen wollen, sobald der Allgemeinzustand der Patientin sich verschlechtert hätte. Aufgrund der an den Krankenhausaufenthalt gekoppelten Projektvorgabe des Sechs-Wochen-Zeitraums war dies leider nicht realisierbar. Die Pflegetrainerin bot den Angehörigen zusätzlich die Teilnahme am Gesprächskreis an. Eventuell aufkommende Themen wie Überlastung, Isolation, Trauer können dort im Austausch mit anderen Betroffenen und moderiert durch die Pflegetrainerin aufgegriffen und bearbeitet werden.

Nach einiger Zeit meldete sich Frau O.s Sohn und berichtete über die letzten Wochen im Leben seiner Mutter. Im Namen der Familie bedankte er sich, dass er durch die familiale Pflege die Gelegenheit hatte, sich im Vorfeld schulen, begleiten und beraten zu lassen. Die Angehörigen erlangten rechtzeitig pflegerische Sicherheit und stärkten ihre persönlichen Ressourcen in der schweren Zeit des Abschiednehmens.

Fazit

Im Vorangegangenen wurde aus der Perspektive des Krankenhaussozialdienstes beleuchtet, welches Potenzial das Projekt „Familiale Pflege" in sich birgt: Die institutionelle Anbindung der familialen Pflege ans Krankenhaus ist als Zugangserleichterung für die Adressaten besonders hervorzuheben. Selbst stadtteilbezogene Angebote wie Pflegestützpunkte können im Anschluss an Krankenhausaufenthalte nicht in der Weise nahtlos und niederschwellig tätig werden, wie es der im Krankenhaus verankerten familialen Pflege in Zusammenarbeit mit Krankenhaussozialarbeiter/innen möglich ist.

Sowohl auf dem Gebiet der Krisenintervention als auch unter Gesichtspunkten der Prävention ist eine nachsorgende, das Entlassungsmanagement im Akutkrankenhaus erweiternde pflegefachliche Beratung und Befähigung für pflegende Angehörige ein nachhaltiges und notwendiges Angebot.

Literatur

Deutsche Vereinigung für Soziale Arbeit im Gesundheitswesen – DVSG – (2013): Positionspapier Entlassungsmanagement. (Stand 26.8.2014: http://dvsg.org/uploads/media/2013DVSG-PositionspapierEntlassungsmanagement.pdf).

Institut Arbeit und Qualifikation – IAQ – (2014): Entwicklung der Krankenhausversorgung 1991–2014 (Stand: 30.5.2015 http://www.sozialpolitik-aktuell.de/tl_files/sozialpolitik-aktuell/_Politikfelder/Gesundheitswesen/Datensammlung/PDF-Dateien/abbVI32.pdf).

Kurlemann, U. (2011): Ressourcen und Potentiale für bedarfsgerechte Versorgung. Die Bedeutung der Sozialen Arbeit für das Gesundheitswesen. In: FORUM sozialarbeit + gesundheit 4/2011, S. 6–9. Nowossadeck, Enno (2012): Demografische Alterung und Folgen für das Gesundheitswesen. Hg. Robert Koch-Institut Berlin, GBE kompakt 3(2) (Stand 26.8.2014: http://www.rki.de/DE/Content/Gesundheitsmonitoring/Gesundheitsberichterstattung/GBEDownloadsK/2012_2_Demografischer_Wandel_Alterung.pdf?__blob=publicationFile).

Statistisches Bundesamt – DESTATIS – (2013): Einrichtungen, Betten und Patientenbewegung. (Stand 26.8.2014: https://www.destatis.de/DE/ZahlenFakten/GesellschaftStaat/Gesundheit/Krankenhaeuser/Tabellen/KrankenhaeuserJahre.html).

Statistisches Bundesamt (2011): Pflegestatistik. (Stand 26.8.2014: https://www.destatis.de/DE/Publikationen/Thematisch/Gesundheit/Pflege/PflegeDeutschlandergebnisse5224001119004.pdf?__blob=publicationFile.)

5 Das Kompetenzzentrum für Angehörige des KKEL

Thomas Kottowski und Susanne Natinger

Pflegende Angehörige gelten gesellschaftlich, wissenschaftlich und vor allem in den Medien als belastete und überforderte Gruppe. Ihre Merkmale, dass sie häufig selbst älter als 60 Jahre alt sind, dass sie die Sorge und Pflege ihrer Angehörigen als selbstverständlich betrachten und aus ihrem Erfahrungswissen heraus pflegen, aber auch Merkmale der Pflege wie ihre durchschnittlich etwa 9-jährige Dauer und die Tatsache, dass mehr als die Hälfte der pflegebedürftigen Menschen an einer Demenz erkrankt sind, lässt pflegende Angehörige als defizitäre und traditionelle Gruppe erscheinen. Kompetenz traut man ihnen nicht unbedingt zu. Auch dass sie mit der tagtäglichen Pflege eine große gesellschaftliche Leistung vollbringen, die volkswirtschaftlich nicht erfasst und deren Wertschöpfung unbekannt ist, gehört eher ins Dunkelfeld der Pflegediskussion. Für pflegende Angehörige werden entsprechend dem defizitären Bild von weiblich, selbst alt, überlastet, tradiert denkend, in „unsichtbare Bindungen" verstrickt und tendenziell überfordert eher Beratungsstellen angeboten, die den Pflegealltag reorganisieren und Belastung abstellen sollen, indem sie die Angehörigen auf ihre Grenzen aufmerksam machen und professionelle Alternativen aufzeigen.

In den Katholischen Kliniken Emscher-Lippe (KKEL) wollte man einen anderen Weg gehen und nicht an den Defiziten, sondern an der Kompetenz der Gruppe, an ihrer Position als Produzent von Pflege und damit Wohlfahrt ansetzen. Das Wort Kompetenz stammt von dem lateinischen Verb „competere" und die Übersetzung impliziert Folgendes: „zusammentreffen, zu etwas fähig sein, gemeinsam oder zugleich erstreben, kämpfen". Auf den ersten Blick ist die Sinnhaftigkeit der Verben irritierend, aber genau die Vielfalt der Interpretation des Wortes „Kompetenz" und der Aspekt von Empowerment in der Angehörigenpflege war für die Idee des Kompetenzzentrums KKEL tragend.

Das Projekt „Familiale Pflege" und die Organisationsentwicklung des KKEL

Krankenhäuser haben nicht nur die Verpflichtung gemäß Sozialgesetzbuch (SGB V, § 11) ein funktionierendes Entlassungsmanagement vorzuhalten, sondern auch das Versorgungsstrukturgesetz betrachtet das Entlassungsmanagement als einen Teil der Krankenhausbehandlung. Grundlegend ist festzuhalten, dass die Einführung des DRG-basierten Vergütungssystems eine tiefgreifende Veränderung für das Gesundheits- und Krankenhauswesen bedeutete. „Seit 2004 rechnen die Krankenhäuser nicht mehr nach Tagessätzen ab, sondern auf Basis diagnosebezogener Fallpauschalen. Politische Intention dieser Umstellung war es, eine Schlüsselvoraussetzung für eine höhere Versorgungseffizienz zu schaffen und letztlich den Paradigmenwechsel für eine neue medizinische und ökonomische Orientierung im Gesundheitswesen zu gestalten" (Sens et al. 2010, S. A25). Ein elementares Anliegen der KKEL bestand folglich darin, dass eine optimierte Patientensteuerung bei der Patientenaufnahme als auch bei der Entlassung erzielt werden muss.

*   Die Herausforderung an jede Klinik liegt in der detaillierten Auseinandersetzung mit dem veröffentlichten Expertenstandard Entlassungsmanagement des deutschen Netzwerkes für Qualitätsentwicklung in der Pflege (DNQP). Prägnant ist die Aussage, dass „jede Einrichtung [...] individuelle Wege gehen [muss, denn] Rezepte nach Kochbuchmanier gibt es nicht" (Ferrentino/Wolfsteiner 2008). Ein Unternehmensziel der KKEL implizierte daher, dass im Rahmen der Verweildauer dem eingeführten Standard Rechnung getragen wird, indem der poststationäre Versorgungsbedarf jedes Patienten sichergestellt wird.
*   Sozialberatung erhalten in der KKEL alle Patienten, die einen nachstationären Versorgungsbedarf haben. Laut gelebtem Standard Entlassungsmanagement werden die Sozialarbeiter gemäß elektronischem Konsil des Pflegepersonals sowie des ärztlichen Dienstes binnen 48 Stunden nach der Aufnahme auf diese Patienten aufmerksam gemacht. Somit entsteht der Erstkontakt zum Patienten und den Bezugspersonen. Oft sind Angehörige erstaunt, dass sie das Beratungs-

angebot erhalten, ohne dass sie den ersten Schritt wagen mussten. Im multiprofessionellen Team erfolgt dann die zeitnahe Organisation des poststationären Versorgungsbedarfes.

- Um das „Change Management" im traditionellen Sozialdienst erfolgreich zu gestalten, sprechen wir in der KKEL von dem Entlassungsmanagementkomplex.

Während des gesamten Prozesses des Change Managements stand die Bereichsleitung des Entlassungsmanagement der KKEL in der Verantwortung der Förderung der Mitarbeiterpartizipation und der Verhinderung der sektoralen Abgrenzung. „Erst mit der Diversität eines heterogenen und heterarchen Expertenteams mit gemeinsamen Zielformulierungen lassen sich Veränderungen im Krankenhaus und im gesamten Gesundheitswesen der Zukunft zeitnah und nachhaltig bewältigen" (Pape 2008, S. 15). Ein adäquat funktionierendes Entlassungsmanagement fordert multiprofessionellen Einsatz. Etablierte Kommunikationsstrukturen und Handlungsroutinen wurden durch die Veröffentlichung der Arbeitsanweisung der Geschäftsführung der KKEL unterstützt, die eindeutig deklariert, dass jeder Patient mit einem poststationären Pflege- und Unterstützungsbedarf ein individuelles Entlassungsmanagement zur Sicherung einer kontinuierlichen sowie bedarfsgerechten Versorgung erhält.

Unser Kompetenzzentrum KKEL vor Ort bietet aus den detailliert beschriebenen Gründen Raum und Professionalität, um den Ansprüchen und gesetzlichen Vorgaben langfristig gerecht zu werden.

Das Kompetenzzentrum

Das Kompetenzzentrum wurde am 15.03.2013 durch Berthold Grunenberg, Geschäftsführer der Katholischen Kliniken Emscher-Lippe (KKEL) eröffnet, womit intern wie öffentlich seine Bedeutung für das Selbstverständnis des Klinikums in Bezug auf die häusliche Versorgung von pflegebedürftigen Menschen unterstrichen wurde.

Mit dem Kompetenzzentrum für Angehörige wurde eine niedrigschwellige, stadtteil- und sozialraumbezogene Einrichtung außerhalb der vier Betriebsstätten der KKEL, dem St. Josef-Hospital in Gelsenkirchen-Horst, dem St. Barbara-Hospital in Gladbeck, dem St. Antonius-Krankenhaus in Bottrop-Kirchhellen und dem Seniorenzentrum St. Hedwig in Gelsenkirchen-Resse eingerichtet. Besonderer Wert wurde auf das Kompetenzzentrum als kostenloses Beratungs-, Bildungs- und faktisch auch Selbsthilfe- und Sozialzentrum für pflegende Angehörige gelegt. Den Angehörigen sollte damit neben Hilfe auch ein Ort gegeben werden, vor allem sollte ihre Rolle als Tätige und Produzenten, nicht als Klienten oder Empfänger von Dienstleistungen hervorgehoben werden. Direkt gegenüber dem Eingang zum St. Barbara-Hospital wurde die 240 qm große ehemalige Laden-Immobilie umgebaut und die hellen, mit Terrakotta gestalteten Räumlichkeiten strahlen eine Wohlfühlatmosphäre aus. Im Gegensatz zur Krankenhausarchitektur mit der entsprechenden Funktionalität sollte im Kompetenzzentrum ein Milieu geschaffen werden, in dem auch Patienten mit Demenz und ihre Angehörigen die Botschaft erhalten, dass hier Zeit, Platz und Räume für das Personsein vorhanden sind.

Damit zeigt sich ein Grundstein für Innovation. In den lichtdurchfluteten Büros und Seminarräumen des Kompetenzzentrums sind ein kostenloses Sozialberatungszentrum, das Entlassungsmanagement, die Elternschule sowie kostenlose Angebote des Projektes der familialen Pflege zu finden. „Alles aus einer Hand" mag ein treffender Slogan für unser Kompetenzzentrum sein, denn von der Aufnahme bis zur Entlassung des Patienten und sogar poststationär sind Sozialarbeiter und Pflegeexperten für die Bedürftigen präsent. Und dieses professionelle Angebot ist kostenlos.

Organisatorischer Wandel sollte als ein normaler Teil der Systemprozesse angesehen werden und dementsprechend gilt der ständige Wandel als generelle Kompetenz der Organisation (Schreyögg 1998). Aufgrund der Implementierung des Qualitätsmanagements fand ein Wandel in der Organisation der KKEL statt. Das Unternehmen ist eine Organisation, in welchem die beiden Nomen auch synonym verwendet werden könnten.

Mit der Einrichtung des Kompetenzzentrums zeigt die Unternehmensleitung der KKEL, dass zur Erbringung von gesundheitlichen Dienstleistungen das Netzwerk der Patienten als integrativer Teil dazugehört und dass ebenso Behandlung, Pflege und Rehabilitation keine funktionale Angelegenheit von Experten in einem klinischen Raum ist, sondern dass künftig stationäre, teilstationäre und ambulante Dienstleistungen sowie „harte" und „weiche"

Dienstleistungen kombiniert und zu einem Ganzen zusammengefügt werden können. Dieser Ansatz des pflegerischen Case Managements hat mit dem Kompetenzzentrum einen Ort. Die Einrichtung des KKEL soll Teil des organisatorischen Wandels des Krankenhauses sein sowie eine wichtige Antwort auf den demografischen Wandel. Bezogen auf die KKEL wird der Wandel nicht als ein Sondervorgang, sondern eher als ein Regelvorgang betrachtet. „Charakteristisch für die Organisationsentwicklung ist das Harmoniepostulat zwischen den Zielsetzungen des Unternehmens und der betroffenen Mitarbeiter", (Wirtschaftsnachrichten 2013, S. 54).

Nach Auffassung der Autoren kann die KKEL somit als lernende Organisation verstanden werden. Als ein Ergebnis des Lernens kann die Eröffnung des Kompetenzzentrums als ein Zuwachs an Kenntnissen und sozialer Kompetenz sowie als eine positive Änderung von Einstellungen und Werthaltungen angesehen werden (vgl. Krems 2011).

Welche Angebote erwarten Sie in unserem Kompetenzzentrum?
- Unser kostenloses Sozialberatungszentrum
- Unser Entlassungsmanagement
- Unsere Elternschule
- Unsere kostenlosen Angebote des Projektes der familialen Pflege unter den Bedingungen der G-DRGs
- Kostenlose Initialpflegekurse
- Kostenlose Kurse für Menschen mit Demenz
- Gesprächskreis für pflegende Angehörige, Café Auszeit
- Unsere innerbetrieblichen Fortbildungsangebote
- Unsere Selbsthilfegruppen, z. B. Parkinson-Café oder Prostata-Selbsthilfegruppe
- Psychoonkologische Sprechstunde
- Kostenlose Seminarangebote
- Multidisziplinäre Sitzungen

Bezug nehmend auf die Übersetzung des lateinischen Verbs „competere" haben wir einzelne Angebote des KKEL ausgerichtet. „Competere" im Sinne von:
- *zusammentreffen:* Zusammentreffen im Café Auszeit, den Kursangeboten oder/und den aufsuchenden Pflegetrainings

- *zu etwas fähig sein:* Schulungsangebote in den Initialpflege- und Demenzkursen, um die Pflegetätigkeit langfristig leisten zu können; Bildungs- und Beratungsangebote individuell auf den Bedarf der pflegenden Bezugsperson zugeschnitten
- *gemeinsam oder zugleich erstreben:* Sozialberatung, Pflegestufe, Schwerbehinderung, Entlastung der pflegenden Angehörigen, Hilfe und Unterstützung auch nach der Patientenentlassung, Selbstsorgetätigkeit
- *kämpfen:* Unterstützung bei Widersprüchen, Sicherstellung der Versorgungskontinuität, Umgang mit dem Konfliktpotenzial bei der Aufrechterhaltung der Pflegeverantwortung

Gemäß den statistischen Erhebungen der Universität Bielefeld beteiligten sich im Jahr 2013 insgesamt 312 Allgemeinkrankenhäuser, Psychiatrien und Rehakliniken in NRW, Hamburg und Schleswig-Holstein an der Umsetzung des Projektes der familialen Pflege unter den Bedingungen der G-DRGs. Das Kompetenzzentrum KKEL vor Ort, das mit der Implementierung des Projektes erst im März 2013 begann, erreichte spontan 345 Angehörige und belegte von 312 teilnehmenden Institutionen sofort den Rang 19. Mit dem Kompetenzzentrum werden wir viele weitere Angehörige erreichen und der häuslichen Pflege in unserer Region einen Ort und eine Stimme geben.

Eine von vielen Stimmen im Kompetenzzentrum ist die pflegende Angehörige Frau Staude. Im Folgenden sollen Auszüge aus einem Interview wiedergegeben werden, welches Susanne Natinger mit Frau Staude zum Konzept des Kompetenzzentrums geführt hat:

Auszüge aus einem Interview mit Frau Staude, einer pflegenden Ehefrau

S. N.: „Ich danke Ihnen recht herzlich für Ihre Bereitschaft zu diesem Interview und deren Veröffentlichung."

Frau Staude: „Gerne, ich denke, dass alle wissen müssen, dass dieses Kompetenzzentrum für uns pflegende Angehörige ein wahrer Segen ist und für Gladbeck ein Gewinn dazu. Jeder kann bei Ihnen doch Hilfe und Unterstützung bekommen, selbst, wenn er gar kein Patient des St. Barbara-Hospitals war [...]. Man kann einfach reinkommen und dann erhält man alles, Schwerbehin-

dertenausweise, Höherstufungsanträge oder Erklärung zur Patientenverfügung und so weiter [...]"

S. N.: „Welche Erfahrung haben Sie mit dem Kompetenzzentrum KKEL vor Ort gemacht, Frau Staude?"

Frau Staude: „Ja, ich habe im April 2013 von einer Freundin gehört, dass sie hier die kostenlosen Initialpflegekurse anbieten. Und ich war ab dann sofort dabei. Ich habe schon alle Kurse zweimal besucht, auch den Demenzkurs, weil Pflege sich ja verändert. Ich will mal so sagen, dass Sie ja immer individuell auf jeden Teilnehmer eingehen und auf jedes Pflegeproblem. Und man lernt ja immer wieder Neues. Sie erzählen uns ja auch immer, was es an gesetzlichen Änderungen gibt oder welche Pflegehilfsmittel wir einsetzen können, damit die Pflege leichter wird. Das hilft uns allen doch wirklich."

S. N.: „Gerne, genauso sieht das Konzept der familialen Pflege der Universität Bielefeld das vor. Sie haben ja alle Bausteine unseres Konzeptes kennengelernt oder?"

Frau Staude: „Ja, sicherlich. Ihre Pflegetrainerin Sr. Silvia war auch schon bei uns zu Hause; auch mein Mann, den ich ja pflege, kennt sie ja alle. Sie sind einfach da und man weiß immer, an wen man sich wenden muss, wenn's mal schwierig wird oder man Fragen hat. Besonders toll ist aber Ihr Café Auszeit. Da bin ich jeden Monat dabei, man kommt zusammen und man freut sich auch schon die anderen pflegenden Angehörigen wiederzusehen. Wir alle haben doch die gleiche Sorge um den pflegenden Angehörigen, aber ein jeder hat irgendwie doch andere Probleme. Sie gehen aber auf jeden ein und Sie motivieren uns. Sie loben uns auch für unsere Arbeit und sagen immer, nein, Sie fordern immer von uns auch an Selbstsorge zu denken. Das stimmt auch, wenn man nicht auch mal etwas für sich tut, dann hält man die Pflege nicht auf Dauer aus. Und schön ist auch, dass das Café Auszeit so eine Anlaufstelle ist; Sie kümmern sich um Widersprüche oder Anträge, aber Sie haben auch ein Ohr für unsere Nöte und Ängste. Manchmal kommt man zum Café Auszeit und meint, dass es einem schlecht geht, aber dann hört man die anderen reden und denkt, dass es einem noch ganz gut geht. Aber irgendwie schaffen Sie das, dass wir alle so eine „kleine Familie" sind; schon wie Sie uns alle begrüßen, wir umarmen uns und man fühlt sich irgendwie geborgen, ganz ehrlich. Klar, es wird auch bei Ihnen geweint, aber wir lachen doch auch ganz schön oft zusammen. Das tut einfach gut!"

S. N.: „Vielen Dank, das gebe ich gerne an mein Team weiter. Zusammen-fassend könnten Sie folglich bestätigen, dass unser Projekt der familialen Pflege hier im Kompetenzzentrum für Sie eine enorme Unterstützung ist?"

Frau Staude: „Ja, auf jeden Fall, aber nicht nur für mich, mein Mann lernt ja auch immer mit, ich erzähle ihm ja immer alles, was ich so gelernt habe. Aber, wenn man es so nimmt, dann habe ich ja auch viele kennengelernt, die ih-ren pflegenden Angehörigen im St. Barbara-Hospital hatten und da war dann der Erstkontakt zu Ihrem Entlassungsmanagement und von da an dann sofort die Pflegetrainings, Kurse und das Café Auszeit, so irgendwie alles aus einem Guss. Man muss nicht nach Pontius und Pilatus laufen, man bekommt alles, was man braucht von Ihnen [...]"

Abschließend sei folgende Anmerkung gestattet: Aufgrund der vorbehalt-losen Zustimmung und Unterstützung seitens des Direktoriums der KKEL konnten die Visionen bezüglich eines innovativen Entlassungsmanagement-komplexes und der Einrichtung eines Kompetenzzentrums KKEL vor Ort verwirklicht werden. „Im Modell der lernenden Organisation sind die Men-schen diejenigen, die der Organisation ein Gesicht geben und die den Ar-beitsauftrag der Institution erfüllen. Bei jedem Menschen wirken mentale Modelle, die die ureigene Vorstellung von der Welt abbilden, so auch Vorstel-lungen von professionellem Handeln." (Hinz 2008).

Literatur

Ferrentino M.; Wolfsteiner, C. (2008). Erfolgreiche Wege zur Implementierung von Expertenstandards. Nationale Expertenstandards. Die Schwester der Pfleger. 47(2), S. 144–147.

Hinz, H. (2008): (Stand 24.11.2014 http://www.uni-kassel.de/fb1/burow/downloads/ Die%20Lernende%20Organ.%20Hinz.pdf).

Krems, B. (2011): Lernende Organisation (Stand 24.11.2014 http://www.olev.de/l/ lernorg.htm).

Pape, R.; Bostelaar, R. A. (Hg.). (2008): Case Management im Krankenhaus. Aufsät-ze zum Kölner Modell in Theorie und Praxis. Hannover: Schlütersche Verlagsgesell-schaft. S. 13–15.

Schreyögg, G. (1998): Organisation. Grundlagen moderner Organisationsgestaltung. Mit Fallstudien. 2. Aufl. Wiesbaden: Gabler Verlag.

Sens, B.; Wenzlaff, P.; Pommer, G.; von der Hardt, H. (2010): Auswirkungen der DRG-Einführung. Die Qualität hat nicht gelitten. Deutsches Ärzteblatt. Jg. 107, Heft 1–2. (Stand 24.11.2014 https://www.aerzteblatt.de/pdf/107/1/a25.pdf).

Wirtschaftsnachrichten (2013): Heft 3. (Stand 24.11.2014 http://www.wirtschafts-nachrichten.com/docs/129/downloads/wnw-0313.pdf).

Teil 2

Geriatrie und Demenz im Krankenhaus

6 Palliative Care für hochbetagte Menschen

Katharina Heimerl

Wir leben in einer alternden Gesellschaft. Der demografische Wandel stellt eine der größten Herausforderungen des 21. Jahrhunderts dar. Das Altern der Bevölkerung zählt – neben dem Umgang mit knappen Ressourcen und dem Klimawandel – zu den „Grand Challenges" – den großen Herausforderungen, vor denen wir insbesondere in Europa stehen (European Union 2009). Die zunehmende Alterung der Bevölkerung stellt uns als Gemeinschaft vor neue Aufgaben der „Care", der Sorge füreinander. Die moderne Hospizbewegung zeigt im Umgang mit sterbenden Menschen, dass die Solidarität mit den Schwächsten in unserer Gesellschaft möglich ist. Die aktive Sorge der Menschen um- und füreinander – im Sinne von Palliative Care – ermöglicht ein gutes Leben in Teilhabe und Würde, für alle Generationen und insbesondere für die Hochbetagten.

Hospiz und Palliative Care – Lebensqualität bis zuletzt

Längst kann man nicht mehr davon sprechen, dass Tod und Sterben tabuisiert werden. Das verdanken wir der modernen Hospizbewegung, die sich kurz nach dem Zweiten Weltkrieg zu einer Bürgerbewegung formiert hat. An ihrer Wiege standen zwei couragierte Frauen:

Die Britin Cicely Saunders, Krankenschwester, Sozialarbeiterin und Ärztin begann sich in Europa kurz nach dem Zweiten Weltkrieg für eine bessere Versorgung unheilbar kranker Menschen einzusetzen und Sterbenden und ihren Angehörigen wieder einen Platz in dieser Welt zu schaffen. Cicely Saunders' Zugang zu Sterbenden ist geprägt von einer neuen Spiritualität, sie trug sich lange mit dem Gedanken einen religiösen Orden zu gründen. Obwohl Saunders in ihren eigenen Worten mit dem Hospiz, das sie gegründet hat „aus dem Gesundheitssystem ausgezogen ist", so war sie doch stets um Anschluss an das Medizinsystem bemüht, deutlichster Ausdruck dieses Bemühens ist es, dass sie selbst später noch Medizin studiert hat, um sich unter Ärztekollegen verständigen zu können (vgl. Hörl/Saunders 1999).

Widerspenstig und stets in Opposition zum etablierten Medizinsystem lebte die Schweizer Psychiaterin Elisabeth Kübler-Ross, die in den 1970er-Jahren in die USA emigrierte und durch ihre Arbeit in Chicago die internationale Aufmerksamkeit auf die Sorgen und Ängste von sterbenden Menschen gelenkt hat. Ihr Buch „On Death and Dying" („Interviews mit Sterbenden", Kübler-Ross 1969) hat internationale Anerkennung erfahren. In ihren eigenen Worten hat sie „das Sterben aus der Toilette geholt" (Haupt 2006) und Sterbebegleitung zum Thema gemacht.

Beide „Mütter" der modernen Hospizbewegung sind vor einigen Jahren verstorben, ihre Ideen leben weiter und verbreiten sich. Die Hospizbewegung ist mittlerweile zu einer globalen Bewegung geworden. Weltweit nimmt die Anzahl an hospizlichen Einrichtungen rasch zu. Während Christoph Student die Zahl im Jahr 1999 noch mit etwa 3.000 angibt (vgl. Student 1999, S. 23), so wurde bereits fünf Jahre später geschätzt, dass es in etwa 100 Ländern über 8.000 Hospize und Palliative Care Einrichtungen gibt, diese umfassen stationäre Einrichtungen ebenso wie ambulante Dienste und Tageseinrichtungen (vgl. Stjernswärd/Clark 2004, S. 1202).

Im Jahr 1990 hat die Weltgesundheitsorganisation die Philosophie der Hospizidee in der „Definition von Palliative Care" veröffentlicht und 2002 überarbeitet: Palliative Care ist „…ein Ansatz zur Verbesserung der Lebensqualität von Patienten und deren Familien, die mit Problemen konfrontiert sind, die mit einer lebensbedrohlichen Erkrankung einhergehen: durch Vorbeugen und Lindern von Leiden, durch frühzeitiges Erkennen, untadelige Einschätzung und Behandlung von Schmerzen sowie anderen belastenden Beschwerden körperlicher, psychosozialer und spiritueller Art." – So formuliert die Weltgesundheitsorganisation 2002 in der Definition von Palliative Care (WHO 2002).

Hospiz und Palliative Care sind Themen des hohen Alters

Unter guter Versorgung am Lebensende ist zunehmend gute Versorgung im (hohen) Alter zu verstehen: In Deutschland waren im Jahr 2011 die Hälfte aller Verstorbenen 80 Jahre und älter. Die Daten des Deutschen Zentrums für Altersfragen zeigen, dass über drei Viertel (77,1 %) aller 2011 in Deutschland verstorbenen Männer und Frauen 70 Jahre oder älter waren. Mehr als die

Hälfte (51,7 %) war über 80 Jahre alt (vgl. Tabelle 1). Das heißt: Wir sterben nicht nur alt, wir sterben hochbetagt.

Altersgruppe	%
Insgesamt (852.328 Personen)	100,0 %
unter 50 J.	4,5 %
50 – unter 60 J.	6,7 %
60 – unter 70 J.	11,7 %
70 – unter 80 J.	25,4 %
80 J. und älter	51,7 %

Tabelle 1: Sterbefälle in Deutschland nach Altersgruppen 2011
Quelle: © GeroStat – Deutsches Zentrum für Altersfragen, Berlin. Basisdaten: Statistisches Bundesamt, Wiesbaden. Statistik der natürlichen Bevölkerungsbewegung, eigene Berechnungen.

„Alte Menschen haben eindeutig besondere Bedürfnisse, weil ihre Probleme anders und oft komplexer sind, als die junger Menschen." (Davies/Higginson 2004, S. 14). Im Alter erfahren Menschen einen zunehmenden Verlust von Fähigkeiten, vor allem beim Sehen, Hören und in ihrer Mobilität. Es wird damit schwieriger für sie, mit anderen in Kontakt zu treten, und es wird auch schwieriger für ihre Umwelt mit ihnen zu kommunizieren. Dazu kommt, dass Hochbetagte nicht nur an einer Krankheit leiden, ihre „Multimorbidität" nimmt mit dem Alter zu und über 40 % der über 90-Jährigen leiden an Demenz (vgl. Kojer/Heimerl 2009). Nicht nur die Bedürfnisse sind anders im hohen Alter, auch das Lebensende verläuft anders als bei Menschen mit Krebserkrankung, das zeigt eine Forschungsarbeit von Murray und Kollegen (2005):

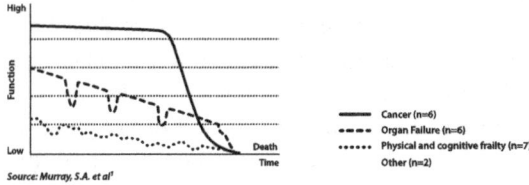

Abb. 1: Krankheitsverläufe („illness trajectories") am Lebensende, Murray et al. (2005).

Für Menschen mit Krebserkrankungen bleibt die Funktion über lange Zeit hoch und die Lebensqualität nimmt erst gegen Ende des Lebens ab, dann aber sehr rasch (Abb. 1: oberste Kurve). Hochbetagte Menschen und Menschen mit Demenz erfahren am Lebensende eine monate- bis jahrelange Phase der zunehmenden Einschränkungen ihrer Möglichkeiten und ihrer Lebensqualität, dazwischen kann es immer wieder Phasen der (relativen) Erholung geben, bevor das Leben quasi langsam verlischt (Abb. 1: unterste Kurve).

Palliative Care beginnt dann, wenn eine unheilbare Krankheit – „life-threatening illness" (WHO 2002) – vorliegt. Alter ist jedoch keine Erkrankung – für diese Erkenntnis machen sich Dammann und Gronemeyer (2010) stark. Dennoch ist es berechtigt, von Palliative Care für Hochaltrige zu sprechen. Alte Menschen sind in hohem Maße „palliativbedürftig" und zwar dann, wenn Schmerzen und Symptome aufgrund der vielfachen Krankheiten und Einschränkungen zur Belastung werden und/oder wenn sie „unheilbar dement" (Kojer 2011) werden. Dann brauchen hochbetagte Menschen umfassende körperliche, seelische, soziale und spirituelle Begleitung, Pflege und Behandlung. Das tritt nicht erst am Lebensende ein, sondern kann über einen langen, oft jahrelangen Zeitraum andauern. Palliative Care für Hochbetagte ist nicht „end of life care", sondern „Lebensbegleitung bis zuletzt" (Kojer/Heimerl 2009).

Palliative Care für Hochbetagte ist Dementia Care

„Wien (OTS) – In Österreich sind geschätzte 200.000 Menschen an Demenz erkrankt. Prognosen gehen davon aus, dass bis zum Jahr 2050 knapp 300.000 Menschen betroffen sind. Eine schlimme Krankheit ist auf dem Vormarsch."

In dieser österreichischen Pressemeldung vom 26.3.2012 ging es um die Bewerbung einer Tagung. Es ist in unserer Gesellschaft durchaus üblich, die Demenz, so wie in dieser Presseaussendung, als „schlimme Krankheit" zu bezeichnen. Aber an dieser Darstellungsweise stimmt einiges nicht:

Zweifelsohne geht die Demenz mit großen Verlusten und mit Leiden einher. Und das nicht nur für die Betroffenen selbst, sondern auch für ihre Angehörigen – sie wird daher auch die „Angehörigenkrankheit" genannt (Ingberg 2007). Dennoch stellt sich die Frage, was oder wem es dient, die Demenz als

„schlimme Krankheit" zu bezeichnen. Auch wenn vielleicht nicht beabsichtigt, so führt die Darstellung dazu, ein Bedrohungsszenario zu verbreiten, Menschen in Angst und Schrecken zu versetzen. Bewusst oder unbewusst wird so am „Wert des Lebens mit Demenz" gezweifelt und die Frage nahegelegt, ob ein Leben mit Demenz „lebenswert" sei. Dazu passt es auch, dass Zahlen hier großzügig nach oben gerundet, also zu hoch angesetzt sind: Im Jahr 2010 waren in Österreich insgesamt etwa 110.000 Frauen und Männer im Alter über 60 von einer Demenz betroffen, es wird geschätzt, dass die Zahl der Menschen mit Demenz in Österreich im Jahr 2050 auf bis zu 260.000 ansteigen wird (Konsensusstatement 2010). In Deutschland sind derzeit etwa 1,5 Millionen Menschen betroffen, es wird geschätzt, dass die Anzahl bis 2030 auf etwa drei Millionen ansteigt (Deutsche Alzheimer Gesellschaft 2014). Vor allem Menschen im hohen Lebensalter leiden an einer Demenz. Während europaweit in der Gruppe der 65–69-Jährigen etwa 1 % von einer Demenz betroffen sind, ist es in der Gruppe der 85–89-Jährigen fast ein Viertel, in der Gruppe der 95–99-Jährigen bereits mehr als ein Drittel (EURODEM 2005 zit. n. Eger et al. 2009).

Statt die Demenz als „Gespenst umgehen" zu lassen und ein Bedrohungsszenario zu beschwören, erscheint es mir angebrachter, darüber nachzudenken, ob und was wir als Gesellschaft von Menschen mit Demenz lernen können und vor allem, wie ein würdigender Umgang mit dieser größer werdenden Gruppe von Menschen gelingen kann (vgl. Wißmann/Gronemeyer 2008).

Demenz – kein medizinisch lösbares Problem

Demenz kann aus verschiedenen Perspektiven gedeutet und verstanden werden. Aus medizinisch-neurologischer Sicht wird unter Demenz keine einheitliche Krankheit, sondern ein Syndrom verstanden. Das heißt, es handelt sich um eine Kombination von kognitiven Symptomen und von Verhaltensveränderungen. Menschen mit Demenz erleiden zahlreiche Verluste: ihr Kurzzeit- und später auch Langzeitgedächtnis ist beeinträchtigt, sie verlieren zunehmend Orientierung und kognitive Fähigkeiten, wie zum Beispiel das abstrakte Denkvermögen und die Möglichkeit zur verbalen Kommunikation. Hinzu kommen, je weiter die Erkrankung fortschreitet, Persönlichkeitsveränderungen und Verhaltensauffälligkeiten.

Berechtigterweise lässt sich die Demenz als unheilbare Krankheit deuten: „Für an Demenz Erkrankte gibt es – bislang jedenfalls – kein Entrinnen. Die Krankheit ist vom ersten Tag an unheilbar" (Kojer 2011, S. 2). Ebenso berechtigt sind die Zweifel daran, dass die Demenz eine Erkrankung im engeren Sinn ist (vgl. Gronemeyer 2013).

Viel können wir aus Palliative Care für den Umgang mit Menschen mit Demenz lernen – und umgekehrt (vgl. Small et al. 2007; Kojer/Heimerl 2009). Menschen mit Demenz erfahren, wenn sie sterben, „zu viel Leiden und zu wenig Palliation" (Aminoff/Adunsky 2004). Menschen mit Demenz leiden am Lebensende, sie sterben unter schwierigen Bedingungen, unter anderem deshalb, weil die Medizin nicht ausreichend auf die besonderen Bedürfnisse von Menschen mit Demenz vorbereitet ist (vgl. Förstl et al. 2010). Es lässt sich nachweisen, dass Menschen mit Demenz nach einem Bruch des Oberschenkelhalses weniger Schmerzmittel erhalten als Gleichaltrige, die kognitiv nicht eingeschränkt sind (vgl. Morrison/Siu 2000). Wir brauchen also bessere Schmerzerkennung und einen besseren Umgang mit Schmerzen für Menschen mit Demenz, keine Frage.

Damit wir „in Ruhe sterben" können, muss der sterbende Mensch der Maßstab allen Handelns werden (Gronemeyer/Heller 2014). Das Lebensende ist für Menschen mit Demenz von Erfahrungen geprägt, die es für sie besonders schwierig machen, in Ruhe zu sterben (vgl. Small et al. 2007):

* Dem natürlichen Sterben geht oft das „soziale Sterben" voraus, im Sinne von Isolation und Einsamkeit.
* Es besteht ein weitverbreitetes Missverständnis, dass Menschen mit Demenz nicht mehr kreativ sein können und ihren Willen nicht mehr äußern können.
* Das Sterben wird hinausgezögert, weil nutzlose und von den Betroffenen nicht erwünschte Therapien angewandt werden.
* Wegen der Schwierigkeiten zu kommunizieren, können die Betreuenden nicht sicher sein, dass Schmerzen und Symptome gut behandelt werden.
* Die sozialen Netzwerke sind oft in erschreckendem Ausmaß erschöpft.

Die Begleitung von Menschen mit Demenz am Lebensende bedarf daher besonderer Aufmerksamkeit und der Fähigkeit der Begleitenden, personzentriert mit den Betroffenen und ihren Angehörigen zu kommunizieren (Kitwood 2004).

Von „Care Institutions" zu „Caring Institutions" (Joan Tronto)

„Woher wissen wir, welche Institutionen gute Sorge anbieten?" So beginnt Joan Tronto (2010) ihren Text mit dem Titel „Creating Caring Institutions: Politics, Plurality, and Purpose" (Sorgende Institutionen schaffen: Politik, Pluralität und Aufgaben). Tronto spricht davon, dass es für „gute Sorge" in Institutionen wichtig ist, dass Machtfragen angesprochen werden und dass es einen „politischen Raum" gibt, den sie auch als jenen Ort bezeichnet, an dem Konflikte gelöst werden können. „Caring Institutions" sind demnach Organisationen, die die Bedürfnisse *aller* Mitglieder (Pflegebedürftige und Pflegende) kennen und beachten. Dazu braucht es vor allem Orte, an denen widersprüchliche Bedürfnisse und Zielsetzungen bearbeitet werden können. „… institutionalisierte Sorge ist besser zu verstehen im Zusammenhang mit Konflikten. So gesehen brauchen Institutionen der Sorge [care institutions] ausgewiesene institutionelle Arrangements, die dazu beitragen, Konflikte in dem Moment zu lösen, wo sie entstehen." (Tronto 2010, S. 168, Übersetzung K. Heimerl)

In den vergangenen 20 Jahren beobachten wir im gesamten deutschsprachigen Raum die Entwicklung einer guten hospizlich-palliativen Sorge in Pflegeheimen (Heimerl/Heller 2012). Mittlerweile ist das weite Feld der ambulanten und stationären Altenhilfe zur innovativen und kreativen Weiterentwicklung von Hospizarbeit und Palliative Care in der sogenannten „Regelversorgung" geworden. Im Krankenhaus ist die Diskussion weiterhin stark auf die Einführung von spezialisierten Teams auf Palliativstationen oder als Konsiliarteams enggeführt, die Entwicklung einer palliativen Kultur (vgl. Bruera 2004) steht in vielen Krankenhäusern noch aus. Diese unterschiedlichen Ansätze machen deutlich, dass eine Entwicklung von Care Institutions hin zu Caring Institutions im Gange ist, auch wenn vielerorts die Bemühungen erst am Anfang stehen.

Hospiz- und Palliativkultur im Pflegeheim

Wir können davon ausgehen, dass im Jahr 2000 zwischen 15 % und 25 % aller Verstorbenen in Deutschland in Pflegeheimen gestorben sind (Jaspers/Schindler 2004, S. 23). Das sind zwischen 130.000 und 210.000 Menschen in Deutschland (Gerostat 2011). Zu viele Menschen, um sie zu ignorieren. So viele Menschen, dass die Bedeutung des Themas Palliative Care im Pflegeheim für jeden Einzelnen, für Alten- und Pflegeheime, für Träger der Altenhilfe und für die Gesundheits- und Sozialpolitik deutlich wird. In Wirklichkeit ist die Zahl der Menschen, die am Lebensende in Pflegeheimen betreut werden, jedoch viel größer. Die Zahlen über Pflegeheime als Sterbeorte schließen jene Bewohnerinnen aus, die bis knapp vor ihrem Tod im Pflegeheim begleitet werden, jedoch wenige Tage oder Stunden vor ihrem Tod noch in ein Krankenhaus eingewiesen werden: Weil der Hausarzt am Wochenende nicht erreichbar ist, weil die Pflegende im Nachtdienst allein und überfordert ist, weil die Bewohnerin und/oder ihre Angehörigen nicht rechtzeitig gefragt wurden, was sie sich am Lebensende wünschen oder weil niemand im Pflegeheim „die Verantwortung" übernehmen kann oder will, dafür, was passieren würde, wenn die Bewohnerin nicht ins Krankenhaus käme.

Pflegeheime sind Frauenwelten: In deutschen Heimen waren 2007 insgesamt 574.000 Mitarbeiter und Mitarbeiterinnen beschäftigt, 85 % davon waren Frauen. Insgesamt 709.000 Pflegebedürftige wurden 2007 in deutschen Pflegeheimen betreut, über drei Viertel davon (76 %) waren Frauen (Pflegestatistik 2007). Elisabeth Reitinger weist daher auf die Bedeutung einer „geschlechtersensiblen Begleitung und Betreuung von alten, pflegebedürftigen Menschen in Organisationen der stationären Altenhilfe" hin (Reitinger 2010, S. 301). Sich an den Bedürfnissen der Betroffenen zu orientieren, ihre Individualität zu respektieren, heißt auf jeden Fall, sie als Frauen oder Männer wahrzunehmen, im Pflegeheim eben überwiegend als Frauen. Es bedeutet, das Bedürfnis ernst zu nehmen, dass eine Bewohnerin nur von einer Frau gewaschen werden möchte und nicht von einem Mann. Oft steckt dahinter mehr als nur Scham (auch das wäre schon bedeutend genug), sondern gerade in der Generation, um die es hier geht, deren Kindheit und Jugend vom Krieg geprägt war, das Erlebnis von sexueller Gewalt.

Zu Hause ist dort, „wo die vertrauten Gesichter sind" (Gronemeyer/ Heller 2011). Das Pflegeheim kann zum Da-Heim werden (Heimerl/Heller/ Kittelberger 2005), wenn vertraute Gesichter dort ein- und ausgehen. Palliative Care im Pflegeheim umsetzen heißt, ein Konzept für den Umgang mit Angehörigen zu haben. Und familiale Pflege (Gröning/Kunstmann 2005) hört schließlich an der Tür zum Pflegeheim nicht auf. Angehörige kennen die Pflegedürftigen besonders gut, wissen über ihre Bedürfnisse Bescheid, haben sie oft seit Jahren gepflegt. Viele Angehörige sind selbst schon hochbetagt, manche gezeichnet von der jahrelangen Pflege. Das Pflegeheim bietet ihnen Halt, die Besuche geben ihren Tagen Struktur. In manchen Pflegeheimen sind die Angehörigen auch noch willkommen, wenn die Bewohnerin schon verstorben ist, kommen noch regelmäßig und machen ein Nickerchen auf der Fensterbank.

Menschen mit Demenz im Krankenhaus

Menschen mit Demenz erleiden immer wieder Verschlechterungen ihres Gesundheitszustandes. Als „Notfälle" werden sie dann in der Akutversorgung unseres Gesundheitssystems, im Krankenhaus, aufgenommen. Im Vordergrund steht die akute Erkrankung oder die Verletzung, die Demenz ist nur eine „Nebendiagnose". Der alte Mensch mit Demenz steht im Hintergrund. Gerade deshalb spielt personzentrierte Kommunikation mit Menschen mit Demenz (Kitwood 2004) eine zentrale Rolle im Alltag aller Mitarbeiter/innen im Krankenhaus. Buchstäblich alle Mitarbeiter/innen im Krankenhaus sind mit Menschen mit Demenz konfrontiert, allerdings kann nicht mit Sicherheit gesagt werden, in welchem Ausmaß das der Fall ist. Das Pflege-Thermometer, eine bundesweite Untersuchung des Deutschen Instituts für angewandte Pflegeforschung (vgl. DIP 2014) geht davon aus, dass zwischen 23 % und 43 % aller Patient/innen im Krankenhaus von einer Demenz betroffen sind.

Inzwischen gibt es im deutschsprachigen Raum zahlreiche Modellprojekte (siehe u. a. Robert Bosch Stiftung 2014) und gute Unterlagen für Angehörige und Professionelle zum „Umgang mit Menschen mit Demenz" (Archibald 2007) mit dem Ziel, das Krankenhaus zu einer „demenzfreundlichen" Umgebung zu machen, in der Menschen mit Demenz als Personen respektiert und ihren Bedürfnissen entsprechend betreut werden.

Compassionate Communities

Alter und Demenz sind keine Krankheiten, Sterben ebenso wenig. Die Bemühungen der modernen Hospizbewegung machen deutlich, dass Sterben Teil des Lebens ist. Dass alte und sterbende Menschen (wieder) Teil unserer Communitys werden, das ist das Ziel von „Compassionate Community" (Kellehear 2013). Dieser neuen Bewegung geht es darum, die Kommunen dazu zu ermächtigen, die Verantwortung für die Sorge für Menschen am Lebensende, für Hochbetagte, für Menschen mit Demenz und Sterbende selbst zu tragen und nicht ausschließlich den Familien und den Institutionen zu überlassen. An der Schnittstelle von Public Health und Palliative Care wäre eine solche Partnerschaft zwischen den zivilgesellschaftlich Engagierten, den Schulen und den Unternehmen einerseits, den Familien und den Gesundheits- und Pflegeeinrichtungen andererseits ein zukunftsweisendes Modell für eine neue Sorgekultur in einer alternden Gesellschaft.

Literatur

Aminoff, B. Z.; Adunsky, A. (2004): Dying Dementia Patients: Too Much Suffering, Too Little Palliation. American Journal of Alzheimers Disease and Other Dementias, 2004 Jul-Aug; 19(4), S. 243–247.

Archibald, C. (2007): Menschen mit Demenz im Krankenhaus. Ein Lern- und Arbeitsbuch für Pflegefachkräfte. Hg. vom Kuratorium Deutsche Altershilfe, Köln.

Bruera, E. (2004): The Development of a Palliative Care Culture. Journal of Palliative Care 20: 4/2004; S. 316–319.

Dammann, R.; Gronemeyer, R. (Hg.) (2010): Ist Altern eine Krankheit? – Wie wir die gesellschaftlichen Herausforderungen der Demenz bewältigen. Frankfurt/M.: Campus.

Davies, E.; Higginson, I. J. (2004): Solid facts. Palliative Care. Copenhagen: World Health Organisation Europe.

Deutsche Alzheimer Gesellschaft (2014): Das Wichtigste. Die Häufigkeit von Demenzerkrankungen. (Stand 12.10.2014 http://www.deutsche-alzheimer.de/fileadmin/alz/pdf/factsheets/infoblatt1_haeufigkeit_demenzerkrankungen_dalzg.pdf).

Eger, K.; Gleichweit, S.; Rossa, M.; Ikemeyer-Fuchs, S.; Schauppenlehner, M.; Grillnberger, I.; Seidl, E.; Walter, I.; Kacetl, P. (2009): Erster österreichischer Demenzbericht. Teil 1. Herausgegeben vom Competence Center Integrierte Versorgung, Wien.

European Union (2009): New Societal Challenges for the European Union. New Challenges for Social Sciences and the Humanities. (Stand 25.02.2014 http://ec.europa.eu/research/social-sciences/pdf/booklet-new-societal-challenges_en.pdf).

Förstl, H.; Bickel, H.; Kurz, A.; Borasio, G. (2010): Sterben mit Demenz. Versorgungssituation und palliativmedizinischer Ausblick. Fortschritte der Neurologie – Psychiatrie 2010; 78 (4): 203–212 DOI: 10.1055/s-0029-1245260.

Gerostat (2014): Gerostat, Deutsches Zentrum für Altersfragen, Berlin. Basisdaten: Statistisches Bundesamt, Wiesbaden – Bevölkerungsstatistik: Geburten und Sterbefälle, (Stand 11.10.2014 http://www.dza.de/informationsdienste/gerostat.html).

Gronemeyer, R. (2013): Das 4. Lebensalter – Demenz ist keine Krankheit. München: Pattloch.

Gronemeyer, R.; Heller, A. (2014): In Ruhe sterben. Was wir uns wünschen und was die moderne Medizin nicht leisten kann. München: Pattloch.

Gröning, K.; Kunstmann, A. (2005): Krise der familialen Altenfürsorge – Krise der Familie oder Krise des Patriarchats? In: IFF Info 22 (2), S. 47–52.

Haupt, S. (2006): Elisabeth Kübler-Ross. Dem Tod ins Gesicht sehen. Ein Film von Stefan Haupt. Berlin: Edition Salzgeber und Co. Medien GmbH, Begleittext, Seite 3, (Stand 12.10.2014 http://verleih.polyfilm.at/elisabeth_kuebler_ross/ekr_ph.pdf).

Heimerl, K.; Eggenberger, E.; Reitinger, E. (2011): Frauen und Männer mit Demenz. Hg. vom Bundesministerium für Gesundheit, Wien. (Stand 12.10.2014 http://www.bmg.gv.at/cms/home/attachments/6/9/4/CH1337/CMS1316599156685/iff_bmg_demenz-folder_barr_14_9_2011.pdf).

Heimerl, K.; Heller, A. (2012): Was bleibt: Nachhaltige Hospiz- und Palliativkultur im Pflegeheim und im Alter. In: Was bleibt? Nachhaltige Palliative Kultur im Alten- und Pflegeheim. die hospiz zeitschrift 1/2012, S. 6–12.

Heimerl, K.; Heller, A.; Kittelberger, F. (2005): Daheim Sterben. Palliative Kultur im Pflegeheim. Freiburg i. Br.: Lambertus.

Ingberg, A. (2007): Am Ende des Gedächtnisses ... gibt es eine andere Art zu leben. Gießen: Brunnen.

Isfort, M., unter Mitarbeit von Klostermann, J.; Gehlen, D.; Siegling, B. (2014): Pflege-Thermometer 2014. Eine bundesweite Befragung von leitenden Pflegekräften zur Pflege und Patientenversorgung von Menschen mit Demenz im Krankenhaus, hg. vom Deutschen Institut für angewandte Pflegeforschung e. V. Köln. (Stand 01.11.2014 http://www.dip.de/fileadmin/data/pdf/projekte/Pflege-Thermometer_2014.pdf).

Jaspers, B.; Schindler, T. (2004). Stand der Palliativmedizin und Hospizarbeit in Deutschland und im Vergleich zu ausgewählten Staaten. Gutachten im Auftrag der Enquete-Kommission des Bundestages „Ethik und Recht der modernen Medizin",

2004. (Stand 05.11.2014 https://www.htwsaar.de/sowi/fakultaet/personen/professoren/prof-dr-robert-rossbruch/aktuelles/gutachten-studien/gutachten-stand-der-palliativmedizin-und-hospizarbeit-in-deutschland-laufzeit-01-05-bis-30-11.2004).

Kellehear, A. (2013): Compassionate Communities: End-of-Life Care as Everyone's Responsibility. London, Monthly Journal of the Association of Physicians.

Kitwood, T. (2004): Demenz. Der person-zentrierte Ansatz im Umgang mit verwirrten Menschen. Orig. Dementia reconsidered (1997), hg. von Christian Müller-Hergl. Bern: Hans Huber.

Kojer, M. (2011): Einleitung: Unheilbar dement. In: Kojer, M.; Schmidl, M. (Hg.): Demenz und Palliative Geriatrie in der Praxis. Wien/New York: Springer, S. 1–8.

Kojer, M.; Heimerl, K. (2009): Palliative Care ist ein Zugang für hochbetagte Menschen – Ein erweiterter Blick auf die WHO Definition von Palliative Care. In: Zeitschrift für Palliativmedizin 10, S. 54–161.

Konsensusstatement „Demenz 2010" der Österreichischen Alzheimer Gesellschaft (2010): In: Neuropsychiatrie. Band 24, Nr. 2. S. 67–87 (Stand 05.11.2014: http://www.gpg tirol.at/fileadmin/media/Veroeffentlichungen/Neuropsychiatrie/heft_24_2.pdf).

Kübler-Ross, E. (2001): Interviews mit Sterbenden. München: Droemer Knaur.

Morrison, S. R.; Siu, A. L. (2000): Comparison of Pain and Its Treatment in Advanced Dementia and Cognitively Intact Patients with Hip Fracture, Journal of Pain and Symptom Management 19 (4), S. 240–248.

Murray, S.; Kendall, M.; Boyd, K.; Sheikh, A. (2005): Illness Trajectories and Palliative Care. 1.007–1011. (Stand 05.11.2014: http://www.cphs.mvm.ed.ac.uk/groups/ppcrg/images/pdf/Murray%20SA%202007%20Scot%20Prim%20Care%2066%2017-19.pdf)

Pflegestatistik (2007): Pflege im Rahmen der Pflegeversicherung. 4. Bericht: Ländervergleich – Pflegeheime, Statistisches Bundesamt. Wiesbaden, 2009.

Reitinger, E. (2010): Gender: Care und palliative Kultur in Organisationen der Altenhilfe. In: Reitinger, Elisabeth, Beyer, Sigrid (Hg.): Geschlechtersensible Hospiz- und Palliativkultur in der Altenhilfe, Frankfurt/M.: Mabuse, S. 299–314.

Robert Bosch Stiftung (2014): Demenzfreundliches Krankenhaus. (Stand 12.10.2014 http://www.bosch-stiftung.de/content/language1/html/37166.asp).

Small, N.; Froggatt, K.; Downs, M. (2007): Living and Dying with Dementia. Dialogues about Palliative Care. Oxford: Oxford University Press.

Saunders, C. (1999): Brücke in eine andere Welt. Was hinter der Hospiz-Idee steht. Hg. und eingeleitet von Christian Hörl, Freiburg i. Br.: Herder.

Stjernswärd, J.; Clark, D. (2004): Palliative Medicine – a Global Perspective. In: Doyle, D.; Hanks, G.; Cherny, N.; Calman, K. (eds.): Oxford Textbook of Palliative Medicine, Third edition. Oxford: Oxford University Press, S. 1197–1224.

Student, J. C. (1999): Das Hospizbuch. Freiburg i. Br.: Lambertus.

Tronto, J. C. (2010): Creating Caring Institutions: Politics, Plurality, and Purpose. Ethics and Social Welfare, 4:2. S. 158–171. DOI: 10.1080/17496535.2010.484259.

WHO (2002): Definition of Palliative Care. National Cancer Control Programmes. Policies and Managerial Guidelines. Part 7, Pain Relief and Pallliative Care, 83–91, Geneva: World Health Organization. 2002. (Deutsche Übersetzung Stand 05.11.2014: http://www.dgpalliativmedizin.de/images/stories/WHO_Definition_2002_Palliative_Care_englisch-deutsch.pdf).

Wißmann, P.; Gronemeyer, R. (2008): Demenz und Zivilgesellschaft – eine Streitschrift. Frankfurt: Mabuse.

7 Angehörige in der Gerontologischen Pflege – Dimensionen einer partnerschaftlichen Pflege

Helen Güther

Einleitung

Die Gerontologische Pflege bewegt sich an der Schnittstelle von professioneller und familialer Pflege älterer Menschen und fragt nach guter Pflegequalität vor dem Hintergrund der Gewährleistung von gutem Leben. Damit berührt ihr fachliches Interesse zugleich immer auch sozial-ethische und politisch-kulturelle Dimensionen. Im Zentrum der Gerontologischen Pflege steht die Langzeitpflege, die sich insbesondere im höheren als auch hohen Alter aufgrund von chronischen, multiplen oder auch progredient verlaufenden Krankheiten, Einschränkungen oder auch psychisch-kognitiven Verhaltensveränderungen (Demenz) einstellen kann. Infolgedessen kommt der Pflege die Besonderheit zu, weniger ein klinisch heilendes (Cure) als vielmehr ein begleitend, gestaltendes und fürsorgendes (Care) Handlungs- und Selbstverständnis auszubilden (vgl. Brandenburg 2014). Gerontologische Pflege versteht sich daher als partnerschaftliche Pflege, die den pflegebedürftigen älteren Menschen in seinen Fähigkeiten und Kompetenzen anerkennt und sich im Prozess der dialogischen Auseinandersetzung manifestiert. Damit einher geht ein Perspektivenwechsel. Die ursprünglich auf den medizinischen Experten hin orientierte, linear-interventionistische Vorstellung, die den pflegebedürftigen Menschen in seinen (biologischen) Defiziten wahrnimmt und beschreibt, ist zugunsten einer Fokussierung auf die Beziehung zweier gleichwertiger Akteure – also auf das *Dazwischen* – neu zu definieren und zu gestalten (vgl. Nolan et al. 2004). Der pflegebedürftige ältere Mensch ist in gleicher Weise wie die Pflegeperson Akteur im Pflegeprozess und als solcher wahrzunehmen (Ressourcenorientierung) und zu unterstützen (Empowerment und Subsidiaritätsprinzip). Diese Perspektive einer partnerschaftlichen Pflege eröffnet darüber hinaus den Blick für *Inter*-Aktionen und ihre entsprechenden Inter-*Akteure* in der Langzeitpflege. Es ist die britische Debatte in der Gerontologischen Pflege, die die Erforschung eines interdependenten Interakteursgefüges bereits in den 1990er-Jahren insbesondere um Mike

Nolan entwickelte. Veranschaulichen lässt sich diese analytische Perspektive der Interdependenz mit dem therapeutischen Viereck *(the therapeutic quadrangle)*, welches im Rahmen psychiatrischer Behandlungen zur Integration verschiedener zu berücksichtigender Akteure Ende der 1980er-Jahre in den USA entwickelt wurde (Rolland 1988, zit. n. Nolan et al. 2012). Es zeichnet ein vielfältiges wechselwirkendes Beziehungsgefüge aus Krankheit und Behinderung *(illness/disability)*, älterer Person *(older person)*, Pflegeexperte *(professional)* und vor allem auch Familienangehörigen *(family carer)*. Vor dem Hintergrund dieses partnerschaftlichen Selbstverständnisses stellt sich dann nicht nur die Frage nach der guten Beziehungsgestaltung zum pflegebedürftigen älteren Menschen, sondern auch zur Gestaltung der Partnerschaft mit (pflegenden) Angehörigen.

Der folgende Beitrag reflektiert aus diesem Grund die Situation pflegender Angehöriger innerhalb des deutschen Pflegesystems. Darüber hinaus findet eine vertiefte Auseinandersetzung mit der Angehörigenpflege als soziales Konstrukt statt. Verschiedene Bilder und handlungsleitende Konzepte werden herausgearbeitet und stellen die Mehrdeutigkeit dieser Personengruppe heraus. Ausgehend von dieser Erkenntnis wird die Notwendigkeit zur Gestaltung partnerschaftlicher, demokratischer Rollenbildung und Zielvorstellung in der Gerontologischen Pflege von und mit pflegenden Angehörigen unter dem Konzept der „partnerschaftlichen Pflege" diskutiert. Damit werden zugleich Kernaspekte der Gerontologischen Pflege sichtbar, die eine machtsensible Analyse und das Personsein rehabilitierende, anerkennende Haltung vertritt.

Angehörigenpflege – Positionierungen in Pflegepraxis und Wissenschaft

Dass die Pflege bei älteren Menschen insbesondere in Deutschland (noch) überwiegend von den Familien und hier von den Frauen übernommen wird, belegen seit Jahrzehnten repräsentative Panelstudien (vgl. TNS Infratest 2002 zit. n. Schneekloth/Wahl 2005 und zuletzt im sozio-ökonomischen Panel [SOEP] 2010 zit. n. Rothgang et al. 2012). „Auf einen pflegenden Mann kommen […] zwei pflegende Frauen" (Rothgang et al. 2012, S. 87). Unbestritten – auch wenn die Prognosen verschiedentlich eine Auflösung der familialen Pflegebereitschaft erwarten lassen – gilt die Familie als der „größte Pflegedienst der Nation" (Landtag NRW 2005 zit. n. Meyer 2006, S. 12). 2011 verzeichnet die Pflegestatistik für die Pflege zu Hause ein Versorgungsvolumen von 70 % aller Pflegebedürftigen mit Pflegestufe. Davon werden zwei Drittel der Pflegebedürftigen ausschließlich durch Angehörige ohne Unterstützung ambulanter Pflegedienste versorgt (vgl. Statistisches Bundesamt 2013, S. 5). Andererseits gilt die pflegende Familie in der Wissenschaft als eine Entdeckung der vergangenen 15 Jahre (vgl. Brody 1995) – respektive heute 35 Jahre – und damit als ein relativ junges Forschungsgebiet, dies dafür mit großem Eifer. Der in den 1990er-Jahren publizierte Umfang an Studien zur Angehörigenpflege erreichte eine schon damals nahezu unüberschaubare Fülle an vorrangig empirischen Daten (vgl. Twigg/Atkin 1994). Die neu eingeführte Redewendung vom „pflegenden Angehörigen" hat sich inzwischen zu einem feststehenden Begriff etabliert, der auch Eingang in die Angebotsstruktur des Gesundheits- und Pflegewesens (vgl. § 19 SGB XI: Begriff der Pflegeperson) und die öffentlichen Berichterstattungen und Erfahrungsberichte gefunden hat. Befördert wird dieses Interesse durch die (populär-)wissenschaftliche Diskussion um eine demografisch alternde Gesellschaft in den größeren Industrienationen. Im Zuge dessen erscheint in Deutschland ein sozialpolitisches Interesse an der Pflege durch Angehörige als Versorgungsressource eines ansonsten unbezahlbar vermuteten Pflegeaufkommens. Mit der Leitformel „ambulant vor stationär" wird die Pflege in der Familie als vorrangiges Versorgungssetting angestrebt. Im internationalen Vergleich kommt Deutschland (zusammen mit süd- und osteuropäischen Ländern wie Österreich, Italien, Spanien, Griechenland, Portugal, Polen u. a.) daher der Status eines „familienbasierten Pflegesystems" zu. Im Gegensatz dazu wird in den nordeuropäischen Staaten (wie Dänemark, Finnland, Norwegen, Schweden) ein „servicebasiertes Pflegesystem" umgesetzt, welches den Akzent von den Familien auf eine stärker ambulante Pflegedienstleistung verschiebt (Heintze 2012, S. 15).

In der Forschung wird die Angehörigenpflege zunächst eher nach pragmatischen Gesichtspunkten definiert. Häufig verwendet wird die Beschreibung entlang von soziodemografischen Maßen wie Alter der zu pflegenden Person (> 65 Jahre), zeitlicher Umfang und Art der Pflegeleistung sowie die Differenzierung in primäre (hauptverantwortliche) und sekundäre Pflegepersonen (Mitglieder des weiteren familialen Umfelds). Verfolgt man die wissenschaftliche Entwicklung zur Beforschung der Angehörigenpflege, lässt sich etwa folgender Verlauf nachzeichnen: Unter dem verbreiteten Paradigma eines soziologischen Funktionalismus (Parsons) untersuchten Forscher in den 1950er- bis 1960er-Jahren Familie noch unter dem Aspekt obligatorischer intergenerationeller Transferleistungen. Gerade das Moment der verpflichtenden Fürsorge für Frauen wurde jedoch in den 1970er- und 1980er-Jahren durch den aufkommenden Feminismus infrage gestellt. Problematisiert wurde die Benachteiligung der von Frauen geleisteten Fürsorgetätigkeit als unbezahlte Arbeit (vgl. Twigg/Atkin 1994). Die Entdeckung der in nicht unbedeutendem Umfang (konstant ca. 37 %) pflegenden Männer in der Angehörigenpflege – insbesondere in der Altersgruppe der über 80-Jährigen (vgl. TNS Infratest 2002 zit. n. Schneekloth/Wahl 2005; SOEP 2010 zit. n. Rothgang et al. 2012) – hat die Debatte um soziale Gerechtigkeit in der familialen Pflege weiter vertieft. Heute werden genderübergreifende Probleme der Privatisierung von sozialen Risiken, der Abwertung von Sorgetätigkeiten und das Paradigma der Wahlfreiheit kritisch thematisiert (vgl. Kumbruck et al. 2010; Backes et al. 2011; Gröning 2012). Damit steigt auch das Bemühen, einer Polarisierung von Lösungsstrategien (Familie *oder* Beruf) entgegenzuwirken und integrative Vereinbarkeitsstrategien (Familie *und* Beruf) zu entwickeln (vgl. Vier Länder Studie „Carers@Work"). Damit gilt es, familiale Fürsorge in gleicher Weise wertzuschätzen wie eine Berufstätigkeit und die mit ihr einhergehenden Kompetenzen zu würdigen (vgl. Büscher/Schnepp 2011; Zeman 2005). Die solchermaßen geforderte Anerkennung bedarf dann einer politischen Debatte um den rechtlich verankerten „Schutz der späten Familie" vor Diskriminierung und sozialer Exklusion (Gröning 2012, S. 187 urspr. Thiele 2002). Dabei beginnt eine Destigmatisierung von familialer Pflege schon in der Reflexion impliziter normativ gefärbter Leitbilder und Konzepte in der Wissenschaft.

Bilder und Konzepte von der Angehörigenpflege

Zunächst scheint die Auseinandersetzung mit der Angehörigenpflege geprägt durch selbstverständliche, natürlich anmutende Annahmen über die Familie als Hort der Fürsorge und Geborgenheit. Der Mythos der „altenfreundliche(n)

Großfamilie" (Zeman 2005, S. 247), der den Alten ein Gnadenbrot zuteilwerden lässt, sie mitversorgt und ihnen einen Platz im Familienalltag ermöglicht, steht hier Vorbild. Tatsächlich hat es diese Form der familiären Für- und Alterssorge in der Geschichte Mittel- und Westeuropas nur selten gegeben. Zum einen, weil ältere, pflegebedürftige Menschen in der Menschheitsgeschichte nicht in dem heute gekannten Umfang lebten. Zum anderen, weil es die Struktur der Großfamilie in Europa kaum gegeben hat. Am ehesten fanden sich Dreigenerationenfamilien auf dem Land in bäuerlichen Familien. Hier war es Tradition, dass der Besitz der alternden Eltern an ihre Kinder übergeben wurde mit der Auflage, ihnen die Versorgung im Alter zu sichern. Geprägt wurde das Bild der generationsübergreifenden Großfamilie aber vor allem im 19. Jahrhundert, als Sozialreformer den sozialen Zusammenhalt in der industrialisierten Gesellschaft im Zuge eines zunehmenden Individualismus stärken wollten (vgl. Mitterauer/Sieder 1991).

Autonomieorientierte Konzepte

Jenseits des Volksmythos der Großfamilie lassen sich in der Literatur vor allem der Gerontologie geradezu entgegengesetzte theoretische Konzepte der Familie finden. Hier ist auf das vielzitierte soziologische Konzept von der „Intimität auf Abstand" (vgl. Rosenmayr/Köckeis 1968) und auf das psychologische Konzept von der „filialen Reife" (vgl. Bruder 1988) näher einzugehen. Beiden Ansätzen gemeinsam ist die Ausrichtung an autonomen Lebensvollzügen. Empirisch basiert wohnt ihnen auch ein normatives Moment des „Unabhängigseins" inne, welches einen Kontrapunkt zum Ideal der sorgenden Großfamilie bildet.

Die österreichischen Soziologen Leopold Rosenmayr und Eva Köckeis führten Ende der 1950er-Jahre Untersuchungen über „Sozialkontakte" älterer Menschen in Wien durch. Sie interessierte die Einstellung älterer Menschen bezüglich ihres Wunsches nach einem Zusammenleben mit ihren erwachsenen Kindern. Die Daten gaben Anlass zu der Einschätzung: „man will nicht *mit* den Kindern, aber in deren *Nähe* wohnen" (Rosenmayr/Köckeis 1968, S. 113, Hervor. im Orig.). Studien in anderen industrialisierten, städtischen Regionen wie Köln oder in den USA bestätigten dieses Ergebnis. Das Konzept der „filialen Reife" hingegen erhielt seine Bedeutung im Kontext psychosozialer Beratung von Angehörigen (insbesondere der pflegenden

Töchter) demenzerkrankter Menschen. Seine Wurzeln reichen ebenfalls bis in die 1960er-Jahre auf die amerikanische Sozialarbeiterin Margret Blenkner zurück. Nach einer Modifizierung durch den Mediziner Jens Bruder (1988) umfasst das Modell drei Dimensionen: Erstens geht es darum, eine emotionale Autonomie des Angehörigen gegenüber dem pflegebedürftigen Elternteil (zurück) zu gewinnen, um das subjektive Belastungserleben zu mildern. Zweitens verbindet sich damit die Befähigung zur Abgrenzung, um die eigene Fürsorgefähigkeit zu erhalten. Drittens bedarf es einer Kontrolle von Schuldgefühlen der pflegenden Kinder gegenüber dem pflegebedürftigen Elternteil insbesondere in Situationen herausfordernden Verhaltens. Damit gerät die biografische Beziehung und Bindungsqualität von Pflegebedürftigem und pflegendem Angehörigen stärker in den Blick.

Lebensweltorientierte Konzepte

Mit Bezug auf das Konzept der Lebenswelt finden sich zwei weitere Beschreibungen dessen, was Angehörigenpflege ist bzw. sein soll. Zeman formuliert Angehörigenpflege als Form der „alltagsorientierten Sorgearbeit" (Zeman 2005, S. 252). Zum Ausdruck gebracht wird hier die Vorstellung, dass familiale Pflege eine eigene Handlungssphäre bildet, die von der professionellen Pflegepraxis abzugrenzen ist und sich in einer eigenen Logik bestimmt. Das Konzept der Lebenswelt, abgeleitet aus der Phänomenologie Husserls, betont die subjektive Perspektive pflegender Angehöriger auf die Pflegesituation und verweist auf die Bedeutung der Aufrechterhaltung und Wiederherstellung von Alltagsnormalität unter der Pflegesituation verbunden mit dem Erhalt von Identität und sozialer Integration (vgl. Edvardsson et al. 2010). Diese spezifische Perspektive der Alltagsbewältigung gilt es aus Sicht der Pflegeexperten zu erschließen, aber auch zu respektieren. Gleichzeitig weist Zeman (2005) strukturelle Unterschiede zwischen der familialen Lebenswelt (wie Wunsch nach Unabhängigkeit und Komplexität der biografisch geprägten Beziehungsverhältnisse) und der beruflichen Pflege (wie Fachsprache und Arbeitsteilung) aus. Für die Pflegewissenschaft ergibt sich aus dieser Bestimmung die Interventionsfrage nach der Herstellbarkeit von Anschlussfähigkeit von fachlichen Unterstützungsangeboten an die familialen Bedürfnisse. Zeigen doch Daten zum Inanspruchnahmeverhalten von Unterstützungsangeboten des SGB XI durch pflegende Angehörige – wenn auch zunehmend – immer noch bescheidene Ausmaße (vgl. Rothgang et al. 2013 und zur Inanspruchnahme von Beratung durch Pflegestützpunkte vgl. BMG 2011, S. 67).[10] Ebenfalls von Relevanz sind die bislang wenig analysierten innerfamilialen (Macht-)Prozesse zur Bildung von „typischen" Pflegearrangements, die dazu führen, dass vorrangig Frauen die häusliche Pflege übernehmen (vgl. Gröning 2012).

Sozialpolitisch orientierte Konzepte

Diese strikte Trennung in lebensweltliche Familienpflege und fachpraxisorientierte berufliche Pflege findet sich auch in der Differenzierung in informelle vs. formelle Pflege innerhalb des sozialpolitischen Kontextes wieder. Generell sind beide Formen als sich ergänzende Versorgungsinstanzen gedacht, die aufeinander Bezug nehmen sollen. Mit dem Konzept des Wohlfahrtsmix wird eine „neue Pflegeorientierung" als notwendig empfohlen, um nicht zuletzt den hohen Belastungen von pflegenden Angehörigen zu begegnen (vgl. Evers 2011). Das in den 1980er-Jahren entwickelte Konzept formuliert einen wohlfahrtsstaatlichen Ressourcenpluralismus, der sich aus den verschiedenen Handlungssphären Markt, Staat und Gemeinschaft (dritter zivilgesellschaftlicher Sektor) zusammensetzt. Damit gewinnt die Familie formal konzeptionell die Anerkennung als gleichberechtigter Verhandlungspartner (ebd.). Inwieweit die komplementäre, eher funktionalisierte, expertengesteuerte Versorgungsphilosophie einer subsidiären Unterstützung (verstanden als Hilfe zur Selbsthilfe) entspricht, bleibt noch zu diskutieren. Derzeitige Debatten um das Konzept des Wohlfahrtspluralismus weisen jedoch eher auf ein (marktwirtschaftliches) Interesse der Entfamilisierung hin. „Es geht

---

10 Die britische Literatur eröffnet an dieser Stelle eine deutlich kritische Debatte hinsichtlich der Wahrnehmung und des Selbstverständnisses der professionellen Pflege gegenüber pflegenden Angehörigen. Mit dem Ausdruck „Carers – the unacknowledged experts" (vgl. Brown et al. 2001, S. 28) stellen die Autoren schon vor mehr als zehn Jahren grundsätzlich die Frage nach einer einseitig verstandenen Professionalität. Ähnlich der Debatte in der Heilpädagogik wird hier die Erfahrungskompetenz der Betroffenen im Umgang mit chronischer Krankheit und Behinderung als eine eigene Expertise gegenüber dem fachlichen Wissen von beruflich Tätigen stark gemacht. Überwunden werden soll im Kontext von Pflegesituationen damit eine hierarchisierende Einschätzung der Kenntnis von beruflichen Pflegeexperten über das individuelle Erfahrungswissen von pflegenden Angehörigen, welche bisweilen abwertend als „Laien" eingeschätzt werden (ebd).

heute mehr um ‚entlastende Dienste' als um eine Weiterentwicklung der früheren Ansätze zur materiellen Anerkennung von häuslicher Erziehung und Sorgearbeit" (Evers 2011, S. 279). Die soziale Realisierung von Angehörigenpflege steht damit nicht zuletzt in Abhängigkeit zu machtvollen Steuerungsprozessen.

Aufschluss über unterschiedliche Formen der Integration aber auch Positionierung von pflegenden Angehörigen im Sozial- und Pflegesystem geben die britischen Forscher Twigg und Atkin (1994) in vier Modellen und analysieren die damit verbundenen unterschiedlichen Konsequenzen für die Betroffenen:

- Carers as resources,
- Carers as co-workers,
- Carers as co-clients,
- Superseded carer.

Im ersten Model der „Carers as resources" werden Angehörige als (kostengünstige) Quelle sozialer Unterstützung und Pflegeversorgung verstanden. In diesem Konzept richtet sich der Fokus der wohlfahrtsstaatlichen Unterstützungsangebote zumeist ausschließlich auf die pflegebedürftige Person. Interessen und Bedürfnisse (auch Interessenkonflikte zum Pflegebedürftigen) der Angehörigen werden nicht wahrgenommen. Angehörigenpflege gilt als eine „taken-for-granted social reality" (Twigg/Atkin 1994, S. 12, vgl. auch die sozialrechtliche Vorrangsregelung „ambulant vor stationär" im SGB XI). Demgegenüber finden im zweiten Modell des „Carers as co-workers" die Bedürfnisse pflegender Angehöriger zwar teilweise Berücksichtigung – insofern als ihre Arbeitskraft und Motivation zu erhalten ist – dennoch bleibt die Position des Angehörigen instrumentalisiert zum Wohl des Pflegebedürftigen. In der Konsequenz erfolgen professionelle Dienstleistungen zur Ergänzung von familialer Pflegeleistung (vgl. Wohlfahrtsmix). Im dritten Modell des „Carers as co-clients" wird hingegen ganz das Wohlbefinden des Angehörigen in den Blickpunkt gerückt. Umfassende Studien und repräsentative Daten (vgl. BMG 2011) belegen die durchweg hohen Belastungsangaben von pflegenden Angehörigen und begründen ein Bedürftigkeitsverhältnis des pflegenden Angehörigen zum Wohlfahrtsstaat. Der Gewinn dieses Modells liegt in der Fokussierung auf die gesundheitlichen (psychischen und physischen) Belastungen von Angehörigen. Der damit verbundene Preis liegt bisweilen in einem therapeutisierenden Umgang und Interventionsangebot (vgl. Gröning 2005). Sozialstrukturelle Ungleichheiten (wie z. B. finanzielle Belastungen und Gender) werden dabei kaum problematisiert. Eine neutrale Annäherung versucht das vierte Model des „superseded carers". Gleichberechtigt, aber losgelöst voneinander sollen sowohl die Bedürfnisse der pflegebedürftigen Person als auch des pflegenden Angehörigen wahrgenommen und ihnen jeweilig entsprechende Unterstützung angeboten werden. Ziel ist es, zum einen die Unabhängigkeit des Pflegebedürftigen zu schützen und zu stärken (vgl. Schulungsangebote für pflegende Angehörige, Selbsthilfegruppen u. a.). Zum anderen gilt es, das Wohlbefinden der pflegenden Person zu forcieren (ebd.). Damit wird der Versuch unternommen, Angehörigenpflege zu entfunktionalisieren.

Offensichtlich wird mit dieser Differenzierung vor allem die Mehrdeutigkeit von Angehörigenpflege (ebd.). Angehörigenpflege, pflegende Angehörige oder auch pflegende Familien sind damit letztlich soziale Konstrukte, die abhängig von ihrem jeweiligen Herkunfts- und Gebrauchskontext mit unterschiedlichen Be- aber auch (normativen) Zuschreibungen als auch kulturellen Prägungen (vgl. Blinkert/Klie 2004) verbunden sind. „Caregiving is a term that does not have a clear definition, because the definition is dependent on the context in which it is used" (Liu/Gallagher-Thompson 2009, S. 88). Dies bedeutet auch, dass die Frage, wie Angehörigenpflege zu gestalten ist, verhandelbar und in seinen konstruierten Bezügen reflektierbar bleiben muss. In diesem Sinne stellt das Konzept der partnerschaftlichen Pflege als dialogisches, reflektierendes Konzept ein geeignetes Handlungskonstrukt Gerontologischer Pflege dar. Die Fragen nach gesellschaftlich-kulturellen, historischen und institutionellen Rahmenbedingungen erlaubt ein erweitertes Verständnis der Zwänge und Nöte, die sich auf der Interaktionsebene beobachten lassen. In diesem Sinne ist auch eine selbstkritische Einschätzung von pflegerischen Handlungsstrategien möglich (vgl. Kohlen 2010; Güther 2015).

Zielperspektive partnerschaftliche Pflege (Partnership Care)

Die partnerschaftliche Pflege bildet einen offenen Verhandlungsraum. Ideal gedacht und am Wert des „Personseins" orientiert, soll eine Beziehung beschrieben werden, die die Würde der interagierenden Personen unabhängig von ihrem Vermögen oder ihrer Funktion (als Pflegeexperte oder Angehöriger) respektiert und ein gleichberechtigtes Miteinander und eine Begegnung auf Augenhöhe ermöglicht. Es geht um das gemeinsame Aushandeln von Interventionen und ihrer Planung im Verlauf der Pflegesituation. Offen ist der Verhandlungsraum dahingehend zu gestalten, als dass das Ergebnis nicht schon im Vorhinein festgelegt ist, sondern in diskursiven Prozessen erarbeitet wird. Damit orientiert sich die partnerschaftliche Pflege an einem demokratischen Denken (vgl. Gallant et al. 2002) und bedarf insofern der Berücksichtigung mehrerer unterschiedlicher und auch kontroverser Perspektiven verbunden mit dem Bestreben, diese in einen Konsens münden zu lassen.

Multiperspektivität (The Senses Framework)

Ausgehend von diesen Überlegungen ist das Modell der sechs Sinndimensionen (The Senses Framework, 1997) nach Nolan als ein Orientierungsrahmen einer partnerschaftlichen Handlungspraxis zu verstehen (vgl. Nolan et al. 2012). Nolans Framework leitet sich ab aus empirischen Forschungsarbeiten zu der Frage, welche Zielvorstellungen und Ansprüche an eine gute Pflege sich bei pflegebedürftigen älteren Menschen, bei Pflegepersonen und Angehörigen (also innerhalb der sogenannten Pflegetriade) gleichermaßen finden lassen. Erfasst wurden sogenannte „Senses" (Sinndimensionen), d. h. Zielgrößen auf bestehende Bedürfnisse, die aus allen drei Akteursperspektiven als sinnvoll erfahren bzw. erwünscht werden. Dies sind: das Erleben von Sicherheit und Schutz, Zugehörigkeit und biografischer Kontinuität, sowie Zweckgerichtetheit, (Selbst-)Erfüllung von Lebenszielen und Bedeutung für andere haben. Diese Sinndimensionen verbinden verschiedene Akteure, die in der Situation der Langzeitpflege gleichermaßen mit Fragen der Lebensgestaltung angesichts von dauerhaft funktionellen Einschränkungen und Hilfebedürftigkeit konfrontiert sind. Für Angehörige mag dies die Frage nach dem Schutz des zu Pflegenden sein als auch die der eigenen sozialen Absicherung (bei z. B. Einschränkungen in der Berufstätigkeit oder gesundheitlichen Einbußen infolge der Pflegeleistungen). Aber auch das Bedürfnis nach Zugehörigkeit und Anerkennung des Geleisteten sowie die Ermöglichung eigener biografisch relevanter Lebensziele dürften vor dem Hintergrund immer wieder dokumentierter sozialer Ausgrenzung von zentralem Gewicht sein.

Das Senses Framework stellt somit einen Rahmen zur Wahrnehmung möglicher Mangelsituationen für alle Beteiligten dar. Umgekehrt bilden diese Dimensionen Orientierungsparameter für gelingende Pflegesituationen und -arrangements. Dabei ist zu betonen, dass es sich um ein Gerüst handelt, welches in der individuellen Begegnung und Pflegesituation in den jeweiligen Dimensionen wieder dialogisch zu konkretisieren gilt. Damit bietet das Modell der Gerontologischen Pflege vor allem einen konzeptionellen Rahmen, der über eine noch immer verbreitete aufgabenorientierte, funktionale Pflege hinausweist. Zugleich werden die gestiegenen Ansprüche an die Gerontologische Pflege durch erhöhte Komplexität deutlich ausgewiesen.

Dies bedeutet, dass trotz aller Errungenschaften hinsichtlich der Zielsetzung in der Gerontologischen Pflege durch dieses Modell die Umsetzungspraxis nicht unproblematisch ist. Hier stellen sich insbesondere Fragen nach der tatsächlich gelebten Machtverteilung und Aushandlungspraxis. Durch wen, durch was und wie werden die Beziehungsverhältnisse innerhalb der Pflegetriade (pflegebedürftige Person, Pflegeperson, Angehörige) tatsächlich verhandelt (vgl. Cheek 2003)? Dies bedeutet, dass die Partnerschaftlichkeit sich letztlich in der konkretisierten Interaktion beweisen muss. Damit liegt die Realisation zum einen in der Verantwortung und der Kompetenz der beruflichen Pflegeperson, eine *gelingende* Partnerschaft einzuleiten und herzustellen und bedarf daher der Bildung und Personalentwicklung[11]. Um diese Kompetenzen einbringen zu können, bedarf es darüber hinaus entsprechender Rahmenbedingungen, dialogische Handlungs- und Kommunikationsräume zu ermöglichen. Zum anderen bedarf es auch eigenständiger (Rechts-)Positionen für pflegende Angehörige. Zu prüfen wäre beispielsweise, inwieweit nicht nur gegenüber der pflegebedürftigen Person eine staatliche Schutzpflicht (vgl. Moritz 2013) besteht, sondern auch gegenüber

---

11 Zeman (2005) beschreibt ihre Rolle mit Fähigkeiten zur:
- Schaffung von Balancen,
- Wahrung individueller Perspektiven,
- Kooperation („mit" den Beteiligten – nicht „für"),
- Kompatibilität und Konsensualität der Perspektiven (der beruflichen Pflege gegenüber Angehörigen),
- Kommunikative Kompetenz und Reflexion (metakommunikativer Raum),
- Aushandlungen von Zielen im Pflegeprozess,
- Empowerment: Mitbestimmung, Partizipation, Verhandlungspartner sein.

pflegenden Angehörigen. Klie (2014) weist zudem auf eine notwendige Erweiterung des Familienrechts um den Aspekt der Pflege von älteren Familienmitgliedern als auch eine verantwortliche Auseinandersetzung mit in den Bereich der Illegalität gedrängten ausländischen Pflegehilfen hin.

Konklusion: Betonung der partnerschaftlichen Pflege als rehabilitative, anerkennende Haltung

Partnerschaftliche Pflege hat also die Pflege von Beziehungen zum Gegenstand mit dem Ziel der Beförderung des guten Lebens. Dazu berücksichtigt sie die verschiedenen Perspektiven aller Akteure und spricht ihnen eine je eigene Gültigkeit zu. Die solchermaßen entstehende Komplexität in der Auseinandersetzung Gerontologischer Pflege mit dem spezifischen Fokus auf die pflegende Familie bedarf einer mehrdimensionalen Betrachtungsweise, um Handlungsspielräume zu eröffnen. Das Potenzial einer partnerschaftlichen Pflege liegt in seiner anerkennenden Haltung (vgl. Schoot et al. 2005, S. 19), die den Dialog ermöglicht und die eine offene und vor allem reflektierte – nicht verschämt ausweichende und entweihende – Begegnung (vgl. Gröning 1998) sucht.

„Das Paradigma der Verständigung wird zum Kernpunkt" (Friesacher 2011, S. 378) einer kritischen, machtsensiblen und ermöglichenden Haltung in der Langzeitpflege. Bezogen auf die Angehörigenpflege bedeutet dies, Angehörige in ihrer je eigenen Form der Fürsorge und Pflegesituation zunächst wertfrei anzuerkennen und ihre komplexe Eingebundenheit in kulturelle und historische Wertmuster und Herrschaftsansprüche innerhalb eines pluralen Akteursgefüges und marktwirtschaftlich orientierten Pflegesystems zu reflektieren. Dazu bedarf es immer wieder, die Perspektive von pflegenden Angehörigen zu beleuchten und zum Tragen zu bringen – die Wünsche und Bedürfnisse genauso wie die Erfahrungen, das individuelle Wissen und Können und die Bereicherung (vgl. Kohlen 2013). Nicht zuletzt stellt sich in einer rekonstruktiv verstehenden Auseinandersetzung der Gerontologischen Pflege mit der Perspektive von pflegenden Angehörigen immer auch die Frage nach dem eigenen fachpflegerischen Selbstverständnis. Dazu gehört dann auch die Fähigkeit sowohl zum inneren, selbstkritischen Dialog der beruflich pflegenden und forschenden Akteure als auch der Mut eine klare Position inmitten der Vielzahl der Perspektiven zu behaupten und zu vertreten und ehrliche Kritik zu üben. Die anerkennende, partnerschaftliche Haltung der Gerontologischen Pflege in der Pflegetriade erlaubt schließlich einen Beitrag zum Schutz der „späten Familie", indem sie pflegende Angehörige befähigt, ihrerseits gleichberechtigte und mitgestaltende Partner innerhalb der Pflegetriade zu sein. In diesem Sinne kommt der Gerontologischen Pflege ein rehabilitativer Wert gegenüber pflegenden Familien zu.

Literatur

Bundesministerium für Gesundheit [BMG] (2011): Abschlussbericht zur Studie „Wirkung des Pflegeweiterentwicklungsgesetzes" (Stand 15.04.2014: http://www.bundesgesundheitsministerium.de/fileadmin/dateien/Publikationen/Pflege/Berichte/Abschlussbericht_zur_Studie_Wirkungen_des_Pflege-Weiterentwicklungsgesetzes.pdf).

Backes, G. M.; Wolfinger, M.; Amrhein L. (2011): Geschlechterpolitik zu Pflege/Care. Anregungen aus europäischen Ländern. Expertise im Auftrag der Abteilung Wirtschafts- und Sozialpolitik der Friedrich-Ebert-Stiftung. WISO Diskurs. (Stand 16.06.2014: http://library.fes.de/pdf-files/wiso/08222.pdf).

Blinkert, B.; Klie, T. (2004): Solidarität in Gefahr? Pflegebereitschaft und Pflegebedarfsentwicklung im demographischen und sozialen Wandel; die „Kasseler Studie". Hannover: Vincentz Network.

Brandenburg, H. (2014): Auf dem Weg zur Gerontologischen Pflege. In: Becker, S.; Brandenburg, H. (Hg.): Lehrbuch Gerontologie. Gerontologisches Fachwissen für Pflege- und Sozialberufe – Eine interdisziplinäre Aufgabe. Bern: Huber. S. 273–285.

Brody, E. M. (1995): Prospects for Family Caregiving: Response to Chance, Continuity, and Diversity. In: Kane, R. A.; Penrod, J. D. (Hg.): Family Caregiving in an Aging Society. Policy Perspectives. Family Caregiver Applications Series Vol. 5. Thousand Oaks u. a.: SAGE. S. 15–28.

Brown, J.; Nolan, M.; Davies S. (2001): Who's the expert? Redefining lay and professional relationships. In: Nolan, M.; Davies, S.; Grant, G. (Hg.): Working with older people and their families – key issues in policy and practice. Maidenhead: Open University Press. S. 19–32.

Bruder, J. (1988): Filiale Reife – ein wichtiges Konzept für die familiäre Versorgung kranker, insbesondere dementer alter Menschen. Zeitschrift für Gerontopsychologie & -psychiatrie 1 (1). S. 95–101.

Büscher A.; Schnepp W. (2011): Die Bedeutung von Familien in der pflegerischen Versorgung. In: Schaeffer, D.; Wingenfeld, K. (Hg.). Handbuch Pflegewissenschaft. Weinheim, München: Juventa. S. 469–487.

Carers@work. Zwischen Beruf und Pflege: Konflikt oder Chance? (Stand 22.01.2015: http://www.carersatwork.tu-dortmund.de/).

Cheek, J. (2003): Negotiated social space: a relook at partnership in contemporary health care. Primary Health Care Research and development 4. S. 119–127.

Edvardsson, D.; Fetherstonhaugh, D.; Nay, R. (2010): Promoting a continuation of self and normality: Person-centred care as described by people with dementia, their family members and aged care staff. Journal of Clinical Nursing 19. S. 2611–2618.

Evers, A. (2011): Wohlfahrtsmix und soziale Dienste. In: Evers, A.; Heinze, R. G.; Olk, T. (Hg.): Handbuch Soziale Dienste. Wiesbaden: VS Verlag für Sozialwissenschaften. S. 265–283.

Friesacher, H. (2011): „Vom Interesse an vernünftigen Zuständen …" Bedeutung und konstitutive Elemente einer kritischen Theorie der Pflegewissenschaft. Pflege 24 (6). S. 373–388.

Gallant, M. H.; Beaulieu, M. C.; Carnevale, F. A. (2002): Partnership: an analysis of the concept within the nurse-client relationship. Journal of Advanced Nursing, 40 (2). S. 149–157.

Güther, H. (2015): Pflege in der Familie – Familie in der Pflege. In: Brandenburg, H.; Güther, H.; Proft, I. (Hg.): Gute Pflege im Alter. Wissenschaft und Praxis im Dialog. Ostfildern: Matthias Grünewald Verlag (S. 179-193).

Gröning, K. (1998): Entweihung und Scham. Grenzsituationen in der Pflege alter Menschen. Frankfurt am Main: Mabuse-Verlag.

Gröning, K. (2005): Therapeutisierung der familialen Altenfürsorge? Formulierung eines Unbehagens? Sozialer Fortschritt, 2. S. 69–76.

Gröning, K. (2012): Geschlecht(-erverhältnisse) und die familiale Pflege. In: Brandenburg, H.; Kohlen, H. (Hg.): Gerechtigkeit und Solidarität im Gesundheitswesen: Eine multidisziplinäre Perspektive. Stuttgart: Kohlhammer. S. 187–200.

Heintze, C. (2012): Auf der Highroad – der skandinavische Weg zu einem zeitgemäßen Pflegesystem. Ein Vergleich zwischen fünf nordischen Ländern und Deutschland. WISO Diskurs. Friedrich Ebert Stiftung. (Stand 15.04.2014: http://library.fes.de/pdf-files/wiso/09243-20120730.pdf).

Kohlen, H. (2013): „Zeit ist Geld" und die Sorge um das gute Leben. Überlegungen zu einem Verständnis von Care als politische und soziale Praxis. In: Niederschlag, H.; Proft, I. (Hg.): Moral und Moneten. Zu Fragen der Gerechtigkeit im Gesundheitssystem. Ostfildern: Grünewald. S. 69–82.

Kohlen, H. (2010): Care-Arrangements und Gender in der häuslichen Pflege. In: Remmers, H.; Kohlen, H. (Hg.): Bioethics, Care and Gender – Herausforderungen für Medizin, Pflege und Politik. Reihe: Pflegewissenschaft und Bildung Band 4. Göttingen: Universitätsverlag Osnabrück. S. 119–130.

Klie, T. (2014): Wen kümmern die Alten? Auf dem Weg in eine sorgende Gesellschaft. München: Pattloch.

Kumbruck, C.; Rumpf, M.; Senghaas-Knobloch, E. (Hg.) (2010): Unsichtbare Pflegearbeit. Fürsorgliche Praxis auf der Suche nach Anerkennung. Protestantische Impulse für Gesellschaft und Kirche. Studien zur Pflege 3. Berlin: Lit.

Liu, W.; Gallagher-Thompson, D. (2009): Impact of Dementia Caregiving: Risks, Strains, and Growth. In: Qualls, S. H.; Zarit, S. H. (Hg.): Aging Families and Caregiving. USA: John Wiley & Sons. S. 85–111.

Meyer, M. (2006): Pflegende Angehörige in Deutschland. Ein Überblick über den derzeitigen Stand und zukünftige Entwicklungen. Hamburg: Lit-Verlag.

Mitterauer, M.; Sieder, R. (1991): Vom Patriarchat zur Partnerschaft. Zum Strukturwandel der Familie. München: C. H. Beck.

Moritz, S. (2013): Staatliche Schutzpflichten gegenüber pflegebedürftigen Menschen. Schriften zum Sozialrecht Bd. 29, Baden-Baden: Nomos.

Nolan, M.; Allan, S.; McGeever, P.; Reid, I.; Szmaites, N. (2012): The aims and goals of care: a framework promoting partnerships between older people, family carers and nurses. In: Reed, J.; Clarke, C.; Macfarlane A. (Hg.): Nursing older Adults. Glasgow Open University Press. S. 23–42.

Nolan, M. R.; Davies, S; Brown, J.; Keady, J.; Nolan, J. (2004): Beyond 'person-centred' care: a new vision for gerontological nursing. Journal of clinical nursing, 13, 3a, S. 45–53.

Rosenmayr, L.; Köckeis, E. (1968): Sozialbeziehungen im höheren Lebensalter. In: Thomae, H.; Lehr, U. (Hg.): Altern – Tatsachen und Probleme. Frankfurt: Akademische Verlagsgesellschaft. S. 98–141.

Rothgang, H.; Müller, R.; Unger, R.; Weiß, C.; Wolter, A. (2012): Barmer GEK Pflegereport 2012. Barmer GEK (Hg.). Schriftenreihe zur Gesundheitsanalyse Band 17. (Stand 20.07.2014)

Rothgang, H.; Müller, R.; Unger, R. (2013): Barmer GEK Pflegereport 2013. Barmer GEK (Hrsg.). Schriftenreihe zur Gesundheitsanalyse Band 23. (Stand 20.07.2014)

Schneekloth, U.; Wahl, H.-W. (Hg.) (2005): Möglichkeiten und Grenzen selbständiger Lebensführung in privaten Haushalten (MUG III). Im Auftrag des Bundesministeriums für Familie, Senioren, Frauen und Jugend. München. (Stand 20.07.2014: http://www.bmfsfj.de/doku/Publikationen/mug/01-Redaktion/PDF-Anlagen/gesamtdokument,property=pdf,bereich=mug,sprache=de,rwb=true.pdf).

Schoot, T.; Proot, I.; ter Meulen, R. (2005): Recognition of client values as a basis for tailored care: the view of Dutch expert patients and family caregivers. Scan J Caring Sci 19. S. 16–176.

Sozialgesetzbuch [SGB] – Elftes Buch (XI). Soziale Pflegeversicherung. § 19 BSHG. (Stand 05.08.2014: http://www.sozialgesetzbuch-sgb.de/sgbxi/19.html).

Statistisches Bundesamt (2013): Pflegestatistik 2011. Wiesbaden. (Stand 20.07.2014: http://www.gpverbund.de/images/publikationen/fremd/destatis-pflegeergebnisse-deutschland-2011.pdf).

Thiele, G. (2002): Den grundsätzlichen Schutz der Familie auch auf pflegende Familien übertragen! Social extra: Zeitschrift für soziale Arbeit. S. 35–39.

Twigg, J.; Atkin, K. (1994): Carers perceived: policy and practice in informal care. Buckingham: Open University Press.

Zeman, P. (2005): Pflege in familialer Lebenswelt. In: Schroeter, K. R.; Rosenthal, T. (Hrsg.): Soziologie der Pflege. Grundlagen, Wissensbestände und Perspektiven. Weinheim & München: Juventa. S. 247–262.

Anmerkung

Für wichtige Hinweise danke ich Herrn Prof. Dr. Hermann Brandenburg, Lehrstuhl für Gerontologische Pflege (PTHV).

8 Implementierung eines Versorgungskonzeptes von Menschen mit Demenz im Krankenhaus am Universitätsklinikum Essen

Petra Runge-Werner

Einführung

Die Zahl der Menschen mit Demenz nimmt in Deutschland stetig zu. Derzeit liegt der Anteil bei über einer Million. Jährlich gibt es rund 200.000 Neuerkrankungen, sodass sich die Anzahl demenzkranker Menschen in den kommenden 40 Jahren voraussichtlich verdoppeln wird (vgl. Statistisches Bundesamt 2006).

Krankenhäuser wurden von dieser Entwicklung weitgehend unvorbereitet getroffen. Weder die baulichen noch die organisatorischen Rahmenbedingungen sind auf die besonderen Bedürfnisse von Menschen mit Demenz abgestellt. Entsprechend sieht sich die Akutversorgung im Krankenhaus mit dem Krankheitsbild der Demenz zunehmend konfrontiert: Krankenhäuser betreuen heute mehr Fälle als je zuvor. Die Veränderungen der Versorgungsszenarien und -strukturen wird den Anteil älterer Patienten im Krankenhaus weiter erhöhen, denn es sind vor allem junge Patienten, die ambulant betreut werden. Folglich steigt das Durchschnittsalter der stationär versorgten Krankenhauspatienten weiter an (vgl. Stiftung Wohlfahrtspflege NRW 2010).

Eine Umorientierung des stationären Krankenhaussektors auf die spezifischen Anforderungen der Betroffenen ist flächendeckend derzeit noch nicht festzustellen. Bisher beschränkt sich die demenzspezifische Umorientierung auf wenige stationäre Krankenhauseinrichtungen. Die mehrheitliche Zahl der Krankenhäuser wird derzeit dem gegenwärtigen Bedarf und noch mehr der zukünftigen Entwicklung an demenzspezifischen Bedürfnissen nicht gerecht. Einrichtungen, die nicht über entsprechende Ressourcen und Versorgungskonzepte verfügen, bedingen bei Patienten zunehmend Unruhe, Hinlauftendenzen, erhöhten Psychopharmakaverbrauch und die vermeintliche Notwendigkeit von Fixierungsmaßnahmen (vgl. Burkhardt et al. 2007). Somit ist das Risiko demenziell erkrankter Menschen erhöht, wiederholt stationär behandelt werden zu müssen. Auch die Gefahr von

Komplikationen, bspw. durch Behandlungsverweigerung oder Delire, ist gegenüber gleichaltrigen Patienten ohne diagnostizierte Demenz erhöht. Aufgrund oftmals vielfältiger Nebendiagnosen tragen sie ein höheres Risiko, nicht sachgemäß oder gar falsch behandelt zu werden (vgl. Deutsches Institut für angewandte Pflegeforschung 2011, in Stiftung Wohlfahrtspflege NRW 2010).

Diese Sachlage verdeutlicht naturgemäß auch die ökonomische Notwendigkeit, eine angemessene demenzspezifische Versorgungsumgestaltung herbeizuführen. Wenn sich die Umsetzung bedarfsorientierter Konzepte Demenzkranker in der Akutversorgung bewährt, hat dies nicht nur Vorteile für die Betroffenen selbst; bei adäquater Umsetzung einer demenzspezifischen Versorgungsausrichtung wird das Krankenhauspersonal entlastet, die Arbeitszufriedenheit nimmt zu und der Krankenhausaufenthalt der Demenzpatienten durch einen optimierten Versorgungsprozess verkürzt, sodass Kosteneinsparungen generiert werden können. Nicht ohne Grund hat die Zahl der Modelleinrichtungen und Modellprojekte, die ein Versorgungs- und Betreuungskonzept für Menschen mit Demenz in ihrer Einrichtung etabliert haben, in den letzten Jahren zugenommen (vgl. Deutsche Alzheimer Gesellschaft 2011). Trotz dieses allmählich fortschreitenden Sinneswandels im Kontext zunehmender Probleme von Menschen mit Demenz im Krankenhausalltag gibt es national und international nur unzureichend praxisorientierte Überlegungen und Forschungen dazu, wie eine adäquate und patientenorientierte Versorgung demenzkranker Patienten ausgestaltet sein sollte (vgl. Kleina/Wingenfeld 2007).

Ausgangslage Universitätsklinikum (UK) Essen

Ausgehend von dieser Entwicklung steht die Frage, wie das Universitätsklinikum Essen den steigenden Anforderungen einer adäquaten Versorgung demenzkranker Patienten in der Akutversorgung auf medizinisch-pflegerisch-sozialer Ebene begegnen kann, um diese in einem Versorgungs- und Betreuungskonzept zu verorten.

Zu diesem Zweck wurde vom Universitätsklinikum Essen eigens eine Facharbeitsgruppe ins Leben gerufen, die sich eingehend mit Lösungsansätzen für demenzkranke Patienten in der stationären Versorgung am UK Essen beschäftigt. Die Facharbeitsgruppe setzt sich aus Pflegeexperten, Sozialdienst und dem Geschäftsbereich Personalmanagement zusammen.

Um sich auf den besonderen Versorgungs- und Betreuungsbedarf von Menschen mit Demenz einzurichten, versuchen die Verantwortlichen im Rahmen der bestehenden Strukturen eine organisatorische Umgestaltung, einrichtungsinterne räumliche und milieugestalterische Umwidmung und Personalqualifizierung in die Wege zu leiten, stets unter dem Aspekt, auch ökonomisch verwertbare Ergebnisse zu liefern und die Interessenlagen weiterer Akteure zu berücksichtigen.

Diese Schritte sollen mittels einer Pilot- bzw. Testphase innerhalb des Universitätsklinikums erprobt werden. Zur Identifizierung einer zur Umsetzung einzelner Prozessschritte geeigneten Station wurden u. a. folgende Faktoren herangezogen: *Altersstruktur* der Patienten, *Zertifizierung* sowie *bauliche Struktur* der Station. Die Zertifizierung gewährleistet, dass eine geeignete Organisationsstruktur und entsprechende Prozessorientierung bereits vorliegt. Geeignete bauliche Gegebenheiten sorgen dafür, dass demenzspezifische Umgestaltungsmaßnahmen mit geringem Aufwand verbunden sind.

Nach Abgleich dieser Anforderungen fiel die Wahl auf die Klinik für Dermatologie, die Station H2.

Konzeptbeschreibung

Zielsetzung

Hauptziel des Projektes ist es, konkrete Hilfen für die erkrankten Menschen und deren Angehörigen während des Krankenhausaufenthaltes anbieten und leisten zu können. Dafür müssen die spezifischen Bedürfnisse dieser Patientengruppe ermittelt und erarbeitet werden, um dann Strukturen, Abläufe und Handlungskonzepte auf Demenzkranke auszurichten.

Ein möglichst stressarmer Klinikaufenthalt ist Ziel jeder Behandlung.

Projektvorbereitung

Die Zustimmung des Klinikdirektors wurde eingeholt, eine Kick-Off-Veranstaltung für die Mitarbeiter hat stattgefunden. Start des Projektes war am 01.01.2013.

Projektmaßnahmen

Der Krankenhausalltag wirkt in seiner Form häufig unpersönlich und hektisch. Da Demenzkranke aufgrund ihrer Einschränkungen nicht mehr in der Lage sind, sich selbst ihrer Umgebung oder aber ihre Umgebung ihren Bedürfnissen anzupassen, muss das Umfeld an die Bedürfnisse der demenzkranken Patienten angepasst werden (vgl. Fleming/Purandare 2010). In diesem Zusammenhang erfährt bei der Pflege und Betreuung von Menschen mit Demenz neben psychosozialen Interventionen die Gestaltung der Räume, die sogenannte Milieugestaltung, genauso wie die bauliche Umgebung, große Relevanz.

Eine optimal gestaltete materielle Umwelt kann sich positiv auf die Lebensqualität demenziell erkrankter Menschen auswirken. Hierzu muss die bauliche Umwelt leicht verständlich gestaltet sein, dass demenzbedingte Defizite teilweise kompensiert werden können *(kompensatorisches Milieu)*. Darüber hinaus sollte ein Milieu geschaffen werden, welches sich positiv auf die psychische und emotionale Situation kognitiv beeinträchtigter Menschen auswirkt, damit Begleiterscheinungen – häufig Aggressivität, Apathie und Depressionen – vermieden werden können *(therapeutisches Milieu)*.

Die Umgebung im Krankenhaus muss das Gefühl von Sicherheit und Geborgenheit vermitteln, leicht verständlich sein, über räumliche, zeitliche und persönliche Orientierungshilfen verfügen, das Nachlassen des Farbsehens beachten und keinen Anstaltscharakter haben.

Grundlegend laut Lind (2010) ist, dass es vorrangig auf die angenehme und entsprechende Wohnatmosphäre ankommt, die die lebensgeschichtlichen Aspekte der Bewohner und die Wohnkultur der Epochen berücksichtigt. Die Zimmer sollten Platz für Objekte von biografischer Bedeutung lassen. Laut Minde et al. (1990) konnte durch eine entsprechende Umgestaltung und Möblierung des Aufenthaltsbereiches mit vertrauten Gegenständen die Unruhe und das Überforderungsverhalten der Betroffenen sichtlich verringert werden. In einer Raummilieustudie in Schweden (vgl. Elmstahl et al. 1987) konnte zudem nachgewiesen werden, dass die Umgestaltung von Räumlichkeiten mit vertrauten Gegenständen mitunter die Nahrungsaufnahme verbessert.

Da die finanziellen Spielräume begrenzt sind, gilt es, bestehende Strukturen (hier der Dermatologie) zu nutzen und mit möglichst geringem Aufwand demenzspezifisch auszurichten. Bauliche Änderungsmaßnahmen sind nicht oder nur vereinzelt vorgesehen, wohl aber eine milieuorientierte Umgestaltung.

Vor dem Hintergrund der aufgezeigten demenzspezifischen Anforderungen sowie struktureller Gegebenheiten erachtet die Facharbeitsgruppe es für sinnvoll, die Pilot- bzw. Testphase am Universitätsklinikum Essen in das Milieu und die Arbeitsprozesse der Dermatologie einzubinden. Das hochmoderne Gebäude der Hautklinik wurde im Jahr 2009 bezogen. In Bezug auf das Qualitätsmanagement und die Betreuung von Patienten wurde die Klinik erfolgreich durch den TÜV-Süd und OnkoZert zertifiziert (vgl. UK Essen 2011). Die H2 verfügt insgesamt über 42 Planbetten. Zusätzlich zu den Patientenzimmern gibt es diverse Funktionsräume (Material, Personal, Aufenthalt). Nachfolgend wird die Ist-Situation der Dermatologie des Universitätsklinikums Essen dargestellt:

Eine Besonderheit der Dermatologie ist die bauliche Grundstruktur. Die Stationszimmer sind in einem „Rundgang" angeordnet. Gerade dieser Aspekt bietet vor dem Hintergrund von Hinlauftendenzen und des Auslebens des Bewegungsdrangs einen großen Vorteil gegenüber anderen Stationen.

Der Stationsflur (1): Insgesamt übersichtlich gestaltet, die Beleuchtung und farbliche Gestaltung der Wände sind hinreichend hell. Die H2 ist durchgängig mit Handläufen ausgestattet, um das Sturzrisiko zu verringern.

Aufenthaltsnische: In jeder Ecke des Stationsflures sind kleine Nischen mit großen Fenstern, die sich dem Stationsflur anschließen, diese Nischen bieten eine gute Gelegenheit zum Verweilen.

Die Patientenzimmer (außen): Die Beschilderung für demenzkranke Patienten ist unzureichend. Hierzu wurden die Zimmertüren mit abnehmbaren Piktogrammen versehen.

Die Patientenzimmer (innen): Von außen dringt viel Licht in die Patientenzimmer. Insgesamt sind die Zimmer jedoch zu vollgestellt (Tisch, Stühle, Infusionsständer ...) und haben wenige bis keine biografischen Bezüge.

Insgesamt waren die Strukturen der H2 für eine demenzspezifische Umgestaltung geeignet, da eine Umsetzung mit relativ geringem Aufwand denkbar war.

1. Qualifizierung des Personals und Schulung von Angehörigen

Der Erfolg in der Anwendung und Umsetzung des Konzeptes steht und fällt mit der fachlichen und sozialen Kompetenz der Pflegekräfte. Im Zuge demenzspezifischer Schulungsmaßnahmen wurde ein Anteil von 80 % der Mitarbeiterinnen und Mitarbeiter der Dermatologie hinsichtlich des herausfordernden Verhaltens demenzkranker Patienten sensibilisiert. Nicht nur die Pflegekräfte wurden geschult, sondern auch Teamassistentin, Serviceassistentin, Reinigungskräfte, Case Manager.

Darüber hinaus wurden spezielle Pflegekurse und Einzelpflegetrainings für Angehörige eingeführt. Die Schulungen haben neben dem fachlichen Kompetenzerwerb gleichermaßen auch kommunikative und psychosoziale Aspekte. Zentrale Inhalte für das Schulungsprogramm sind

- Krankheitsbild Demenz, Diagnostik und Therapie,
- Pflegerisch-therapeutische und kommunikative Konzepte (z. B. Sturzprophylaxe, Validation, Milieugestaltung und Maßnahmen der Tagesstrukturierung),
- Umgang mit dem herausfordernden Verhalten demenzkranker Patienten,
- Angehörigenarbeit und -einbezug,
- Kommunikation.

Zusätzlich zu diesen Maßnahmen ist mittlerweile klinikübergreifend am Universitätsklinikum Essen die Ausbildung von sieben Pflegeexperten im Bereich „Begleitung von Menschen mit Demenz" erfolgreich abgeschlossen worden. Die Pflegeexperten nehmen bei Menschen mit Demenz am Klinikum eine zentrale Rolle ein. Zur kontinuierlichen Weiterentwicklung des spezifischen Know-hows und zur Optimierung der fallbezogenen Abläufe werden die Pflegeexperten gezielt zur Vermittlung von Lerninhalten für Mitarbeiter und Angehörige eingesetzt.

2. Maßnahmen zur verbesserten Orientierung

Demenzkranke verlieren aufgrund der kognitiven Beeinträchtigungen oftmals die Fähigkeit, sich zu orientieren. Um ausreichend Orientierung, Wohlbefinden und Schutz des Patienten im Krankenhausalltag zu gewähren, bieten sich daher Möglichkeiten der räumlichen, zeitlichen und persönlichen Gestaltung des Umfeldes an. Die Betroffenen sind häufig nicht in der Lage, sich die Zimmernummer zu merken, den Weg zur Toilette zu finden oder einzuschätzen, ob es Mittag oder Abend ist.

Diese Beeinträchtigungen können zu zusätzlicher Verwirrung oder Ängsten führen, die herausforderndes Verhalten im schlimmsten Fall begünstigen. Daher ist es notwendig, die unmittelbare Umgebung des Demenzkranken im Krankenhaus so zu gestalten, dass sie sich zeitlich und räumlich zurechtfinden bzw. orientieren und nach Möglichkeit selbstständig und autonom auf der Station bewegen können. Wichtig hierbei ist, dass die Reize insgesamt stimmig sein müssen und den Demenzkranken nicht überfordern. Es wurden verschiedene Maßnahmen vorgenommen:

Maßnahmen zur räumlichen Orientierung:[12]
- Beschilderung der Zimmertüren mit der Möglichkeit, Patientennamen oder Piktogramme anzuheften, große, gut erkennbare Zimmernummern anbringen.
- Toiletten mit Piktogrammen versehen.
- Weitere wichtige Funktionsräume mit Bilderschriftzeichen versehen (z. B. Schwesternzimmer, Aufenthaltsraum).
- Informationsblatt für Patienten und Angehörige wurde erstellt.

Maßnahmen zur zeitlichen Orientierung:
- Eindeutige Beleuchtung zur Unterstützung des Tag-Nacht-Rhythmus.
- Verdunkelung der Fenster im Patientenzimmer (abends).
- In jedem Zimmer (große) Uhr und gut lesbaren Kalender anbringen.
- Passend zur Jahreszeit entsprechende Dekoration in Fluren, Patientenzimmern, Gemeinschaftsräumen.
- Magnettafel (Memotafel) zur Strukturierung des Tagesablaufs.

---

12 Die aufgezeigten Handlungsempfehlungen orientieren sich am Einzelfall. Bei allen Maßnahmen ist stets erforderlich, dass diese personenbezogen erfolgen. In Einzelfällen können Maßnahmen auch als störend empfunden werden. Zudem müssen die Orientierungshilfen dem Demenzstadium angemessen sein.

Persönliche Orientierungshilfen

Häufig geht mit dem Erinnerungsverlust der demenzkranken Patienten auch ein Identitätsverlust einher. Sie vergessen prägende Ereignisse, den eigenen Namen oder erkennen Familienmitglieder nicht mehr. Der Krankenhausaufenthalt kann diese Orientierungsstörung mitunter auslösen oder verschlimmern und führt zu großer Verunsicherung bei den Betroffenen. Diesbezüglich kann die Mitarbeit von Angehörigen sehr wichtig sein. Sie geben Auskunft über das, was den Patienten wichtig ist: Gewohnheiten, Rituale, Gegenstände oder Gesprächsinhalte. Hierdurch kann das Selbstbewusstsein und somit das Selbstwertgefühl der Betroffenen gestärkt werden.

Möglichkeiten der Umsetzung persönlicher Orientierungshilfen:
- Aktive Einbindung der Angehörigen,
- Persönliche Gegenstände, Bilder (in Sichtweite platzieren),
- Individuelle, persönliche Ansprache des Patienten
- Regelmäßig: Persönliche Vorstellung des ärztlichen und pflegerischen Personals,
- Namensschilder der Mitarbeiter sollten gut lesbar sein,
- Vorlesen „erlebter Vergangenheit" (Angehörige, Ehrenamtliche),
- Einsatz von Erinnerungen zum Anfassen (Fotos o. Ä., „Erinnerungskiste"),
- Kurz-Aktivierung (u. a. „Holzkiste").

Im Zuge der Demenzerkrankung kann es beim Patienten durchaus passieren, dass er das Gefühl für die Tagesstrukturierung verliert. Möglichkeiten des Anreizes oder der Anregung für Betätigungen im Tagesverlauf können hier Abhilfe verschaffen. Denn eine fehlende Tagesstrukturierung hat mitunter zur Folge, dass
- der Tag-Nacht-Rhythmus gestört ist: tagsüber schläfrig, nachts unruhig,
- Demenzkranke entweder passiv den Krankenhausalltag über sich ergehen lassen oder extrem unruhiges Verhalten an den Tag legen,
- körperliche und kognitive Fähigkeiten über den Verlauf des Krankenhausaufenthaltes abgebaut werden.

Zur Verbesserung der Versorgung ist daher ein tagesstrukturierendes Angebot sinnvoll, das einen strukturierten und rhythmischen Tagesablauf vorgibt.

- Nach Wunsch Angehörige mit einbeziehen (in Planung und Aktivitäten),
- Kurz-Aktivierung[13],
- Bewegungsangebote, z. B. Physiotherapie, Bewegungsförderung, Kraft- und Balancetraining,
- Gespräche anbieten.

3. Maßnahmen zur verbesserten Ernährung

Wie schon berichtet wurden die Servicekräfte des UK Essen speziell zum Thema Demenz geschult. Die Pflegekräfte teilen den Servicekräften mit, bei welchen Patienten anderes Geschirr oder farbige Becher verwendet werden, bzw. welche Vorlieben, Abneigungen oder Essgewohnheiten vorliegen.

- Farbige Getränke oder farbige Becher verwenden,
- Wunschgetränke, nicht immer nur Wasser,
- Trinkmenge notieren (Anbruchsdatum auf der Flasche),
- Farbige rutschfeste Unterlage unter dem Teller – durch den Kontrast ist der Teller besser zu sehen,
- Bei Hauptmahlzeiten werden nicht alle Mahlzeiten gleichzeitig serviert,
- Hilfsmittel zur Verfügung stellen, Besteck mit verdickten Griffen,
- Die Zeitspanne vom Abendessen bis zum Frühstück ist in Krankenhäusern unverhältnismäßig lang, daher Spätimbiss bereitstellen.

Die Nahrungsaufnahme sollte, wenn möglich, in sitzender Position erfolgen, nicht im Bett, nicht auf dem Toilettenstuhl und nicht neben dem Bett, sondern am Tisch sitzend. Für Demenzkranke ist es nicht zu verstehen im Bett zu essen.

Projektdurchführung

Die Aufnahme eines Patienten mit Demenz in der Dermatologie erfolgt über das Case Management. Die Angehörigen oder auch das Seniorenheim er-

---

13 Hierbei handelt es sich um eine spezielle Form der Aktivierung. Mit der „10-Minuten-Aktivierung" können durch sog. „Schlüsselreize" Senioren mit und ohne Demenz erreicht werden. Eine Kurzaktivierung ist mit geringem Zeitaufwand verbunden.

halten im Vorfeld einen speziellen Biografiebogen (Checkliste der Alzheimer Gesellschaft) mit der Bitte diesen ausgefüllt bei der Aufnahme mitzubringen. Der Pflegeexperte wird per EDV-Anforderung über die Aufnahme (Datum der Aufnahme) eines demenzerkrankten Patienten informiert. Den Sozialdienst erreicht die gleiche Meldung. Am Aufnahmetag führt die Pflegeexpertin mit der Pflegefachkraft zusammen die Pflegeanamnese durch. Die Ergebnisse werden zeitnah und umfassend dokumentiert. Es ist wichtig alle Informationen zu dokumentieren, die für die Versorgung relevant sind und zwar so, dass alle Mitarbeiter ihr pflegerisches und ärztliches Handeln danach ausrichten können. Es erfolgt eine individuelle Maßnahmenplanung gemeinsam mit Pflegefachkraft und Pflegeexperte. Bei einer Orientierungsstörung muss klar sein, um welche Orientierungsstörung es sich handelt. Findet ein Patient mit räumlicher Orientierungsstörung vom Stationsflur aus sein Zimmer nicht mehr, oder hat er im eigenen Zimmer Schwierigkeiten, das eigene Bett zu finden? Daher sollten in der Dokumentation auch Hinweise auf die Maßnahmen sein, die erprobterweise helfen oder nicht helfen. Eine Pflegevisite erfolgt alle drei Tage mit dem Pflegeexperten, um zu evaluieren, ob die Maßnahmen eingehalten werden und auch Wirkung erzielen. Die Pflegeexperten und im Rahmen des Projektes „Familiale Pflege" der Universität Bielefeld ausgebildeten „Pflegetrainer/innen" nehmen Kontakt zu den Angehörigen auf, um diese besser mit einzubeziehen, zu beraten und anzuleiten. Der Sozialdienst wird bei der Aufnahme schon involviert und organisiert Maßnahmen, die während des Krankenhausaufenthaltes eingeleitet werden müssen. Sie geben Informationen über Selbsthilfegruppen und ehrenamtliche Unterstützung.

Projektverlauf und -ergebnisse

Bis zum 30. Juni 2014 wurden 50 Patienten mit einer diagnostizierten Demenz auf der H2 nach dem Modellprojekt gepflegt. 28 Patienten kamen aus Seniorenheimen, 22 Patienten von zu Hause. Die Patienten waren in unterschiedlichen Stadien. 15 Patienten befanden sich im Stadium 3, 20 Patienten im Stadium 2, 15 Patienten im Stadium 1. Die Patienten aus dem Seniorenheim waren im Stadium 3 und Stadium 2. Die Patienten von zu Hause befanden sich im Stadium 1 und 2.

Erkennbar ist, dass auf der H2 sich in den Bereichen der Kommunikation, Ernährung, Mobilität und Inkontinenzversorgung verbesserte Ergebnisse aufzeigen. Im Bereich der Kommunikation kam es zu einer verbesserten Aufklärungsarbeit zum Thema Demenz in der Familie durch den Pflegeexperten. Die pflegenden Angehörigen haben durch diese konkrete Unterstützung eine situative Erleichterung erlebt. Bei 35 Patienten wurden im Bereich Ernährung Hilfsmittel zielgerecht eingesetzt. Durch den Einsatz von Hilfsmitteln und der individuellen Betreuung konnte das Ausgangsgewicht und die angestrebte Trinkmenge erreicht werden.

Die Mobilität war durch den Einsatz der Physiotherapeuten gleichbleibend. Im Jahr 2013 haben die Stürze bis zum 31.12.13 abgenommen. Bei der Inkontinenzversorgung hatte das Team über die genauere Pflegeanamnese ein genaueres Wissen über die Toilettengänge und konnte dieses zeitnah durchführen.

Anhand der gezeigten Ergebnisse lassen sich sowohl Stärken als auch Problemfelder bei der Umsetzung zusammenfassen und Empfehlungen zur Verbesserung ableiten.

Fazit

Ein Veränderungsprozess im Krankenhaus wie der beschriebene braucht Geduld und Ausdauer, Rückschritte müssen verkraftet werden.

Das Modellvorhaben „Begleitung von Menschen mit Demenz in der Dermatologie und ihre Angehörigen" hat seit Anfang 2013 Akteure an einen Tisch gebracht und ein effektives Konzept für die Zielgruppe der pflegebedürftigen Versicherten mit Demenz geschaffen. Die Wirksamkeit und Innovationskraft dieses Projektes ist aber nicht nur den Beteiligten zugutegekommen. Die hier vorgelegten Ergebnisse und Empfehlungen bieten Impulse für die Einführung des Essener Demenzstandards. Die Vorbereitung und Umsetzung des Modellvorhabens war nur durch die engagierte und kompetente Unterstützung und Mitarbeit einiger Menschen und Organisationen möglich. Mein Dank gilt an erster Stelle den Beteiligten vor Ort und den teilnehmenden Familien.

Mein Dank gilt ebenso den Kolleginnen und Kollegen, die sich schon während des Modellvorhabens am fachlichen Diskurs beteiligt haben. Hervorheben möchte ich Frau Bodenmüller-Kroll, Frau Caroline Kusuran und Marcus Garthaus.

Ein Text aus der Weiterbildung der Pflegeexperten wurde zum Leitbild der Station (Verfasser unbekannt):

Wenn ich einmal dement werde ... soll mein Leben einfach, übersichtlich und voraussichtlich sein. Und so sein, dass ich das Gleiche mache, jeden Tag zur gleichen Zeit, auch wenn es dauert, bis ich es begreife. Wenn ich dement werde, musst Du ruhig mit mir sprechen, damit ich keine Angst bekomme und nicht das Gefühl habe, dass Du böse mit mir bist. Du erzählst mir bitte immer, was Du tust – solltest mich wählen lassen und respektieren, was ich wähle. Wenn ich einmal dement werde, denke daran, dass es gut und wichtig für mich ist, schöne Erlebnisse zu haben und es ist wichtig, dass Du sie mir erzählst, bevor ich sie erlebe. Wenn ich dement werde, brauche ich und kriege ich viel mehr Schlaf, als ich eigentlich will. Und wenn ich schlafe, habe ich immer Angst, dass ich nicht mehr wach werde. Gib mir Mut zu schlafen und erinnere mich daran, dass die Nacht vom neuen Tag abgelöst wird. Wenn ich dement werde, kann ich vielleicht nicht mehr mit Messer und Gabel essen, aber bestimmt sehr gut mit den Fingern. Lass mich das tun. Wenn ich dement werde, kann ich mich nicht mehr daran erinnern, was ich möchte. Dann musst Du lernen, mir das zu zeigen. Wenn ich dement werde und ich bin eigensinnig, boshaft und habe schlechte Laune, dann bin ich das, weil ich mich machtlos und hilflos fühle. Ich hasse das! Und wenn ich dement werde und Panik kriege, dann nur, weil ich zwei Dinge gleichzeitig denken soll. Halt meine Hand ganz fest und hilf mir, mich nur auf eine Sache zu konzentrieren. Wenn ich dement werde, bin ich leicht zu beruhigen. Nicht mit Worten, sondern indem Du ganz ruhig neben mir sitzt und meine Hand hältst. Wenn ich dement werde, verstehe ich das Abstrakte nicht mehr. Ich will sehen, spüren und begreifen, wovon Du sprichst. Wenn ich dement werde, habe ich das Gefühl, dass Andere mich schwer verstehen. Genauso schwer ist es für mich, die Anderen zu verstehen. Mach Deine Stimme leise und sieh mir ins Gesicht, dann verstehe ich Dich am Besten. Mach nur wenige Worte und einfache Sätze und versuche herauszufinden, ob ich alles verstanden habe. Guck mich an, berühre mich und lach, bevor Du mit mir sprichst ... so weiß ich, dass Du es gut mit mir meinst. Vergiss nicht, dass ich viel vergesse! Wenn ich dement werde, möchte ich Musik hören. Die von damals! Aber ich habe

147

vergessen, welche das war. Lass sie uns zusammen hören ... ich vermisse das. Ich mag auch gerne singen, aber nicht alleine. Und wenn Du mich an der Hand nimmst, können wir zusammen durchs Leben tanzen. Wenn ich dement werde und sage, dass ich nach Hause will, dann antworte mir ernsthaft, damit ich merke, dass Du weißt, dass ich mich im Moment sehr unsicher fühle. Wenn ich dement werde und schimpfe, dann gehe einen Schritt zurück und gebe mir die Chance zu spüren, dass ich immer noch Eindruck machen kann. *Ich bin oft verzweifelt – verzweifle nicht auch Du!*

Literatur

Burkhardt, H.; Wehling, M.; Gladisch, R. (2007): Prävention unerwünschter Arzneimittelwirkungen bei älteren Patienten. In: Zeitschrift für Gerontologie und Geriatrie. Bd. 40. 2007, S. 241–254.

Deutsche Alzheimer Gesellschaft (2011): Gemeinschaft leben: Referate auf dem 6. Kongress der Deutschen Alzheimer Gesellschaft. Berlin, Deutsche Alzheimer Gesellschaft.

Deutsches Institut für angewandte Pflegeforschung (DIP) (2011): Demenz-Report in Stiftung Wohlfahrtspflege NRW (2010) (Hg.): Demenzkranke im Krankenhaus – Ein Praxishandbuch für Mitarbeiter in der Pflege. Hannover: Schlütersche Verlagsgesellschaft.

Elmstahl, S.; Blabolil, V.; Fex, G.; Küller, R.; Steen, B. (1987): Hospital nutrition in geriatric long-term care medicine. 1. Effects of a changed meal environment. Comprehensive Gerontology, 1, S. 28–33.

Fleming, R.; Purandare, N. (2010): Long-term care for people with dementia: environmental design guidelines. In: International Psychogeriatrics. Cambridge Univ. Press, Bd. 22. 7, S. 1084–1096.

Kleina, T.; Wingenfeld, K. (2007): Die Versorgung demenzkranker Patienten im Krankenhaus. Veröffentlichungsreihe des Instituts für Pflegewissenschaft an der Universität Bielefeld (IPW), P07-135.

Lind, S. (2010): Stress und Überforderung vermeiden – Strategien einer biografisch orientierten Scheinweltgestaltung. In: Pflegezeitschrift. Bd. 63., 11, S. 668–671.

Minde, R.; Haynes, E.; Rodenburg, M. (1990): The ward milieu and its effects on the behaviors of psychogeriatric patient. Canadian Journal of Psychiatry, 35, S. 133–138.

Statistisches Bundesamt (2006): 11. Koordinierte Bevölkerungsvorausberechnung – Annahmen und Ergebnisse. Statistisches Bundesamt, Wiesbaden.

Stiftung Wohlfahrtspflege NRW (2010) (Hg.): Demenzkranke im Krankenhaus – Ein Praxishandbuch für Mitarbeiter in der Pflege. Hannover: Schlütersche Verlagsgesellschaft.

Universitätsklinikum Essen (2011): Qualitätsbericht 2011 Universitätsklinikum Essen. Strukturierter Qualitätsbericht gemäß § 137 Abs. 3 Satz 1 Nr. 4 SGB V für das Berichtsjahr 2011. (Stand 06.01.2015: http://www.uk-essen.de/fileadmin/user_upload/management/Qualitaetsbericht_2011.pdf).

9 Demenz aktiv begegnen – Die Sicherstellung einer bedürfnisorientierten und ganzheitlichen Betreuung demenzkranker Patienten im Krankenhaus

Michaela Friedhoff und Susanne Johannes

Demenzen gehören zu den häufigsten Erkrankungen des höheren Lebensalters. Nach Angaben von Bickel (2002) liegt der Anteil Demenzerkrankter bei den über 65-Jährigen bei rund 7 %. Übertragen auf die derzeitige Bevölkerungsstruktur in Deutschland bedeutet dies, dass in Deutschland 0,8 bis 1,1 Millionen ältere Menschen betroffen sind (Bickel 2002, zit. n. Kleina/ Wingenfeld 2007). Auch die deutsche Alzheimer-Gesellschaft in Düsseldorf bestätigt, dass aktuell ca. 1,2 Millionen Menschen an Alzheimer-Demenz erkrankt sind. Begründet durch den demografischen Wandel wird erwartet, dass sich diese Zahl in den kommenden Jahrzehnten erheblich steigern wird. Die deutsche Alzheimer-Gesellschaft rechnet in 15 Jahren mit einer Anzahl von über 2 Millionen Betroffenen (vgl. Alzheimer Forschung Initiative e. V. 2012/2013). Da es keine kausale Therapie gibt, werden es 2050 voraussichtlich 2,6 Millionen Menschen sein. Entsprechend wird auch die Zahl der Demenzerkrankten in den Krankenhäusern steigen, die neben ihrer Erkrankung, wegen derer sie ins Krankenhaus kommen, die Nebendiagnose Demenz aufweisen.

Als Folge des demografischen Wandels werden in den Krankenhäusern zukünftig verstärkt auch ältere und multimorbide Patienten aufgenommen, bei denen sich hier erstmals eine kognitive Einschränkung zeigt, zum Beispiel nach einem operativen Eingriff.

Im Verlauf einer Demenzerkrankung verändern sich das Verhalten, die emotionale Kontrolle und die Persönlichkeit des Betroffenen. Das führt zu Orientierungsschwierigkeiten und verminderter Anpassungsfähigkeit an neue und unbekannte Situationen oder Umgebungen, wie sie zum Beispiel die Einweisung in ein Krankenhaus mit sich bringt. Dies erzeugt bei vielen Betroffenen oft Angst, Unruhe und Aggressionen. Der Pflegeaufwand ist dementsprechend höher.

Demenzpatienten im Krankenhaus

In traditionell geprägten Krankenhausstrukturen müssen die Patienten sich den Abläufen im Klinikalltag unterwerfen. Die örtliche, personelle und situative Veränderung, Medikamentenumstellungen und zahlreiche weitere krankenhaustypische Faktoren lösen bei 50 % der kognitiv eingeschränkten Menschen ein Delir aus (vgl. Flanagan et al. 2010). Das Delir ist die häufigste, folgenreichste und teuerste Nebenwirkung eines Krankenhausaufenthaltes und als Komplikation und Prognose ein verschlechternder Faktor, vergleichbar mit einer Sepsis auf einer Intensivstation (vgl. Leslie/Inouye 2011). Nach internationalen Studien liegt die Prävalenz von Krankenhausdeliren bei Patienten über 65 Jahren bei 15 bis 30 %. Das bedeutet bei einem Durchschnittsalter von ca. 60 Jahren in unserem Haus etwa 10 % zu erwartende Delire bei steigender Tendenz (vgl. Reischies et al. 2003).

Die immer kürzer werdende Krankenhausverweildauer und die zunehmende Technisierung verschärfen die Situation für die Betroffenen. Auf diese Weise wird das Thema Demenz und Delir allgegenwärtig, was in der Folge Auswirkungen auf alle Bereiche des Krankenhauses hat, insbesondere jedoch auf die ärztliche und pflegerische Betreuung dieser Patienten. Hier sind mehr Zeit, besondere menschliche Zuwendung und alternativ organisierte Abläufe erforderlich.

Der Vielzahl an Herausforderungen in der Behandlung und Betreuung der Betroffenen steht der stark durchstrukturierte und ablauforientierte Krankenhausalltag gegenüber, mit immer kürzer werdenden Liegezeiten. Das derzeitige DRG-System lässt keinen Handlungsspielraum für besondere Aufwendungen durch erhöhten Personaleinsatz, der hier nötig wäre, um mehr Zeit und Ruhe in den Ablauf der Behandlung und Betreuung der Betroffenen zu bringen, zum Beispiel durch personenbezogene Pflege. Oft sind es Kleinigkeiten, die den Umgang mit dem Erkrankten erleichtern oder erschweren. Diese minimalen Aufwände würden den Aufenthalt in der ungewohnten Krankenhausumgebung erträglicher machen und Vertrauen schenken. All dies kostet viel Zeit und Ruhe, was beides im laufenden Klinikalltag durch die Pflege allein nicht zu leisten ist.

Die Folgen eines Krankenhausaufenthaltes, in einem nicht an die Demenz angepassten Akutkrankenhaus, sind für die Betroffenen oft weitreichend. Erhöhte Mortalität, verlängerte Liegezeit, Verschlimmerung der Demenz, dauerhafte Pflegebedürftigkeit und Verlust der Selbständigkeit können daraus resultieren.

Versorgungskonzepte für Patienten mit Demenz

Krankenhäuser benötigen Versorgungskonzepte und gut geschulte Mitarbeiter, um sich diesen Herausforderungen stellen zu können. Diese Versorgungskonzepte müssen mit den Anforderungen an ein modernes Krankenhausmanagement vernetzt werden.

Das Alfried Krupp Krankenhaus in Essen hat sich vor zehn Jahren auf den Weg gemacht, das Thema „Demenz" im Krankenhaus ins Bewusstsein zu rufen und Handlungsorientierung im Alltag zu erarbeiten, woraufhin eine interdisziplinäre Arbeitsgruppe („Team Blauer Punkt") gegründet wurde. Das Team hat den eigenen Bezug zur medizinischen und pflegerischen Versorgung der demenziell erkrankten Menschen in unserem Haus aufgebaut und allen Beteiligten den hohen Stellenwert dieses Themas und die Notwendigkeit, sich den Herausforderungen anzunehmen, nahe gebracht. Es ist uns gelungen, mit einem niederschwelligen Demenz- und Delirscreening und der Etablierung einer Pflegeexpertin für Menschen mit Demenz erste Schritte in Richtung eines umfassenden Demenzmanagements zu gehen. Weiterhin wurden feste Netzwerkstrukturen und die Zusammenarbeit mit weiteren Dienstleistern gegründet.

Es folgte die Einführung eines Versorgungsmodells für Demenzpatienten und Patienten im Delir. Dieses Konzept umfasst die Erhebung eines Delirrisikoscores bei Aufnahme, Durchführung einer Delirprophylaxe sowie Therapie und lenkt den Fokus auf den dementen Patienten mit seinen besonderen Bedürfnissen. Dazu gehören neben Standards und Handlungsanweisungen die Begleitung von Demenzpatienten durch ehrenamtliche Alltagsbegleiter und den Einsatz einer Kreativtherapie, welche direkt am Krankenbett des Betroffenen stattfindet.

In der Kreativtherapie geht es mithilfe kreativer Medien darum, Menschen, die einen Verlust von Handlungsfähigkeiten erlitten haben, so zu helfen, dass sie sich eine verbesserte oder gesunde Handlungsfähigkeit wieder aufbauen können. Diese Therapieform ist ein handlungs- und erlebnisorientiertes Verfahren und wird sehr oft als Begleittherapie eingesetzt. Ziel dieser

Therapie soll es sein, den Menschen eine sinnvolle Beschäftigung anzubieten und die Aktivierung der vorhandenen Ressourcen der betroffenen Patienten im sonst so tristen und eintönigen Krankenhausalltag.

Patienten mit Demenz werden durch ehrenamtliche Alltagsbegleiter bedürfnisorientiert durch den Klinikalltag begleitet. Zeit zum Reden, Orientierung schenken, Ruhe und Sicherheit vermitteln, Angst nehmen und immer die besonderen Bedürfnisse von Patienten mit Demenz berücksichtigen sind notwendig, denn demente Menschen orientieren sich eher an emotional als kognitiv gesteuerten Erlebenswelten. Das alles kostet viel Zeit und Ruhe. Beides ist im laufenden Klinikalltag durch die Pflegemitarbeiter allein nicht zu leisten. Hier greift unser Konzept durch den Einsatz von gut geschulten ehrenamtlichen Helfern. Der „Alltagsbegleiter" wird den Patienten an die Seite gestellt und vermittelt durch seine intensive Betreuung Vertrauen, Sicherheit und Stabilität. Dieser kann sich somit ausschließlich auf diesen einen betroffenen Patienten fokussieren.

Schnell wurde auch das Informationsdefizit über die Erkrankung Demenz und einen adäquaten Umgang deutlich. Um diesem Defizit entgegenzuwirken, wurden Beratungsangebote für Betroffene und Schulungen für unsere Mitarbeiter in allen Bereichen eingeführt.

Integration des Projektes „Familiale Pflege"

Seit vergangenen Herbst hat sich unser Team durch die Zusammenarbeit mit dem Projekt „Familiale Pflege" der Universität Bielefeld weiterentwickelt. Bisher stand eher der Patient im Vordergrund unserer Aktivitäten. Durch das Projekt hat sich der Fokus auf die pflegenden Angehörigen ausgedehnt. Die Beratungs- und Schulungsangebote werden möglichst allen pflegenden Angehörigen angeboten.

Neben den kognitiven Einschränkungen bringt die Demenz nicht selten auch ein verändertes Bewegungsverhalten mit sich. Dieses Bedürfnis erfordert zunehmend Unterstützung durch die Angehörigen, zum Beispiel beim Aufstehen aus dem Bett sowie vom Stuhl. Bekannt ist heute, dass durch die Förderung der Beweglichkeit ein positiver Einfluss auf die noch vorhandenen Gedächtnisleistungen genommen werden kann. Somit ist die Erhaltung von Kraft und Beweglichkeit ein anzustrebendes Ziel.

Um beiden Aspekten, der kognitiven und motorischen Förderung, gerecht zu werden, arbeiten wir eng mit einer Bobath Pflegeinstruktorin zusammen. Im Rahmen dieser therapeutisch aktivierenden Pflege werden die Bewegungsressourcen bestmöglich gefördert. Die Erfolge wurden schnell sichtbar. Patienten wurden in Bewegungsabläufe hineingeführt, erinnerten sich und fanden zu eigenen Bewegungsmustern zurück.

An einem Patientenbeispiel wird dies deutlich. Vor einigen Wochen wurde eine Patientin mit mittelschwerer Demenz ins Alfried Krupp Krankenhaus eingeliefert. Sie verweigerte die Nahrungsaufnahme und hatte Schluckstörungen. Laut Angaben des Ehemanns konnte die Patientin nicht mehr allein essen und trinken. Der Ehemann wurde an der Behandlung beteiligt, indem bei dieser Patientin die Bewegungsmuster ermittelt und Pflegetrainings am Patientenbett durchgeführt wurden. Die Sitzposition wurde verändert und die Patientin wurde durch ihren Ehemann in natürliche Bewegungen hineingeführt. Nach vier Pflegetrainings mit Anleitung des Ehemanns konnte die Patientin wieder selbstständig essen und trinken. Schluckstörungen traten nicht mehr auf.

Es werden speziell ausgerichtete Pflegekurse zum Thema Demenz in regelmäßigen Abständen veranstaltet:

1. Demenz – Umgang und Kommunikation
2. Bobath-Konzept – Demenz und Bewegung

Je nach Hintergrund und Bedarf der Teilnehmer unterstützen wir uns gegenseitig in den Kursen, um das jeweils andere Thema anzusprechen.

In der Beratung und in den Kursen erhalten Angehörige die Möglichkeit die Erkrankung zu verstehen und einen gelungenen Umgang mit ihren betroffenen Angehörigen zu erlernen. Viele Angehörige fühlen sich unsicher und haben Angst etwas falsch zu machen. Da es kein Patentrezept im Umgang mit dieser Erkrankung gibt, muss jeder von ihnen seinen eigenen individuellen Weg und Umgang damit finden und leben. Wir können ihnen nur ein Netzwerk spinnen und ein Hilfspaket mit Angeboten mitgeben.

Das Team Blauer Punkt ist Lohfert-Preisträger 2013.

Literatur

Alzheimer Forschung Initiative e. V.: Jahresbericht 2012/ 2013, Düsseldorf. (Stand 24.11.2014 http://www.alzheimer-forschung.de/images/user-images/downloads/Jahresbericht_2012-2013_AFI_Web.pdf).

Bickel, H. (2002): Stand der Epidemiologie. In: Hallauer, F.; und Kurz, A. (Hg.): Weißbuch Demenz – Versorgungssituation relevanter Demenzerkrankungen in Deutschland. Stuttgart, New York: Georg Thieme Verlag.

Flanagan, N. M.; Fick, D. M. (2010): Delirium Superimposed on Dementia. Assessment and Intervention. J Gerontol Nurs. 36 (11): 19–23.

Kleina, T.; Wingenfeld, K. (2007): Die Versorgung demenzkranker älterer Menschen im Krankenhaus. Veröffentlichungsreihe des Instituts für Pflegewissenschaft an der Universität Bielefeld (IPW). (Stand 24.11.2014 http://www.uni-bi.de/gesundhw/ag6/downloads/ipw-135.pdf)

Leslie, D. L.; Inouye, S. K. (2011): The Importance of Delirium: Economic and Societal Costs. J Am Geriatr Soc. 59 (2): 241–243.

Reischies, F. M.; Diefenbacher, A.; Reichwald, W. (2003): Delir. In: Arolt, V.; Diefenbacher, A. (Hg.): Psychiatrie in der klinischen Medizin – Konsiliarpsychiatrie, -psychosomatik und -psychotherapie. Darmstadt: Steinkopff Verlag.

10 Geriatrisch denken, akut behandeln – was Akutkrankenhäuser von der Geriatrie lernen

Ahmad Bransi

Während die Lebenserwartung in Deutschland im Jahr 1910 für Männer 47 Jahre und für Frauen 51 Jahre betrug, so liegt sie mittlerweile bei etwa 77 bzw. 82 Jahren. Rechnerisch bedeutet das, dass eine heute 65-jährige Frau eine weitere Lebenserwartung von fast 20 Jahren und ein 65-jähriger Mann eine Lebenserwartung von fast 17 Jahren hat. Diese Tatsache im Zusammenhang mit der aktuellen demografischen Entwicklung lässt eine Zunahme des Anteils der über 60-Jährigen innerhalb der nächsten 30 bis 40 Jahre von 24 auf 34 % erwarten (vgl. Statistisches Bundesamt 2012, S. 2). Glücklicherweise müssen die durch die Lebensverlängerung gewonnen Lebensjahre nicht zwangsläufig mit Krankheit und Behinderung verbunden sein oder mit starker Einbuße an Lebensqualität. Jedoch steigt mit zunehmendem Alter und mit der Verlängerung der Lebensdauer die Wahrscheinlichkeit, an einer akuten oder chronischen Krankheit zu erkranken oder von einer Behinderung betroffen zu sein.

Ältere Menschen weisen eine alterstypisch erhöhte Vulnerabilität gegenüber Krankheiten auf. Daher haben Erkrankungen bei alten Menschen ein anderes Gewicht als bei jüngeren Menschen. Sie sind nicht immer heilbar, sondern können einen chronischen und irreversiblen Verlauf annehmen, z. B. wegen des Auftretens von Komplikationen und Folgeerkrankungen. Sie können auch zur Verschlechterung der Selbsthilfefähigkeiten und zum Verlust der Selbstständigkeit und persönlichen Autonomie führen (vgl. Naegele 2009, S. 343). Des Weiteren haben bestimmte Erkrankungen im Alter eine hohe Inzidenz, wie z. B. die Demenz oder der Schlaganfall. Außerdem leiden viele alte Menschen an verschiedenen Krankheiten gleichzeitig, ein Zustand, den man als Multimorbidität bezeichnet. Diese Tatsachen zeigen die Notwendigkeit einer differenzierten Betrachtungs- und Behandlungsweise von Krankheiten des alten oder alternden Menschen, die nicht nur das Krankheitsgeschehen selbst, sondern auch die Fähigkeiten und Fertigkeiten der betroffenen Person berücksichtigt. Diese Überlegung wird in der Geriatrie nun verwirklicht. Anders als die anderen medizinischen Fächer handelt die Geriatrie vielmehr patientenorientiert als nur krankheitsorientiert.

Erkrankungen von alten Menschen werden in der Geriatrie bedarfs- und bedürfnisgerechter als in den anderen Abteilungen des Krankenhauses behandelt. Entsprechend der charakteristischen Situation der geriatrischen Patientinnen und Patienten, vor allem der Multimorbidität und der Gefahr der funktionellen Einschränkung mit Autonomieverlust, zielt die geriatrische Behandlung insbesondere auf die Erhaltung und Wiederherstellung der Fähigkeit zur weitgehend selbstständigen Lebensführung sowie auf die Reintegration der Patientinnen und Patienten in ihr eigenes Umfeld ab. Studien zeigen, dass eine koordinierte und spezialisierte Versorgung der geriatrischen Patientinnen und Patienten in einer geriatrischen Abteilung diesen mehr Vorteile bringt als die Versorgung in einem herkömmlichen Krankenhaus. Die spezialisierte und organisierte geriatrische Versorgung steigert die Chancen der Patienten deutlich nach der stationären Akutaufnahme, bis zu einem Jahr lang am Leben bzw. in der eigenen Wohnung zu bleiben (vgl. Ellis et al. 2011, S. 15).

Geschichte der Geriatrie

Erst im 20. Jahrhundert wurde die Geriatrie eine eigenständige Disziplin der Medizin, wobei der Begriff Geriatrie für die Altersheilkunde von Nascher in Anlehnung an den Begriff Pädiatrie für die Kinderheilkunde geprägt wurde.

Der Ursprung der heutigen klinischen Geriatrie liegt im Pflegeheim im Bereich der Altenpflege. Und der Ursprung der Altenpflege liegt in Stiftungen, dem Armen- und Siechenhaus des Mittelalters (vgl. Meier-Baumgartner 2001, S. 2). Die ersten Ansätze von geriatrischem Denken und Handeln finden sich bereits im alten Byzanz. Dort gab es schon in den Jahren 340 bis 1450 zahlreiche Spitäler und Hospize für alte Menschen. Die typischen altersbegleitenden Zustände, wie die Multimorbidität und der Marasmus als Ausdruck der Gebrechlichkeit im Alter, waren auch schon damals bekannt. In diesen antiken Hospizen konnte man viele Kenntnisse über die Pflege der alten gebrechlichen Menschen gewinnen und über die Möglichkeit ihrer Versorgung, wie z. B. die Anpassung des Lebensstils und der Diät. Diese Kenntnisse wurden später in abendländische Mönchsorden übernommen und bildeten die Grundlage der heutigen Altenpflege, aus der das medizinische Fach Geriatrie Anfang des 20. Jahrhunderts stammt.

Anfänglich konnten sich die Ärzte in Deutschland, wie auch in anderen Ländern, für das neue Fach der Medizin nur schwer begeistern. Später, in der Zeit des Nationalsozialismus, wurde die Geriatrie im Kontext der Leistungsmedizin diskutiert. Hier ging es vor allem um eine Steigerung der industriellen Produktion durch Steigerung der individuellen Arbeitskraft (vgl. Schmorrte 1990, S. 15 f.). Nach dem Zweiten Weltkrieg konnte sich die Geriatrie nur sehr zögerlich etablieren. Der Aufschwung kam erst, als der demografische Wandel, verbunden mit ständiger Zunahme der Anzahl alter Menschen, eine sozialpolitische Brisanz bekam und eine gesellschaftliche Betroffenheit verursachte (vgl. Huth 2011, S. 692).

Die Geriatrie

Die WHO definierte 1989 die Geriatrie als „der Zweig der Medizin, der sich mit der Gesundheit im Alter sowie den präventiven, klinischen, rehabilitativen und sozialen Aspekten von Krankheiten beim älteren Menschen beschäftigt" (WHO 1989, zit. n. Klinik für Geriatrie). Die Geriatrie oder Altersmedizin befasst sich mit der Lehre von spezifischen Krankheiten und Behandlungsmethoden von alten Menschen. Neben der Diagnose und Behandlung von körperlichen und seelischen Erkrankungen des alten Menschen beschäftigt sie sich auch mit der Rehabilitation und Prävention dieser Krankheiten, die häufig zu Verlust der Selbstständigkeit und Zunahme der Hilfebedürftigkeit führen. Dabei bedient sich die Geriatrie einer ganzheitlichen biologisch-körperlichen, psychischen und sozialen Betrachtungsweise, und versucht diese verschiedenen Lebensdimensionen des alten Menschen zu berücksichtigen im Sinne eines mehrdimensionalen Behandlungskonzeptes. Neben der ständigen ärztlichen Behandlung und pflegerischen Begleitung des erkrankten alten Menschen erfordert die Verwirklichung dieser mehrdimensionalen Behandlung eine zielorientierte und koordinierte Zusammenarbeit verschiedener Berufsgruppen miteinander, des sogenannten multiprofessionellen geriatrischen Teams, das sich aus Ärztinnen/Ärzten, Psychologinnen/Psychologen, Pflegepersonal, therapeutischem Personal (z. B. Ergo- und Physiotherapie) sowie Sozialarbeiterinnen/Sozialarbeitern zusammensetzt. Außerdem ist die Kooperation mit anderen Versorgungsstrukturen, z. B. Neurologie oder Psychiatrie und niedergelassenen Ärzten notwendig.

Der geriatrische Patient

Bei der Versorgung geriatrischer Patienten im klinischen Bereich müssen verschiedenen Aspekte berücksichtigt werden. Zum einen die Multimorbidität und die erhöhte Gefahr des Auftretens von Komplikationen und zum anderen die Gefahr, vorhandene Fähigkeiten während der klinischen Versorgung in einem Maße zu verlieren, sodass die Patienten die Angelegenheiten ihres täglichen Lebens nicht mehr selbst bewältigen können oder verlernen. Diese Überlegungen erfordern den oben beschriebenen multidimensionalen Zugang, der neben der akut-medizinischen Behandlung und Versorgung oder Überwachung auch Rehabilitationsmaßnahmen beinhaltet und für jeden Patienten in passend abgestufter Reihenfolge abläuft.

Geriatrische Patienten sind biologisch ältere Menschen, die durch altersbedingte Funktionseinschränkungen bei Erkrankungen akut gefährdet sind. Neben ihrer Altersschwäche und Vulnerabilität weisen sie die für die Geriatrie typische Multimorbidität auf und benötigen daher die besondere geriatrische Vorgehensweise in der Beurteilung und Behandlung (vgl. Deutsche Gesellschaft für Geriatrie 2014, S. 2–4). Diese Patientinnen und Patienten sind durch spezifische Merkmale gekennzeichnet, die sie von jüngeren, aber auch von älteren Patienten und Patientinnen mit einer eindimensionalen Erkrankung unterscheiden.

Um von einer Person als geriatrischer Patientin oder geriatrischem Patienten sprechen zu können, müssen Merkmale des höheren biologischen Alters, Multimorbidität und eines oder mehrere der geriatrischen Leitsymptome (die sogenannten geriatrischen Is) vorliegen. Geriatrischen Patientinnen und Patienten werden also nicht primär über ihr Alter, sondern über eine mit dem Altern verbundene gesundheitliche Situation bzw. deren Gefährdung charakterisiert. Aufgrund dieser besonderen Gefährdung haben sie spezifische Behandlung- und Betreuungsbedürfnisse. Nach Bruder et al. (vgl. Deutsche Gesellschaft für Geriatrie 2014, S. 5–17) können folgende Besonderheiten bei den geriatrischen Patientinnen und Patienten beobachtet werden:

159

- Höheres biologisches Alter, wobei hier nicht das Lebensalter, sondern das biologische Alter ausschlaggebend ist. Die Angabe einer exakten Altersgrenze ist hier nicht möglich, die Patientinnen und Patienten sind aber überwiegend 70 Jahre alt oder älter. Ihre Kompensations- bzw. Anpassungsmöglichkeiten sind deutlich reduziert. Das bedeutet, dass auch geringfügige Störungen für die Patientinnen und Patienten schwerwiegende Folgen haben können (vgl. Pochobradsky/Nemeth 2013, S. 9).
- Multimorbidität und veränderte Epidemiologie. Das heißt, es bestehen gleichzeitig nebeneinander mehrere Symptome und komplexe, oft chronische Krankheitsbilder.
- Erhöhte Vulnerabilität und verminderte Anpassungsfähigkeit der Organsysteme an Belastungen. Die geriatrischen Patientinnen und Patienten befinden sich in einem stark wechselnden physischen und psychischen Zustand. Sie erreichen ihre Leistungsgrenze rascher und sind anders als jüngere Patientinnen und Patienten immer akut gefährdet, dass Organsysteme dekompensieren und Krankheitsketten beginnen.
- Nicht charakteristische Symptomatik und atypische Krankheitsverläufe sind oft bei geriatrischen Patientinnen und Patienten zu beobachten, was zu Fehleinschätzungen und Verharmlosung durch die Betroffenen selbst und zur Erschwerung der Diagnosestellung oder sogar zum Übersehen der Erkrankung führen kann. Darüber hinaus sind bei diesen Menschen die Normwerte (wie z. B. Parameter für Lungenfunktion) verändert und müssen anders interpretiert werden.
- Veränderte Reaktion auf Medikamente als bei jüngeren Menschen, bedingt durch physiologische Altersprozesse. So können Medikamente bei alten Menschen stärkere und länger anhaltende Effekte oder auch unerwünschte Wirkungen haben. Darüber hinaus haben alte Menschen aufgrund der Multimorbidität ein hohes Risiko der Polypharmazie (gleichzeitige Behandlung mit mehreren Medikamenten), bedingt durch eine möglicherweise gleichzeitige Behandlung durch mehrere Ärztinnen und Ärzte.
- Risiko für Mangelernährung durch Rückgang des Hunger- und Durstgefühls, durch Verminderung des Geschmack- und Geruchs-

empfinden und durch falsche und einseitige Ernährung. Weitere Ursachen dafür können z. B. soziale Vereinsamung, Armut oder reduzierte Kaufähigkeit wegen schlechter bzw. fehlender Zähne sein.

- Verlängerung des Krankheitsverlaufs und der Zeit der Genesung, womit eine längere Behandlungsdauer und entsprechend längere Zeit zur Wiederherstellung der Gesundheit und der Funktionsfähigkeit der Kranken nötig wird.
- Einschränkungen im Bereich der Sinnesorgane, wie z. B. vermindertes Sehen und Hören. Diese Defizite führen zu verminderter Anpassungsfähigkeit an Veränderungen und zur erschwerten Gewöhnung an neue Umgebungen, was wiederum die Ursache für sozialen Rückzug, Vereinsamung, Demotivation und möglicherweise auch Verwirrtheit sein kann.
- Instabilität, Immobilität, Inkontinenz und intellektueller Abbau (die großen Is der Geriatrie) sind häufige Leitsymptome altersbedingter Veränderungen. Die Instabilität mit Gleichgewichtsstörungen ist verbunden mit einer erhöhten Sturzneigung und mit erhöhter Verletzungsgefahr. Die Immobilität kann von einer Einschränkung bei den Aktivitäten des täglichen Lebens reichen bis hin zur vollständigen Pflegebedürftigkeit mit entsprechendem Verlust an Lebensqualität. Auch die (Harn-)Inkontinenz bedeutet für viele ältere Menschen eine enorme Belastung. Neben der Infektionsgefahr führt sie zu einem deutlichen Verlust an Lebensqualität verbunden mit Einschränkung des sozialen Bewegungsraums. Beim intellektuellen Abbau stehen im Vordergrund die Störungen im Bereich der Aufmerksamkeit und der Konzentration. Mit Zunahme dieser Störungen steigt auch der Grad der Einschränkung im alltäglichen Leben. Schließlich kann sich aus der kognitiven Störung eine schwere Demenz entwickeln, die zu einer völligen Abhängigkeit der Patienten von Pflegepersonen führt.
- Psychische Störungen und psychiatrische Erkrankungen treten im Alter häufig auf. Sie erfordern aufgrund der besonderen Situation des erkrankten alten Menschen und der oben aufgezählten speziellen Belastungen eine besondere Behandlung und Betreuung.

Besonderheiten der geriatrischen Behandlung

Über die Einschränkung der Selbstständigkeit und der funktionellen Fähigkeiten können geriatrische Krankheiten zur Pflegebedürftigkeit führen. Aus diesem Grund beschränkt sich die geriatrische Behandlung und Betreuung nicht nur auf die Diagnose und Therapie einzelner Leidenszustände, sondern betrachtet den kranken alten Menschen ganzheitlich und richtet sich nach seiner eigenen komplexen Krankheitssituation. Sie berücksichtigt gleichzeitig seine medizinischen, funktionellen, psychischen und sozialen Dimensionen und weist in der Vorgehensweise Besonderheiten auf im Vergleich zu anderen medizinischen Disziplinen (vgl. Pochobradsky/Nemeth 2013, S. 25):

- Die Wahl der diagnostischen und Behandlungsmaßnahmen geschieht bei geriatrischen Patientinnen und Patienten unter Berücksichtigung der speziellen Situation des erkrankten Menschen und seiner Prognose. Es werden gezielte Entscheidungen über eine differenzierte, auf das Krankheitsbild und die Lebensperspektive abgestimmte Diagnostik und Therapie getroffen. Die gewählten Maßnahmen der Behandlung und Versorgung berücksichtigen nicht nur die somatische und psychische Situation des geriatrisch erkrankten Menschen, sondern auch die sozialen Aspekte.
- Die Behandlung und Betreuung der Patientinnen und Patienten berücksichtigt nicht nur ihre Defizite, sondern vielmehr ihre (noch) vorhandenen Fähigkeiten und orientiert sich dabei an ihren Kompetenzen. Vorhandene Ressourcen werden stetig trainiert und verbessert. Damit soll es dem Kranken ermöglicht werden seine Beeinträchtigungen zu kompensieren, wodurch seine Autonomie gefördert wird. Um die Kompetenzen und Ressourcen gezielt zu fördern, müssen die Lebenssituation und die Lebensbedingungen des kranken Menschen beachtet werden und geplante Maßnahmen darauf abgestimmt sein, wie etwa die Wohnbedingungen, das Vorhandensein von Angehörigen oder die Möglichkeit der Organisation von Hilfen zu Hause.
- Geriatrisch kranke Menschen sind häufig nicht mehr in der Lage, allein im häuslichen Bereich zu leben. Daher hat die Einbeziehung der Angehörigen, die nach der Entlassung des Patienten aus dem Krankenhaus ggf. seine (Weiter-)Betreuung zu Hause übernehmen,

und ihre Unterstützung bei dieser Betreuung eine besondere Bedeutung in der Geriatrie. So wird im Rahmen der spezifischen Vorbereitung der Patientinnen und Patienten auf die Zeit nach der stationären Behandlung auch die Familie in den Versorgungsprozess eingebunden.

• Kranke alte Menschen benötigen viel Zeit. Die Wirksamkeit der Behandlungsmaßnahmen stellt sich bei geriatrischen Patientinnen und Patienten oft erst nach längerer Zeit ein. Auch die Genesung und die Besserung der eingeschränkten Funktionen treten oft verzögert auf, daher sollte die Behandlung nicht unter Zeitdruck erfolgen. Bei bestehendem Verbesserungspotenzial sollte nach Abschluss der akut geriatrischen Behandlung genug Zeit investiert werden in die Fortsetzung der Therapien in einer Rehabilitationseinrichtung.

Das geriatrische Assessment

Um dem geriatrischen Patienten ganzheitliche Hilfe anzubieten und insbesondere eine seinen Lebensbedingungen spezifisch angepasste Behandlung der Erkrankungen durchzuführen, ist eine mehrdimensional aufgebaute Einschätzung seiner medizinischen, psychosozialen und funktionellen Möglichkeiten erforderlich. Verloren gegangene Aktivitäten werden dadurch bewertet und dokumentiert und eine individuelle Behandlungsplanung durch die Priorisierung von Therapiezielen wird ermöglicht. Dieses geschieht durch das geriatrische Assessment. Mittels geeigneter Tests werden der körperliche, kognitive, emotionale, ökonomische und soziale Zustand des Patienten eingeschätzt und Funktionsstörungen, wie z. B. Mobilitätseinschränkung, Sturzgefährdung, kognitive Defizite oder verminderte Selbsthilfefähigkeit, objektiviert. Ferner besitzt das geriatrische Assessment Präventionsaufgaben (vgl. Knauf 2011, S. 210), indem es hilft, spezifische Risiken und Gefahren sowie Mangelzustände früh zu erkennen und diese möglichst zu beseitigen.

Das umfassende geriatrische Assessment erhöht durch die Planung und Durchführung einer entsprechenden Behandlung deutlich die Wahrscheinlichkeit, dass ein alter Mensch am Leben bzw. zu Hause bleibt (vgl. Freund 2013, S. 24). Das geriatrische Assessment umfasst folgende Bereiche:

- Ärztliches geriatrisches Screening,
- Einschätzung der Alltagsaktivitäten (Barthel-Index),
- Einschätzung der Selbsthilfefähigkeit (Geldzähltest),
- Handkraftmessung (Hinweis auf Verletzungsgefahr infolge Stürzen),
- Einschätzung der Kognition (Mini-Mental-Status-Test, Uhrentest),
- Einschätzung der Mobilität (Timed „Up And Go"-Test),
- Einschätzung der Sturzgefahr (Tinetti-Test),
- Einschätzung der Stimmung (Depressionsskala),
- Einschätzung des Sozialstatus in mindestens fünf Bereichen (soziales Umfeld, Wohnumfeld, häusliche/außerhäusliche Aktivitäten, Pflege- und Hilfsmittelbedarf, rechtliche Verfügungen).

Das geriatrische Versorgungsnetz und geriatrische Einrichtungsformen

Wie bereits erwähnt sind geriatrische Krankheiten komplex und erfordern entsprechend komplexes Handeln. Befragt man die Patienten in den geriatrischen Fachabteilungen nach ihren individuellen Behandlungszielen, so antworten fast alle eindrücklich, dass sie ihre Selbstständigkeit wiedererlangen wollen, die ihnen die Rückkehr in die eigene Häuslichkeit ermöglicht und dass ihre beeinträchtigten Alltagsfähigkeiten, vor allem die Mobilität, verbessert werden sollen. Diese Antworten bilden die Ziele der geriatrischen Behandlung ab (vgl. Knauf 2011, S. 210) und zwar die Wiederherstellung einer größtmöglichen Selbstständigkeit in einem selbstbestimmten Alltag, wenn Behinderung oder Pflegebedürftigkeit durch eine Krankheit drohen oder bereits eingetreten sind.

Um dieses Ziel zu erreichen, ist ein abgestuftes geriatrisches Versorgungsnetz erforderlich, das verschiedene Schnittstellen gleichzeitig berührt. So beinhaltet die geriatrische Versorgung neben der intensiven stationären Akutbehandlung und der aktivierenden Betreuung eine umfassende Rehabilitationstherapie, die sowohl medizinische als auch psychologische und soziale Aspekte berücksichtigt.

Der Versorgungsweg der geriatrischen Patienten verläuft über den Hausarzt oder die Spezialabteilung eines Krankenhauses. Sie werden in die Geriatrie eingewiesen, von dort dann in die geriatrische Rehabilitation verlegt und schließlich nach Hause entlassen oder in ein Heim, wo weiterhin hausärztliche Versorgung stattfindet und von wo dieser Versorgungsweg von neuem beginnen kann (vgl. Rummer/Schulz 2012, S. 746). Dabei umfassen die Krankenhausleistungen die ärztliche Behandlung, Krankenpflege, Versorgung mit Arznei-, Heil- und Hilfsmitteln, Unterkunft und Verpflegung und die Frührehabilitation.

Aus der obigen Schilderung ist es ersichtlich, dass die geriatrischen Patienten sich an einer Schnittstelle zwischen der Akut- und Rehabilitationsbehandlung befinden. Für die Versorgung dieser Patienten und Verwirklichung des geriatrischen Behandlungsansatzes sind im Sozialgesetzbuch (SGB V) zwei verschiedene Einrichtungsformen vorgesehen, die sich mit geriatrischen Patienten spezifisch beschäftigen. Auf der einen Seite Einrichtungen der Akutversorgung und -behandlung als Krankenhaus nach § 107 Abs. 1 SGB V; und hier sowohl in stationärer als auch in teilstationärer bzw. tagesklinischer Form. Auf der anderen Seite Einrichtungen der Rehabilitation nach § 107 Abs. 2 SGB V, auch hier in vollstationärer oder teilstationärer Form, aber auch als ambulante Einrichtungen (geriatrische Rehabilitationsklinik, geriatrisch-rehabilitative Tagesklinik und ambulante geriatrische Rehabilitation) (vgl. Steinhagen-Thiessen et al. 2003, S. 369).

Geriatrische Abteilungen müssen über eine personelle, räumliche und apparative Mindestausstattung verfügen, die sicherstellt, dass die bei der Behandlung älterer Patienten auftretenden komplexen Anforderungen sowohl in akutmedizinischer als auch in rehabilitativer Hinsicht erfüllt werden können. Außerdem müssen diese Abteilungen über Versorgungsnetzwerke verfügen, die von der Tagesklinik über Selbsthilfegruppen bis hin zur hausärztlichen Vernetzung reichen. Um diesen Ansprüchen gerecht zu werden, hat jedes Bundesland ein eigenes Geriatriekonzept entwickelt. Die einzelnen Bundesländer entscheiden im Wege der Krankenhausplanung, in welcher vorgenannten Einrichtungsform die geriatrische Versorgung erbracht wird. Bundeslandspezifisch existieren aktuell unterschiedliche geriatrische Angebotsstrukturen. Diese folgen zwar fachlichen Aspekten, sind aber vorwiegend durch unterschiedliche gesundheitspolitische Entscheidungen der einzelnen Bundesländer bedingt und haben daher jeweils eine unterschiedliche Gestaltung (vgl. Steinhagen-Thiessen et al. 2003, S. 370).

Strukturmerkmale in der Geriatrie

Um eine optimale medizinische Versorgung der geriatrischen Patienten in der Klinik zu erreichen, sind bestimmte Strukturen erforderlich, die auch zur Qualität der Versorgung beitragen. Folgende Strukturmerkmale werden in der Geriatrie vorausgesetzt (vgl. Steinhagen-Thiessen et al. 2003, ebd.):

- Alten- und rollstuhlgerechte Ausstattung von Stationen und Therapiebereichen,
- Krankenhausstandard inklusive Möglichkeiten des Monitorings,
- Angemessener Personalschlüssel,
- Angemessene Fort- und Weiterbildung im gesamten geriatrischen Team,
- Problemloser Zugang zu Intensivmedizin und Diagnostik entsprechend der geriatrischen Indikationsstellung,
- Behandlungspfade für häufige geriatrische Probleme,
- Interdisziplinäres Assessment (Mobilität, Ernährung et cetera),
- Regelmäßige interdisziplinäre patientenzentrierte Fallbesprechung,
- Regelmäßige interdisziplinäre Visite,
- Regelmäßige interdisziplinäre Entlassungsvorbereitung,
- Beteiligung an geriatriespezifischen Qualitätssicherungsmaßnahmen.

Was können Akutkrankenhäuser von der Geriatrie lernen?

Wie schon geschildert werden geriatrische Patienten im Zuge der spezifischen geriatrischen Behandlung nicht nur auf Krankheiten und ihre Behandlung reduziert und es werden auch nicht nur singuläre Krankheitszustände und Defizite berücksichtigt. Im Gegenteil, der Blick in der geriatrischen Behandlung richtet sich vielmehr auf den gesamten Menschen mit seiner körperlich-psychischen Situation, seiner sozialen Funktions- und Lebenslage und vor allem auch auf seine noch vorhandenen Fähigkeiten und Ressource, die genutzt und gestärkt werden sollen, um die Selbstständigkeit zu erhalten. Diese mehrdimensionale Sichtweise und das Bemühen den Patienten in jeder Dimension spezifisch zu helfen, erfordert neben dem differenzierten Assessment die koordinierte Zusammenarbeit eines interdisziplinären, multiprofessionell geriatrischen Teams und die Kooperation bzw. Vernetzung verschiedener Einrichtungen zusammen. Insoweit stellt die Geriatrie hier das Vorbild dar für einen Paradigmenwechsel in der Medizin, indem sie anstelle einer krankheitsorientierten Medizin eine patientenorientierte Medizin repräsentiert. Das geriatrische Assessment und das interdisziplinäre Team der Geriatrie sind damit beispielgebend für die Strukturen der Akutversorgung insgesamt.

Literatur

Deutsche Gesellschaft für Geriatrie e. V.; www.dggeriatrie.de. (23. 05. 2014): Bruder, J.; Lucke, C.; Schramm, A.; Tews, HP.; und Werner, H.: Was ist Geriatrie? Expertenkommission der Deutschen Gesellschaft für Geriatrie und der Deutschen Gesellschaft für Gerontologie und Geriatrie zur Erarbeitung von Strukturstandards Geriatrischer und Gerontopsychiatrischer Einrichtungen. Rügheim (1991).

Ellis, G.; Whitehead, M. A.; O'Neill, D.; Langhorne, P.; Robinson, D. (2011): Comprehensive geriatric assessment for older adults admitted to hospital. Cochrane Database of Systematic Reviews 2011, Issue 7. Art. No.: CD006211. DOI: 10.1002/14651858. CD006211.pub2.

Freund, H. (2013): Altersmedizin und Geriatrisches Assessment. ÄP Neurologie Psychiatrie 1. S. 24–27.

Huth, K. (2011): Das Alter, eine Herausforderung. Jahrestagung der Arbeitsgemeinschaft Christlicher Ärzte in Frankfurt/Main. Hessisches Ärzteblatt 11. S. 690–694.

Knauf, W. (2011): Das geriatrische Assessment. Hessisches Ärzteblatt 4. S. 210–215.

Meier-Baumgartner, H. P. (2001): Geriatrie – Einbettung in die Versorgungslandschaft der Bundesrepublik Deutschland. Z Gerontol Geriat 34: Suppl I. S. 1–9.

Naegele, G. (2009): Perspektiven einer fachlich angemessenen, bedarfs- und bedürfnisgerechten gesundheitlichen Versorgung für ältere Menschen. Z Gerontol Geriat 42. S. 432–440.

Pochobradsky, E.; Nemeth, C. (2013): Prozesshandbuch Akutgeriatrie/Remobilisation. Österreichisches Bundesinstitut für Gesundheitswesen. Wien. S. 9–25.

Rummer, A.; Schulz, R. J. (2012): Vermeidung des Drehtüreffekts. Der geriatrische Patient an den Schnittstellen zwischen hausärztlicher Versorgung, Krankenhaus, Anschlussheilbehandlung und Rehabilitation. Deutsches Ärzteblatt 15. S. 746–748.

Schmorrte, S. (1990): Alter und Medizin. Die Anfänge der Geriatrie in Deutschland, Archiv für Sozialgeschichte 30. S. 15–41.

Statistisches Bundesamt (2012): Gesundheit im Alter. Wiesbaden. S. 1–4.

Steinhagen-Thiessen, E.; Hamel, G.; Lüttje, D.; Oster, P.; Plate, A.; Vogel, W. (2003): Geriatrie – quo vadis? Zur Struktur geriatrischer Versorgung. Z Gerontol Geriat 36. S. 366–377.

WHO (1989): Definition Geriatrie zit. n. Klinik für Geriatrie (Stand 06.12.2014 http://www.geriatrie.uniklinikum-jena.de/Klinik+f%C3%BCr+Geriatrie/Was+ist+Geriatrie_.html).

11 Geriatrisch denken, akut behandeln aus der Perspektive der Pflege

Adelheid von Spee

Einleitung

Dank des medizinischen Fortschritts und des mit ihm einhergehenden demografischen Wandels erweitert sich in zahlreichen Lebensbereichen die gerontologische und geriatrische Perspektive. Die Auseinandersetzung mit der zunehmenden Langlebigkeit entwickelt sich synchron zur lebensweltlichen Notwendigkeit. In den zurückliegenden Jahren wurde der Fokus stark auf die älteren und alten Menschen und ihre Lebenslagen gerichtet. Dies gilt es jetzt um die Facette der Hochaltrigkeit zu erweitern (vgl. Petzold et al. 2011). Hier ist seitens der Hochbetagten als auch der Betreuenden und Pflegenden Pionierarbeit zu leisten, da vermehrt die Ausnahme zur Normalität wird. Selbstbestimmtes Altern ist ein zunehmendes Bedürfnis in unserer Gesellschaft. Es wird werbewirksam mit unabhängigen, mobilen und unternehmungslustigen Gesichtern älterer Menschen bebildert. Dies zeigt nur eine Seite der Selbstbestimmung. Die andere ist durchaus auch mit Abhängigkeiten und Hilfebedarf vereinbar. Entscheidend ist, dass diese Unterstützung annehmbar ist und die Selbstbestimmung nicht behindert, sondern vielmehr aus der angenommenen Unterstützung resultiert. Mit Ausnahme der Entbindungsstation werden heute auf allen Stationen eines Krankenhauses auch Menschen im höheren und hohen Lebensalter (70 Jahre und älter) behandelt. Diese Betreuung bedarf neben strukturellen Anpassungen, einer fundierten gerontologischen und geriatrischen Handlungskompetenz der Pflegenden. Allein die fachspezifische Pflegekompetenz der jeweiligen Abteilung reicht nicht aus, um eine angemessene Pflege sicherzustellen.

Altersbild und Pflegehaltung „Der alte Mensch im Krankenhaus"

Der Einfluss des Altersbildes auf das pflegerische Handeln ist sehr prägend. Je unreflektierter es ist, desto mehr können Altersstereotypen wirken. Dies fördert Altersdiskriminierung. Hierzu lässt sich im Selbstversuch testen, wie bereits Geburtsjahre wirken. Was denken Sie, wenn Sie bei einem Patienten das Geburtsjahr 1919 hören? Im Kopf läuft nicht selten der Film ab: „Ein Pflegefall, hoher Hilfebedarf, viel Arbeit". Diese Einschätzung lässt die Gruppe der Menschen über 90 Jahren, die keinen dauerhaften Hilfebedarf hat, unberücksichtigt. Die Pflegestatistik 2011 zeigt, dass 58 % der Menschen über 90 Jahren eine Pflegebedürftigkeit im Sinne des SGB XI haben. Folglich besteht ein realistisches Risiko von mehr als 40 %, älter als 90 Jahre zu sein und keine Pflegebedürftigkeit zu haben (vgl. Statistisches Bundesamt 2013). Die Magie der Geburtszahlen verleitet dazu, den Blick auf die Potenziale zu verstellen und die individuelle Situation Stereotypen zu opfern. Dies geschieht übrigens auch umgekehrt. Beim Geburtsjahr 1960 erwarten wir einen selbstständigen Menschen mit kurzfristiger Einschränkung, stets auf dem Weg zurück in Gesundheit. Je differenzierter das eigene Altersbild ist, desto weniger können sich Stereotypen durchsetzen. Grundsätzlich haben Stereotypen die Aufgabe, kurzfristig zu vereinfachen, um dann eine Differenzierung folgen zu lassen. Menschen mit zunehmendem Hilfe- und Pflegebedarf werden nicht selten reduziert auf das Etikett „Pflegefall". So beschreibt in einem Radiobeitrag ein Sohn seine Mutter mit den Worten: „Früher war meine Mutter eine intelligente Frau, heute ist sie ein Pflegefall." Im Sechsten Bericht zur Lage der älteren Generation in der Bundesrepublik Deutschland (2010) wird darauf hingewiesen, dass der Begriff „Pflegefall" ein juristisch überflüssiger Begriff, aber einer mit Tradition und kultureller Prägekraft sei. Er sei eine sprachliche Manifestation negativer Altersbilder. Weiter heißt es dort: „Im Dritten Reich war der ‚Pflegefall', insbesondere in Verbindung mit demenziellen Erkrankungen (‚Greisenveränderung' des Gehirns), assoziiert mit Lebensunwert. Es hieß, Pflegefälle stellten für ihre Angehörigen eine ‚furchtbar schwere Belastung' dar" (Sechster Bericht zur Lage der älteren Generation in der BRD 2010, S. 347).

Geriatrisches Denken bedarf eines reflektierten Verständnisses von Pflegebedürftigkeit, da dieses sich unmittelbar auf das pflegerische Handeln und die Situationseinschätzung auswirkt. Im 6. Altenbericht heißt es hierzu:

„Dieses Verständnis von Pflegebedürftigkeit kann *auf der Ebene der pflegerischen Interaktion* handlungsleitend werden und die Ausgestaltung der Versorgung sowie die Nutzung vorhandener Potenziale mitbestimmen. Altersbilder können auch die Form und den Inhalt der Kommunikation zwischen Pflegenden und hilfebedürftigen Menschen in pflegebezogenen Kontexten beeinflussen. Sowohl die Vorstellungen vom eigenen Alter(n) als auch die Wahrnehmung des Gegenübers und die mit seiner Pflegebedürftigkeit vermutete und zugeschriebenen Defizite, Kompetenzen sowie Rollenerwartungen prägt das kommunikative Handeln mit" (6. Altenbericht 2010, S. 345).

Der oft zu hörende Ausspruch: „Alte Menschen sind wie kleine Kinder", verkennt entscheidend, dass alte Menschen einen reichen Schatz an Erfahrungen haben, den es in der Pflege als Ressource zu aktivieren gilt. Kinder hingegen benötigen Erfahrungsangebote, um diesen Schatz erst aufzubauen. Hier liegen zwei entgegengesetzte Herangehensweisen vor, bei den alten Menschen gilt es die vorhandenen Erfahrungen zu aktivieren und bei Kindern gilt es Erfahrungsangebote zu schaffen.

Die Gruppe der Menschen des dritten und vierten Lebensabschnittes ist die heterogenste Gruppe einer jeden Gesellschaft. Die Menschen haben alle bereits einen langjährigen Individualisierungs- und Entwicklungsprozess durchlaufen, den sie zu der Person gemacht haben, die sie heute sind. Die hohe Heterogenität der Gruppe lässt zahlreiche Verallgemeinerungen fragwürdig erscheinen. Vielmehr geht es darum, die Vielfalt neugierig aufzunehmen und im Pflegealltag einzubinden. Den Prozess des Alterns können wir auch mit Lernen, Sich-Entwickeln oder Leben übersetzen. Ersetzen wir den Begriff „Altern" durch den Begriff „Sich-Entwickeln" richten wir unsere Pflege anders aus. Denn jemanden bei seinen Entwicklungsaufgaben zu unterstützen, ist eine deutlich andere Ausrichtung, als jemanden bei der Kompensation von altersbedingten Einschränkungen beizustehen. Pflege wird zu einer dynamischen Interaktion und Beziehungsarbeit. Jetzt ist Handlungskompetenz anstelle vom Abarbeiten von Handlungsabläufen gefragt. Zentrale pflegerische Aufgabe gilt der Ermutigung und der Befähigung dazu, auch mit veränderten Ressourcen sich selbst leben zu können. Das Spannungsfeld ist nicht gesund oder krank, sondern Ich und Welt. Die Sinnfrage ist zu beantworten, Verstehbarkeit herzustellen und die Handhabbarkeit zu ermöglichen. Es geht darum, einen passgenauen Umgang mit der gegenwärtigen Situation zu erwerben und sich zu leben. Im Täglichen spiegelt sich das bereits gelebte Leben. Rentsch beschreibt dies mit den Worten:

„Die einmalige Ganzheit jeden Lebens tritt konkret in einem dialektischen Prozeß der Gestaltwerdung auseinander, indem einerseits die einzelnen Handlungen in den einzelnen Lebenssituationen immer auch Bewegungen des ganzen Lebens sind, und mithin andererseits dieser Rahmen der Ganzheit immer durch die einzelnen Handlungen und Sinnentwürfe in den lokalen Situationen qualifiziert wird" (Rentsch 1995, S. 55).

Die im Lebensverlauf erworbenen Veränderungskompetenzen gilt es zu aktivieren. Vergleichbare, als schwierig erlebte Lebenslagen, enthalten oft die notwendigen Ressourcen für die aktuelle Situation. Als Pflegende übernehmen wir die Aufgaben der Moderation und Befähigung. Unsere eigene Auseinandersetzung mit dem Prozess des Alterns ist Voraussetzung, um der Situation der Patienten annähernd gerecht zu werden. Es gilt die Krankengeschichte in den Verbund der Lebensgeschichten einzubinden. Die Isolation der Krankengeschichte aus dem Verbund der Lebensgeschichten reduziert den Menschen auf seine Erkrankungen und Gebrechlichkeit. Dies ist der Erhaltung und Förderung der Lebensqualität des Patienten wenig zuträglich. Mit zunehmenden Lebensjahren gewinnt das Bewusstsein für die eigene Endlichkeit. Die verbleibende Zeit gilt es qualitativ im Sinne des alten Menschen zu füllen. Rentsch spricht von der Radikalisierung der Zeitlichkeit im Alter (vgl. Rentsch 1995, S. 57). Die Endlichkeit wird spürbar und die Lebensbewegung ist unumkehrbar. Gleichzeitig gibt er in seinen Betrachtungen über das Altern zu bedenken, dass wir über der Reflexion der Besonderheiten des Alterns nicht die Normalität, Universalität und Kontinuität des von Anbeginn an fragilen Menschseins vergessen dürfen: „Probleme, Krisen und Konflikte, Ängste und Gefährdungen kennzeichnen alle Lebensphasen genauso wie die Chancen zum Glück" (Rentsch 1995, S. 58).

Wer ist der geriatrische Patient und was kennzeichnet ihn?

Die medizinischen Leitlinien der Fachgesellschaften definieren den geriatrischen Patienten als überwiegend 70 Jahre und älter und mit zusätzlicher geriatrietypischer Multimorbidität, d. h., es liegen mehrere behandlungsbedürftige Krankheiten gleichzeitig vor. Weitere Merkmale des geriatrischen Patienten können sein: 80+ und eine alterstypische erhöhte Vulnerabilität z. B. für das Auftreten von Komplikationen oder Folgekrankheiten; Gefahr der Chronifizierung sowie ein erhöhtes Risiko des Verlustes der Autonomie und der Verschlechterung des Selbsthilfestatus (Definition DGG und DGGG sowie BAG Klinisch-Geriatrischer Einrichtungen 19.01.2007). Das zunehmende Alter der Patienten weist nicht selten die pflegerisch handlungsrelevanten Herausforderungen wie Frailty, Verwirrtheit (Delir, Demenz) sowie zunehmende Einsamkeit (Singularisierung) auf. Hieraus lassen sich lebensphasenspezifische Bedarfe und Bedürfnisse ableiten. Laut Fried et al. zählen zu den Kriterien von Frailty das Nachlassen der Gehgeschwindigkeit, Reduktion der Muskelkraft (Sarkopenie), Gewichtsverlust, verminderte körperliche Belastbarkeit und rasche Erschöpfung. Zusätzlich zählen Gangunsicherheit und Gleichgewichtsstörungen zum klinischen Bild von Frailty (vgl. Fried et al. 2001). Das „geriatrische Syndrom", welches „Immobilität, Sturzneigung und Schwindel, kognitive Defizite, Inkontinenz (Harninkontinenz, seltener Stuhlinkontinenz), Druckgeschwüre, Fehl- und Mangelernährung, Störungen im Flüssigkeits- und Elektrolythaushalt, Depression, Angststörung, chronische Schmerzen, Sensibilitätsstörungen, herabgesetzte körperliche Belastbarkeit bis hin zur starken Gebrechlichkeit (Frailty-Syndrom), starke Sehbehinderung, ausgeprägte Schwerhörigkeit beinhaltet" (Geriatrie-Konzept Baden-Württemberg 2014, S. 15), beschreibt die zu beachtende Dimensionsvielfalt der Lebenssituation des geriatrischen Patienten.

Der geriatrische Patient auf der Akutstation ist einer Fachdisziplin wie z. B. Kardiologie, Chirurgie, Neurologie oder Orthopädie zugeordnet und weist die Besonderheit auf, dass hier die akute Erkrankung im geriatrischen Kontext therapiert werden muss. Dies heißt für einen geriatrischen Patienten mit einer Oberschenkelhalsfraktur nach einem Sturzereignis, dass er zum einen die den Operationserfolg sichernde Therapie erhält und gleichzeitig diese in die Gesamtsituation des Patienten einzubinden ist. Lässt beispielsweise ein akutes Delir die für den OP-Erfolg notwendige Mobilisation nicht zu, so muss interdisziplinär abgewogen werden, welche Behandlungsziele angestrebt und umgesetzt werden können. Leitfäden und Standardbehandlungen sind mehrdimensional zu betrachten und zu individualisieren. Grundsätzlich ist es wenig zielführend den geriatrischen Patienten für das Nichterreichen des disziplinspezifischen Behandlungszieles verantwortlich zu machen und ihn resigniert als „nicht-führbar" zu titulieren.

Rahmenbedingungen für geriatrische Patienten auf der Akutstation

Auf der Akutstation trifft der geriatrische Patient auf Menschen mit einer fundierten fachspezifischen Expertise. Die Mitarbeitenden bewegen sich mit hohem Tempo. Lange Flure werden im schnellen Schritt genommen. Rasches Betreten eines Zimmers, kurz eine Information geben und schon geht es weiter. Die zahlreichen Tätigkeiten werden mit „mal eben muss ich noch ..." eingeleitet. Durch Geschwindigkeit wird versucht, die in den letzten Jahren zunehmende Arbeitsverdichtung zu kompensieren. Geschwindigkeit beeinflusst entscheidend die Wahrnehmung. Stellen Sie sich vor, Sie sitzen in einem ICE und sollen bei Hochgeschwindigkeit eine genaue Landschaftsbeschreibung erstellen. Ähnlich beeinflusst die Laufgeschwindigkeit der Pflegenden auch ihre Wahrnehmung und Krankenbeobachtung. Geriatrische Patienten mit einer verzögerten Ausdrucksfähigkeit fühlen sich überrannt und nicht gesehen. Ihre Belange bleiben außen vor. Zwei Welten von Geschwindigkeit treffen aufeinander und verwirren. Der Stationsablauf der Pflegenden trifft auf die als verlangsamt wahrgenommenen Patienten. Ihre Blicke suchen ängstlich dem raschen Treiben zu folgen. Unruhe entsteht, da die Abläufe nicht verstanden werden können. Um das Arbeitstempo zu bewältigen, kommt es auch immer wieder zu Ruhigstellungen. Die pflegerische Kunst liegt darin, eine Geschwindigkeit zu finden, der seitens der Patienten gefolgt werden kann und die professionelle pflegerische Wahrnehmung und Beobachtung zulässt. Zusätzlich lohnt es, auf der Akutstation für geriatrische Patienten eine gezielte Langeweile-Prävention zu implementieren. Denn die Langeweile seitens der Patienten ist oft ursächlich für Fehldeutungen von Situationen und daraus resultierenden Komplikationen.

Krankheitsorientierung – Orientierung an der Alltagskompetenz

In der geriatrischen Pflege geht es darum, den funktionalen Status des Patienten zu verbessern und die Lebensqualität und Autonomie zu optimieren. Gezielte Krankenbeobachtung und frühzeitige Interventionen sollen Autonomieverluste und Pflegebedürftigkeit verzögern. Dieses bedarf eine ganzheitliche Sichtweise. Es gilt die lebensphasenspezifischen Besonderheiten zu berücksichtigen und den Menschen in seinem Sein zu stärken. Der Gerontologe Rott betont, dass bei der Gruppe der Hochaltrigen besonders die psychologischen Stärken (wie z. B. Selbstwirksamkeit, Optimismus) positiven Einfluss auf die Lebensqualität haben. Er schreibt: „Die körperlichen Aspekte treten im hohen Alter in den Hintergrund, die psychologischen in den Vordergrund. Positive Lebenseinstellungen und gute Lebensmanagementstrategien scheinen viele Beeinträchtigungen und Einschränkungen ausgleichen zu können" (Rott 2012, S. 479). Die Aktivitäten des täglichen Lebens geben einen Rahmen für eine mehrdimensionale Diagnostik, wenngleich eine hohe somatische Dominanz besteht. Die Aktivität des täglichen Lebens (ATL) „sich als Frau oder Mann fühlen" (Roper et al. 1993) möchte ich besonders für die geriatrische Pflege differenzieren durch die Umformulierung: „Die Identität erhalten und fördern." Denn gerade der geriatrische Patient bedarf einer fundierten Identitätsaufmerksamkeit, um sich in seinen lebensphasenbedingten Veränderungen und seiner Gebrechlichkeit nicht zu verlieren. Eine identitätserhaltende Pflege wie sie beispielsweise im personzentrierten Ansatz nach Tom Kitwood (2001) zu finden ist, fördert grundsätzlich die Pflegebeziehung und gibt beiden Seiten Sicherheit.

Der Patient und sein soziales Netzwerk

Geriatrisches Denken ist stets geprägt von einer vieldimensionalen Sichtweise. Der erkrankte Mensch wird in seinem bio-psycho-sozialen ökonomischen Kontext gedacht. Das soziale Umfeld wird als Bestandteil des Genesungsprozesses mit berücksichtigt. Gerade bei hochaltrigen Patienten ist dies erschwert, da die soziale Reservekapazität reduziert ist. Oft sind die Partner und Freunde auch hochaltrig. Nicht selten werden Unterstützungsangebote aus jüngeren Generationen durch die Haltung „bloß keinem zur Last fallen zu wollen" nicht wahrgenommen. In der Krisensituation stellt sich dann bei den betagten Menschen das Gefühl ein, ganz allein zu sein. Hier steht die Lernaufgabe an, Hilfe anzunehmen. Seitens der Pflegenden bedarf es eines besonderen Fingerspitzengefühls den richtigen Zeitpunkt zu finden, wann Hilfe angenommen werden kann. „Irgendwie schaffen wir das schon." Über eine lange Zeit stützt dieser Satz die Pflegesituation. Ändert sich dieser Satz in „Irgendwie müssen wir das ja schaffen", dann ist der Zeitpunkt da, konkrete Unterstützungsmöglichkeiten anzubieten. Den Patienten und ihren Familien gilt es nahezubringen, dass es eine Stärke ist Hilfe zu berücksichtigen. Dieses ist ein sehr anspruchsvoller Prozess. Denn nicht selten stellt sich das Gefühl ein, ich habe versagt. Wir wollen doch keinem zur Last fallen. Um Hilfe annehmen zu können, ist es sehr unterstützend, dass von den Helfenden anerkannt wird, dass hier ein Lebenseinschnitt stattfindet. Es sollte seitens der helfenden Personen nicht erwartet werden: „Die müssen sich doch freuen, dass endlich jemand unter die Arme greift." Zu Beginn, wenn fremde Hilfe in Anspruch genommen wird, besteht große Unsicherheit. Was kommt auf mich zu, wenn ein Fremder in die Wohnung kommt, um im Haushalt oder bei der Pflege zu unterstützen. Muss ich vorher aufräumen? Dann habe ich ja viel mehr Arbeit. Ich muss meine privaten Räume Fremden gegenüber öffnen. Ich gebe Privatheit auf. Mein Tagesablauf wird gestört. Plötzlich gibt es Termine, die möglicherweise nicht immer passen. Ich könnte ja genau zu demselben Zeitpunkt einen Arzttermin haben. Diese ganzen Befürchtungen gehen durch den Kopf und machen den Schritt schwer, Hilfe anzunehmen. Nicht selten wird der Unterstützungsbedarf vom Umfeld deutlich früher gesehen, als von den Betroffenen selbst. Sprechen sie als Bezugspflegende ihre Beobachtungen an, stellen Sie mögliche Lösungen vor, und geben Sie Zeit. Hilfe wird nur dann wirklich als Entlastung und nicht als Störung wahrgenommen, wenn die Betroffenen selbst so weit sind, die Hilfe anzunehmen.

Rolle der Angehörigen im Krankenhaus

Gerade bei geriatrischen Patienten auf der Akutstation kann es sehr hilfreich sein, wenn Angehörige präsent sind. Sie kennen die erkrankte Person mit biografischem Hintergrund und haben die Rolle seine Position zu stärken. Durch diese Stärkung gewinnt der Erkrankte Orientierung und dem Gefühl der Ohnmacht ist vorgebaut. Aus Sicht der Pflegenden ist es wichtig zu realisieren, dass die Angehörigen nicht primär zu ihrer Entlastung da sind. Sie geben dem Erkrankten Support und benötigen selbst Wertschätzung und Verständnis für ihre belastende Situation. Die Angehörigen gilt es als zum Erkrankten unmittelbar zugehörig zu erkennen. Diese Sichtweise ermöglicht ein zugewandtes Miteinander. Denn gemeinsames Ziel ist es, die Lebensqualität des Erkrankten, unter Berücksichtigung der vorhandenen Ressourcen, zu optimieren.

Fazit

Geriatrisches Denken in der Pflege zielt auf die Erhaltung und Förderung der Lebensqualität und Autonomie des erkrankten Menschen. Gemeinsam mit dem Erkrankten und seinen von ihm autorisierten Zugehörigen werden die Behandlungs- und Pflegeziele festgelegt und die notwendigen Schritte angebahnt. In der geriatrischen Pflege steht die individuell angestrebte Lebensqualität im Zentrum von allem Handeln anstelle der sonst gewohnten Organzentrierung. Geriatrisches Denken und Handeln ist sehr kommunikationsintensiv und ist interdisziplinär ausgerichtet. Verschiedene Berufsgruppen arbeiten mit gemeinsamen Behandlungszielen zugunsten der Lebensqualität des Erkrankten zusammen. Die Lebensqualität des Patienten umfasst die Vergangenheit, Gegenwart und Zukunft. Die Einbeziehung bisheriger Lebenserfahrungen beeinflusst den gegenwärtigen Klinikaufenthalt und die zukünftige Weiterbetreuung. Die Entlassung und Weiterbetreuung nach dem Klinikaufenthalt ist bei der Behandlungsplanung und Durchführung von Beginn an zu berücksichtigen. Sie wirken sich konkret auf die Zielsetzungen aus. Ist beispielsweise bekannt, dass der Patient in der Häuslichkeit stets vier Stufen zu überwinden hat, um ins Bad zu kommen, so sollte dies bereits in der Klinik geübt werden. Kommt das Behandlungsteam zu dem Ergebnis, dass die vier Stufen in naher Zukunft nicht zu erreichen sind, so muss frühzeitig nach Rehabilitationsfähigkeit, alternativen Hilfsmitteln oder Wohnumgebungen geschaut werden. Ein erfolgreicher Klinikaufenthalt für einen geriatrischen Patienten ist daran zu erkennen, dass der Patient und seine Angehörigen in den Betreuungsprozess einbezogen sind und sie sich nach der Entlassung der nun neu entstandenen Situation gegenüber sicher fühlen. Alle Beteiligten gehen vorbereitet in die neue Versorgungssituation und kennen ihre Ansprechpartner bei Unsicherheiten.

Literatur

Deutsche Gesellschaft für Geriatrie (DGG) Definition geriatrischer Patient. (Stand 06.12.2014: www.dggeriatrie.de/).

Fried, LP.; Tangen, CM.; Walston, J.; Newman, AB.; Hirsch, C.; Gottdiener, J.; Seeman, T.; Tracy, R.; Kop, WJ.; Burke, G.; McBurnie, MA. (2001): Frailty in Older Adults Evidence for a Phenotype. In: J Gerontol A Biol Sci Med Sci 56 (3): M146–M157.

Geriatriekonzept Baden-Württemberg (2014): Ministerium für Arbeit und Sozialordnung, Familie, Frauen und Senioren. (Stand 06.12.2014: http://www.grn.de/fileadmin/user_upload/Rehakliniken/gk_baden-wuerttemberg_2014.pdf).

Kitwood T. (2001): Demenz. Der person-zentrierte Ansatz im Umgang mit verwirrten Menschen; Schweiz: Huber Verlag,.

Petzold, H. G.; Horn, E.; Müller, L. (Hg.) (2011): Hochaltrigkeit. Herausforderung für persönliche Lebensführung und biopsychosoziale Arbeit. Wiesbaden: VS Verlag für Sozialwissenschaft.

Rentsch, T. (1995): Altern als Werden zu sich selbst. Philosophische Ethik der späten Lebenszeit. In Borscheid, P. (Hg.): Alter und Gesellschaft. Stuttgart. S. 53–62.

Roper, N.; Logan, W.; Tierney, A. J. (Hg.) (1993): Die Elemente der Krankenpflege. Ein Pflegemodell, das auf einem Lebensmodell beruht. 4. Aufl. Basel: Recom.

Rott, C.; Jopp, D. S. (2012): Das Leben der Hochaltrigen. Wohlbefinden trotz körperlicher Einschränkungen. Sonderdruck. Bundesgesundheitsblatt. Gesundheitsförderung I Gesundheitsschutz (Stand 11.12.2014: http://www.uni-heidelberg.de/md/gero/personen/rott_jopp_2012.pdf).

Sechster Bericht zur Lage der älteren Generation in der Bundesrepublik Deutschland (2010): Altersbilder in der Gesellschaft. Bericht der Sachverständigenkommission an das Bundesministerium für Familie, Senioren, Frauen und Jugend (Stand 11.12.2014: http://www.bmfsfj.de/RedaktionBMFSFJ/Pressestelle/Pdf-Anlagen/sechster-altenbericht,property=pdf,bereich=bmfsfj,sprache=de,rwb=true.pdf).

Statistisches Bundesamt (2013): Pflegestatistik 2011. Wiesbaden.

Teil 3

Organisation und Schnittstellen

12 Wie Krankenhäuser mit der späten Familie umgehen können. Anregungen zur Organisationsentwicklung

Katharina Gröning

2014 ist das Projekt „Familiale Pflege unter den Bedingungen der G-DRGs" zehn Jahre alt. Mit nunmehr 48.0000 Angehörigen, die wir im Jahr 2014 mit mehr als vierhundert beteiligten Krankenhäusern in Nordrhein-Westfalen, Hamburg und Schleswig-Holstein erreicht haben, gehört das Projekt zu einem Typus von wissenschaftlichen Transferprojekten, die sich durch eine enge Verbindung von wissenschaftlicher Arbeit und ethisch-wohlfahrtsstaatlicher Organisationsentwicklung auszeichnen. In den vergangenen zehn Jahren sind im Rahmen dieses Projektes ca. 800 Pflegetrainerinnen und -trainer qualifiziert worden und werden in Entwicklungsgruppen und in Einzelsettings durch wissenschaftliche Mitarbeiter/innen der Universität Bielefeld prozessbezogen und eng für ihre Arbeit mit den pflegenden Angehörigen und späten Familien begleitet. Mit den beteiligten Krankenhäusern und der AOK schließt die Universität Bielefeld einen Dreieckskontrakt als Voraussetzung für ein Arbeitsbündnis zur Unterstützung von Familien und Ehe- bzw. Lebenspartnern bei der Pflege zu Hause. Zu diesem Dreieckskontrakt gehören vor allem die sogenannten Jahresgespräche mit den Betriebsleitungen der Krankenhäuser zur Weiterentwicklung des Projektes. Sowohl mit den Pflegetrainer/innen als auch mit den Betriebsleitungen bemühen wir uns, ein Arbeitsbündnis herzustellen. Dazu gehört, dass alle Interessen aller beteiligten Akteure in einen Reflexionsprozess einbezogen sind und gemeinsam geteilte Werte und Schnittmengen der jeweiligen Akteursebenen ausgehandelt werden. Mit den Pflegetrainer/innen verhandeln wir ihre Personen- und ihre Rollenentwicklung. Mit den Betriebsleitungen verhandeln wir die Implementation und die Förderbedingungen. Inhaltlich implementiert das Programm Bildungs- und Beratungsprozesse, Lernräume und Aushandlungsräume zur pflegerischen Praxis, fairen Aufteilung der Pflege und zur Gestaltung sinnvoller Pflegesettings für Familien im Krankenhaus. Zur finanziellen Förderung der vom Krankenhaus für die Familie durchgeführten Maßnahmen stellt die AOK Zuwendungen in erheblicher Höhe zur Verfügung und schafft so die notwendigen finanziellen Anreize zum Aufbau von Pflegetrainings, Angehörigenschulen, Pflegeschulen, Kompetenzzentren und weiteren Hilfen für pflegende Familien in Krankenhäusern der Akutversorgung, den Rehakliniken und Psychiatrien.

An vielen Stellen liegt das Projekt mit seiner nunmehr zehnjährigen Geschichte quer zu den realen Entwicklungen des „Systems Krankenhaus", aber auch zu vielen soziologischen und gesundheitswissenschaftlichen System- und Beschleunigungstheorien, die dem Krankenhaus unweigerlich immer mehr Zentrifugaleffekte (Feuerstein 1993) und Unsteuerbarkeit von Prozessen vor allem für ältere Menschen bescheinigen und seine Möglichkeiten zur lebensweltnahen Gestaltung von poststationärer integrierter Versorgung bei häuslicher Pflege sehr begrenzt sehen (vgl. von Bandelow 2004). Vor allem die Situation von hochaltrigen Patienten, von Patienten mit Demenz und die Bedeutung des demografischen Wandels werden systemtheoretisch als hoch problematisch und kaum zu lösen beschrieben (von Bandelow 2004). Die hier vorgestellte Perspektive des Modellprogramms „Familiale Pflege" ist eine organisationspädagogische. Das Projekt arbeitet mit dem Konzept „Zentrum und Peripherie von Organisationen" nach Thomas Klatetzki (1993). Dieses Modell nimmt die Spannungen zwischen einer lebensweltlich gedachten Pflege, die in der Organisation peripher verortet ist, und einem manageriellen Zentrum, welches vorwiegend betriebswirtschaftlich gesteuert wird, auf und setzt diesen das organisationspädagogische Konzept des Arbeitsbündnisses entgegen. Die nach Klatetzki (1993) an der Peripherie des Systems Krankenhaus tätigen Berufsgruppen erleben durch ihren Lebensweltbezug und die Alltagsnähe im Umgang mit Patienten und Angehörigen notwendig andere Konflikte als das Management. Notwendig stellen diese Gruppen ein Gegengewicht zu den dominanten manageriellen Denkweisen dar und sorgen für eine im manageriellen Zentrum meist unterschätzte System- und Versorgungsintegration im Krankenhaus durch Kommunikation, Holding, Containing und praktische Sorge. Pflegende sind für uns deshalb sowohl an der Wertschöpfung beteiligt, sie sind aber vor allem Wohlfahrtsproduzenten und in dem Maße, wie sie ethisch handeln, auch Anerkennungsproduzenten. Für die Auswahl der Pflegetrainer/innen sind die beiden letztgenannten Fähigkeiten – Wohlfahrtsproduktion und Anerkennungshandeln – maßgeblich. Diese Personen gilt es im Krankenhaus aufzufinden und im Sinne einer auf Aushandlung und Reflexivität beruhenden Organisationsentwicklung für ihre Arbeit mit Familien zu bilden und zu professionalisieren. Mit etwas Glück gelingt so die Institutionalisierung einer Funktion von familienbezogener Bildung und Beratung im Kontext der Krankenhausentlassung, also am Übergang vom System zur Lebenswelt.

Wohlfahrt und Anerkennung als gefährdete ethische Handlungsmaßstäbe im System Krankenhaus

Die Gesundheitspolitik der vergangenen 20 Jahre hat die Krankenhäuser einer deutlichen Orientierung am Wertschöpfungsprozess unterzogen und damit im Sinne der Systemtheorie Geld zum entscheidenden Kommunikationsmittel gemacht. So „ticken" nun auch die Akteure und Vertreter, die sich mit diesem Ziel der Wertschöpfung, des Managements und der Führung identifizieren und Gesundheitsdienstleistungen in erster Linie verkaufen wollen – auch international. Dass diese Wertschöpfungsorientierung, vielfach Ökonomisierung genannt, nicht gleichzusetzen ist mit einer Verbesserung der Wohlfahrtsproduktion – also mehr Gesundheit – wird heute vor allem an der Kritik über zu viele Operationen (vgl. Süddeutsche vom 3. April 2013), über Krankenhauskeime, das postoperative vermeidbare Delir (vgl. Gurlit 2008), die Behandlung von Patienten mit Demenz (vgl. Kleina/Wingenfeld 2007; vgl. Kirchen-Peters 2013; vgl. Isfort et al. 2014) laut, um nur die wichtigsten Brennpunkte zu nennen. Fast alle diese Brennpunkte haben direkt mit der problematischen Versorgung von hochaltrigen Patienten in Krankenhäusern zu tun. Auch die Überleitung in die familiale und häusliche Versorgung und die Unterstützung der Familien kann als ein solcher Brennpunkt benannt werden.

Hochaltrige, gebrechliche und vor allem demenzkranke Patienten unterscheiden sich von jüngeren Patienten durch eine geringere Fähigkeit zur Koproduktion beim Pflege- und Behandlungsprozess, durch geringere Spannungstoleranz, Affektbestimmtheit mit teilweise instinkthaften Reaktionen von Verteidigung und Flucht und durch ein Bedürfnis nach sicherer Bindung und asymmetrischer Fürsorge. Neben den genannten Handlungsmaßstäben der Wertschöpfung und Wohlfahrtsproduktion bedarf ihre

Pflege und Behandlung eines dritten ethischen Maßstabes, jenen der Anerkennung (vgl. Honneth 1994). Pflegende Familien haben, wenn man ihre Lebensweisen anerkennt und ihren Beitrag an der Wohlfahrtsproduktion berücksichtigt, deutliche Bedarfe an Anleitung, Wissensvermittlung, Beratung, Reflexion, Hilfestellung bei ihrer Rollenentwicklung und Gestaltung der pflegerischen Settings zu Hause. Diese Bedürfnisstrukturen gehören zum Aspekt der Wohlfahrtsproduktion im Sozialwesen und stehen in Spannung zur strukturellen Entwicklung und teilweise auch akteursbezogenen Interessen im Krankenhaus in den vergangenen beiden Jahrzehnten. Sie bringen Ärzte und Pflegende an die Grenzen ihrer Rollen, wenn im Krankenhaus das Dreieck zwischen Wertschöpfung (Ökonomie), Wohlfahrt (Sozialstaatsprinzip) und Anerkennung (Ethik) nicht mehr hergestellt werden kann. In der Herstellung dieses Dreiecks bezogen auf die poststationäre Versorgung pflegebedürftiger, hochaltriger und demenzkranker Patienten und ihrer Familien liegt eine wichtige Sinndimension des Projektes „Familiale Pflege unter den Bedingungen der G-DRGs". Es ist schließlich nicht im Interesse der Wohlfahrtsproduktion, dass im Krankenhaus erfolgte Behandlungen und Entscheidungen durch unzureichende häusliche Rahmenbedingungen oder durch Abbruch der Versorgung konterkariert werden. Viel zu wenig wird die Dringlichkeit dieses Dreiecks Wertschöpfung, Wohlfahrt und Anerkennung bzw. Ökonomie, Sozialstaatsprinzip und Ethik von den Betriebsleitungen vieler Krankenhäuser wahrgenommen. Aufgrund einer geschätzten geringen Wertschöpfung einer guten Überleitung nach Hause werden periphere, lebensweltliche Ansprüche einer verbesserten Versorgung hochaltriger, pflegebedürftiger und demenzkranker Patienten nach dem Krankenhaus durch Bildung und Beratung von Familien unterbewertet. Die meisten Betriebsleitungen reagieren trotz karitativer und diakonischer Leitbilder auf das Angebot zuerst mit Zurückhaltung, Desinteresse oder stellen sofort die ökonomische Frage. Nicht wie viel sinnvolle Wohlfahrtsproduktion, sondern wie viel betriebswirtschaftlichen Gewinn wirft eine verbesserte Überleitung im genannten Sinn ab?

Die Randständigkeit von alten Menschen und ihren pflegerischen und medizinischen Bedürfnissen im Akutkrankenhaus hat organisationstheoretisch betrachtet jedoch nicht nur ökonomische Dimensionen. Eine weitere Bedeutung haben angsterregende Bilder von „guten" und „schlechten" Patienten. Viele Professionelle verstehen die Verhaltensweisen von Patienten mit Demenz zum Beispiel nicht und reagieren auf deren Ängste mit Dominanz. Auch der personalintensive Aufwand für die Betreuung und Behandlung von Patienten mit Demenz, hochaltrigen Patienten und die Bildung und Beratung ihrer Familien liegt quer zur ausschließlich wirtschaftlichen Rationalität. Eine bedürfnisgerechte Versorgung von alten Patienten/innen und die Sicherstellung einer hinreichend guten häuslichen Anschlusssituation können außerdem mit den kurzfristigen wirtschaftlichen Interessen einer Abteilung oder des Hauses kollidieren. Vor allem Häuser mit wirtschaftlichen Problemen, die versuchen durch Fallsteigerung ihre wirtschaftlichen Probleme zu lösen, neigen dazu, sich mit den Anforderungen an eine hochaltrigkeitsgerechte Pflege und Medizin zuerst einmal überfordert zu fühlen. Schließlich sind Patienten, die umfassend verletzungsoffen, störend, schwierig und kaum zu heilen sind, ein angsterregendes Problem. Aus diesen drei Dimensionen – Systemprobleme, Interessendimensionen und psychische Dimensionen – ergeben sich Fragen nach den Ansätzen einer guten Organisationsentwicklung im Kontext von altersgerechter Medizin und Hilfe von pflegebedürftigen Patienten und ihren Familien.

Systemveränderungen durch Modellprogramme – geht das?

Soziologisch werden Probleme des Gesundheitswesens mit der Unsteuerbarkeit von sozialen Systemen begründet. Als autopoietisches System habe sich das Gesundheitswesen Mitte des 19. Jahrhunderts ausdifferenziert (vgl. Mayntz/Rosewitz 1988, nach Bandelow 2004, S. 92). Im Sinne von Luhmann (vgl. Bandelow 2004) erzeuge das Gesundheitssystem „nicht nur seine Strukturen, sondern auch die Elemente, aus denen es besteht, fortlaufend selbst (vgl. Luhmann 1997, S. 65 in Bandelow 2004, S. 93). Systeme verändern zu wollen sei, wie Luhmann, der von der Unsteuerbarkeit sozialer Systeme ausging, 1998 sagte, vergleichbar mit dem Regentanz der Hopi-Indianer oder dem Aufblasen von Kühen, um mehr Milch zu bekommen (vgl. Mayntz/ Schapf 2005, S. 236). Mayntz und Scharpf, Gewinner des Luhmann-Preises 2004, haben sich von diesem Denken Luhmanns abgegrenzt und sprechen von einem „systemtheoretischen Totalitarimus". Es sei sehr wohl möglich Systeme zu steuern, denn gerade im Gesundheitswesen zeige sich, dass es nicht um eine „autopoietische Geschlossenheit von Systemen" gehe, sondern um den politischen Willen und die politischen Interessen seiner Akteure. Weiterhin argumentieren beide, dass Systeme höchst sensibel auf Sanktionen und Anreize reagierten, vor allem, wenn diese durch Kritik und Überzeugung unterstützt würden. Die Argumentation der beiden Preisträger schließt direkt an organisationspädagogische ältere Arbeiten über gruppendynamische Interventionen (vgl. Glasl/von Sassen 1983) an. Diesem Modell liegt das Programm der familialen Pflege zugrunde. Wir intervenieren pädagogisch, durch Verhandlung, Kommunikation, auch Konfrontation, gruppendynamische Prozesse und Supervision. Hier steht das Arbeitsbündnis an einer herausragenden Stelle der Beziehungsgestaltung, um Wissen in eine Organisation zu implementieren. Dieses Arbeitsbündnis ist auch für das Projekt „Familiale Pflege" leitend.

Pflegen gegen das eigene Wertesystem

Unsere nunmehr zehnjährige Arbeit im Feld der Krankenhäuser zeigt ein Grunddilemma der Pflege im Umgang mit hochaltrigen Patienten und ihren Angehörigen auf, der an dieser Stelle „Pflegen gegen das eigene Wertesystem" heißen könnte und der wahrscheinlich nicht nur die Pflege betrifft. Die nachfolgenden Zitate aus dem Orientierungsrahmen „Pflegen gegen die eigene ethische Überzeugung" aus der qualitativen Forschungswerkstatt 2014 gibt Äußerungen der Pflegetrainerinnen zum Umgang mit demenzkranken Patienten wieder. Das erkenntnisleitende Interesse dieser Forschungswerkstatt ist es zu zeigen, wie Systementscheidungen und Systemeffekte sich im Alltag auswirken.

KK: „[...] Und wenn ich mal nachts bin, ich bin dann praktisch allein auf der Station. Bei manchen sind zwei, und bei uns ich bin dann alleine. Und 30 Patienten haben wir da auf der Station. Da muss ich überall her und auch mal auf die Schelle gehen. Und wenn dann einer randaliert. Man ruft dann den Arzt. ‚Was machen wir jetzt?', überlegt man ‚Aha, jetzt versuchen wir [es] mit Beruhigungsmitteln erst mal.' .... Jetzt fixieren wir ihn.' Also es gab schon mal ganz oft, dass ich auch mal in der Nacht auch mal eben ihn fixiert habe aufgrund dessen, dass er auch mal so 'ne Unruhe verbreitet hat. Du hast keinen Springer noch in der Nacht, das ist wirklich schwierig." (Z. 486–509).

CC: „Was ich besonders belastend finde, ist, wenn die Demenzkranken Angst haben, also das irgendwie auszugleichen. [...] Oft ist man ja vielleicht selbst dann auch als Täter identifiziert oder die haben vor anderen Sachen Angst, ne, und das finde ich sehr schwierig. Wir gehen ja hin und wollen unsere Arbeit gut machen. [...] Diese Diskrepanz finde ich schon sehr belastend. Also für mich persönlich. (sehr leise) Zum Beispiel die schnelle Sprache verwirrt die. Wir müssen eben in Ruhe mit den Menschen reden. Wenn man denen so im Vorbeigehen was zuruft, das verstehen die nicht. Prinzipiell ist das alles zu schnell." (Z. 639–662).

AA: „Oder eine andere Station. Und da kommt noch der Chef-, Chefarzt. Der erzählt denen dann noch etwas auf Medizinisch. Das versteht der auch nicht." (Z. 700–706).

MM: „[...] die sind einfach auch durch, die Kollegen. Die wissen nicht, wo ihnen der Kopf steht. Die kriegen ja auch keine Unterstützung."' (Z. 1120–1121). Der Systemeffekt, der hier beschrieben wird, zeigt die schwierige Stellung alter Menschen im System Krankenhaus auf. Das System sucht nicht nach kommunikativen, sondern nach technischen Lösungen. Das sind Behandlungsentscheidungen, Patientenverfügungen, Vorsorgevollmachten und, wenn das nicht funktioniert, Verbringungen, Fixierungen oder ungeplante Entlassungen. Der Arzt steht demnach angesichts eines hochaltrigen, demenzkranken und pflegebedürftigen Patienten vor dem (rechtlichen und medizinischen) Sachzwang, diesem Patienten alle Perspektiven einer modernen Behandlung uneingeschränkt zuteilwerden zu lassen, es sei denn der Patient hat dies selbst durch Verfügung ausgeschlossen. Wenn diese Behandlung abgelehnt wird, ohne dass der Patient sich als Rechtssubjekt dazu verhalten kann, wird medikamentös interveniert, fixiert oder entlassen. Es wird also Zwang angewendet, was wiederum Schuldgefühle bei den Pflegenden oder den behandelnden Ärzten auslöst.

Gleichzeitig kommt für die Gruppe der hochaltrigen, pflegebedürftigen und demenzkranken Patienten noch eine andere Codierung zum Tragen, die Codierung Behandlungsfall versus Pflegefall (vgl. Naendrup 1982). Die Einstufung als Pflegefall führt zu negativen Altersstereotypen und Bildern von „schlechten Patienten". Eine Pflegetrainerin hat in diesem Zusammenhang einen Arzt zitiert, der sich darüber beklagte, dass seine Abteilung zu einer „Kloake" verkomme. Der Pflegefall ist zudem verbunden mit der Kategorie Fehlbelegung, ökonomisches Risiko und befördert, dass diese Patienten schnell abgesteuert werden. Hans Peter Naendrup hat in einer älteren sozialrechtlichen Systematik diese Problematik zum ersten Mal ausführlich diskutiert (vgl. Naendrup 1982, S. 322 ff.). Krankheitsfall und Pflegefall seien in der Praxis verflochtene, zerstreute und ineinander übergehende, abhängige Sachverhalte. Ihre Grenzziehung sei deshalb eine ordnungskonstitutive Legitimationsfrage (vgl. Naendrup 1982, S. 325) und lasse sich sozialrechtlich und rechtsdogmatisch nicht begründen (vgl. Naendrup 1982, S. 334). Die von Naendrup (1982) vorgetragene Problematik verweist auf das Problem des mangelnden Wissens vor allem zu den pflegerischen Dimensionen der Behandlung im Krankenhaus. So ist zum Beispiel Demenz ein Problem, welches zwar diagnostizierbar ist, jedoch kaum behandelbar. Patienten mit Demenz sind Pflegeprobleme und Pflegefälle, die im Krankenhaus aufgrund der sozialrechtlich „rigorosen Unterscheidung" und des Automatismus von absteuernden Lösungen wenig Beachtung durch das managerielle Zentrum finden. Dies führt wiederum zu einer deutlichen Wissensproblematik im Umgang mit diesen Patienten.

Das Prinzip des Absteuerns von Pflegefällen verschärft Probleme der ungeplanten Entlassung oder Entlassung in eine ungeklärte häusliche Situation, die ja aus der Perspektive des Pflegebedürftigen und seiner Familie enorme biografische Wendepunkte sind. Die Entwicklung und Sicherstellung eines angemessenen Pflegesettings nach dem Krankenhaus, vom Projekt „Familiale Pflege" als Entwicklungsaufgabe definiert, gerät so unter enormen Druck. Das Problem beginnt damit, dass Patienten mit Pflegestufe im Krankenhaus trotz ihres wahrscheinlich erhöhten poststationären Versorgungsbedarfes als solche nicht rechtzeitig erfasst werden. Eine Einordnung als Pflegefall zieht eine systemisch bedingte Nichtzuständigkeit des Krankenhauses und eine schnelle Überantwortung in andere Systeme nach sich. Vor allem Familien in Pflegekrisen werden so sich selbst überlassen, was zu erheblichen Konflikten, zum Rückzug, bis hin zur nicht sichergestellten Pflege führen kann. Es entstehen Versorgungslücken. Da Wohlfahrtsproduktion jedoch von einer engen Kooperation zwischen öffentlichen und zivilgesellschaftlichen bzw. familialen Akteuren abhängig ist (vgl. Olk 1994), wird diese häufig nicht erreicht. Klaus Dörner hat zudem (z. B. Dörner 1994) immer wieder auf eine gewalt- und verrohungsfördernde Dynamik hingewiesen, die die „institutionelle Umwandlung von Menschen in Sachen", als die Umdeutung als Fall nach sich zieht. Der Pflegefall geht schnell mit Deutungen der Minderwertigkeit, der Last für sich und andere einher. Institutionen, die sich diese Sichtweise zu eigen machen, können ihre Angstbindungsfunktion nicht mehr wahrnehmen.

Lebenswelten pflegebedürftiger Menschen gestalten. Eine Frage des wohlfahrtsorientierten Wissenstransfers

Eine Verbesserung der Perspektiven demenzkranker, pflegebedürftiger und hochaltriger Patienten beginnt deshalb bei einer grundlegenden Reflexivität und rechtlich-ethischen Begründung von Behandlung, Pflege und sozialer Arbeit als zentrale Funktionen. Ein anderes Wissen und anderes Handeln im Krankenhaus ist vonnöten, ein Wissen, welches aus der Perspektive der Lebenswelt die Entwicklungsaufgaben der Hochaltrigkeit, die familialen Entwicklungsaufgaben und schließlich die Frage der Fähigkeiten zur Sorge für einen alten Menschen aufnimmt. Diese nötige Bewegung einer ethisch-praktischen Reflexion kann derzeit vom Krankenhaus allein nicht geleistet werden. Hier sind andere Institutionen – vor allem die Wissenschaft gefragt. Sie, als jene Instanz, die nötiges reflexives Wissen produzieren und zur Verfügung stellen kann, steht an herausragender Stelle bei der Organisations- und Systementwicklung für eine bessere Versorgung von hochaltrigen und demenzkranken Patienten und Hilfe für ihre Angehörigen. Für eine Kooperation müssen jedoch auch wissenschaftliche Rollen und Selbstverständlichkeiten einer Reflexion unterzogen werden. Es reicht nicht, auf die klassische Forschungslogik zu vertrauen und zu glauben, wissenschaftliches Wissen würde quasi durch Aufklärung und Diskurs vom System rezipiert werden. Schwierig ist es auch, die unterschwellige Moral verschiedener Forschungsberichte, vor allem wenn sie Versorgungsdefizite freilegen, an die Beschäftigten und vor allem die semiprofessionellen Gruppen heranzutragen. Deren Schuldgefühle werden noch größer. Da sie wie beschrieben häufig im Konflikt mit ihrem eigenen Wertesystem pflegen, nützt es ihnen nichts, wenn sie durch die Wissenschaft auf Defizite und Normen der idealen Versorgung aufmerksam gemacht werden. Vielmehr müssen Wissenschaftler sich als Anwälte wissenschaftlichen Wissens in der und für die Praxis zur Verfügung stellen. Sie müssen

189

die Rezeption des wissenschaftlichen Wissens in den Organisationen selbst begleiten, kommunizieren und anwaltlich verhandeln. Dies ist notwendig konflikthaft und braucht eine längere zeitliche Perspektive.

Wie Wissen in Organisationen kommt

Es war die Verwendungsforschung in den 1980er-Jahren, die darauf aufmerksam gemacht hat, dass Organisationen einen eigenen systemischen Umgang mit Wissen haben. Während soziale Systeme nach naturwissenschaftlichem und technischem Wissen meist dringend suchen, um damit ihre Prozesse zu Rationalisierung und Steigerung der Wertschöpfung anzustoßen, verhält es sich mit dem lebensweltbezogenen und kritisch-reflexiven Wissen anders. Vor allem die lebensweltliche Hermeneutik und Erkenntnisse aus der Geschlechterforschung, wie jenes Wissen zur Entwertung der Sorgearbeit und zur Generativität, erscheinen zunächst einmal fremd im Krankenhaus und sperrig. Die Produktivität lebensweltbezogener und kritischer Erkenntnis erschließt sich dem manageriellen Zentrum in einer Organisation nicht. Die Implementation dieser Programme bedarf einer prozessbezogenen kommunikativen Begründung und einer entsprechenden Bearbeitung. Diese Erkenntnis, dass der Wissenschaftler quasi zum Berater werden muss, damit lebensweltbezogenes, hermeneutisches und kritisches Wissen überhaupt eine Chance auf Anerkennung in Organisationen hat, ist schon in den 1980er-Jahren unter dem Dach der sogenannten Verwendungsforschung beschrieben worden. Verwendungsforscher interessierten sich für Brüche und Transformationsprobleme zwischen sozialen Systemen und (wissenschaftlicher) Umwelt (vgl. Beck/Bonß 1989). Wissenschaftliche Akteure und Organisationen müssen auf Dauer Arbeitsbündnisse miteinander schließen. Solche Arbeitsbündnisse dürfen nicht aus vorwiegend repräsentativen oder legitimierenden Funktionen bestehen oder sich in ihnen erschöpfen, wie dies vielfach in wissenschaftlichen Beiräten gepflegt wird. Wissenschaftliche Beratung im organisationspädagogischen Sinn heißt Anwaltlichkeit und dauerhaftes Verhandeln auf der Basis eines kontraktierten Arbeitsbündnisses.

Wissenschaftliche Beratung und Bildung in diesem Sinn ist nicht frei von Interessen und Mandaten. Schon 1980 publizierte eine Forschungsgruppe um den Bielefelder Soziologen Karl Kahn eine Systematik zum Verhältnis von kritischer Wissenschaft und betrieblicher Praxis (vgl. Krahn et al. 1980). Krahn erhob die Interessenspannung zum Thema für die Wissenschaft (vgl. Krahn et al. 1980). Wissenschaft als unabhängiger Akteur mit einer eigenen moralischen Autorität sollte sich quasi reflexiv und rationalisierend zwischen die Interessenkonflikte und Handlungsmaßstäbe in Organisationen schieben können. Wissenschaft sollte als dritte Kraft fungieren und eine eigene reflexive und im Kontext des wissenschaftlichen Begründungszusammenhangs gewonnene Wahrheit dem Betrieb zur Verfügung stellen. Dabei sind ihre Ergebnisse grundsätzlich intersubjektiv überprüfbar und sollen in einer betrieblichen Öffentlichkeit auf Richtigkeit und Tauglichkeit hin geprüft werden. Gleichzeitig machen Krahn et al. darauf aufmerksam, dass diese moralisch rationale Autorität von Wissenschaft nur zum Tragen kommt, wenn diese aktiv im Feld berät und verhandelt (vgl. Krahn et al. 1980). Wissenschaftliche Erkenntnisse bedürfen, um für die Organisationen verwertbar zu sein, einer besonderen konsensorientierten Kommunikation. Im Rahmen einer handlungstheoretisch fundierten Soziologie wurden im Forschungsansatz der Umsetzungsforschung die wissenschaftliche Weiterbildung und die wissenschaftliche Beratung als Strategie der Veränderung entwickelt. Faktisch greift der Ansatz deutlich in das Rollenverständnis von Wissenschaftlern und Wissenschaftlerinnen im praktischen Feld ein, die als eigenständige Akteure und Anwälte ihrer Erkenntnisse verstanden werden. Ihr Wissen bezieht sich auf das Verhältnis von Macht und Vernunft und den Umgang mit Interessen. Dieser Aspekt ist auch im Zusammenhang der Verwendungsforschung noch einmal explizit benannt worden. Organisationen werden hier eben nicht nur als soziale Systeme verstanden, sondern sie sind auch Territorien im Sinne von Foucault (1978), in denen handlungsfähige Akteure durchaus interessenbezogen und sinnhaft entscheiden (vgl. Mayntz/ Scharpf 2005, S. 237). Neben den binären Funktionslogiken von Systemen werden vor allem gouvernementale (regierende) Kulturen angenommen. Dies bedeutet, dass die wissenschaftliche Beratung durch das Nadelöhr der jeweiligen Organisationsregierung gebracht werden muss.

In der Tradition der Umsetzungsforschung werden in der Organisation vor allem Bildungs- und Beratungsprozesse, als Form des gemeinsamen Reflektierens, Kommunizierens und Vernetzens zwischen verschiedenen sozialen Gruppen, hierarchischen Ebenen und Linien unter einer Fragestellung angestoßen. (Denk-)Horizonte werden dauerhaft mit Gegenhorizonten konfrontiert. Die wissenschaftliche Beratung muss dabei sowohl über die Fähigkeit verfügen, ihre Erkenntnisse und Prinzipien zu vertreten, als auch, sie mit den Machtinteressen in den jeweiligen Organisationen in einen Konsens zu bringen. Letzterer Aspekt folgt den Prinzipien von wissenschaftlicher Vernunft, praktischer Fairness und sozialem Konsens. Diese Fähigkeiten fordern vom Wissenschaftler, von der Wissenschaftlerin beratungs- und gruppendynamische Kompetenz. Da aufgrund der Ausrichtung der Betriebsleitung auf Geld als alleiniges Kommunikationsmittel im Wertschöpfungsprozess auch eine wissenschaftlich begründete Konfrontation mit den lebensweltlichen Dimensionen der Pflegebedürftigkeit aus der Sicht der Familie nicht unmittelbar anerkannt werden kann, benötigen Wissenschaftler/innen mehr als nur Aufklärungs- und Argumentationsfähigkeit. Sie müssen ein Arbeitsbündnis herstellen können und brauchen dafür Instrumente.

Organisationsentwicklung

Der älteste Ansatz zur wissenschaftlichen Veränderung von Organisationen geht auf Kurt Lewin und dessen Experimente des gruppendynamischen Labors in den 1940er-Jahren zurück (vgl. Lewin 1963). Auf dieser Basis sind in den 1980er-Jahren gezielte Ansätze des Organisationslernens und der Organisationsentwicklung im Sinne des Arbeitsbündnisses entstanden. Vor allem Glasl (1983) und Sievers (1977) haben sich mit dem Problem des Wissenstransfers in Organisationen befasst. Sie reflektieren unterschiedliche Strategien des Wissenstransfers: Rationale Strategie, Anreiz- und Sanktionsstrategie und die pädagogische Strategie der Persuasion. Vor allem Glasl (1983) schlägt eine Interdependenz von allen drei Strategien vor, um Veränderung in Organisationen zu bewirken. Neben die rationalen Strategien, also klassische wissenschaftliche Beratung, sind deshalb Strategien der Überzeugung (Persuasion) (Bildung/Erziehung) sowie Anreiz- und Sanktionsstrategien, um die Sinnhaftigkeit von Projekten zu kommunizieren, nötig. Glasl (1983) schlägt zusätzlich gruppendynamische Verfahren vor, die die rationalen, persuasiven und Machtstrategien ergänzen sollen. Die Beeinflussung von Denkgewohnheiten, Verhalten, Einstellungen, die Initiierung von Lernprozessen gilt schließlich nach Glasl/von Sassen (1983) als ein dritter Typus von Veränderungen in Organisationen. Im Projekt „Familiale Pflege" ist dies in den Weiterbildungen und Entwicklungsgruppen institutionalisiert, die regelmäßig zwischen Pflegetrainerinnen und Wissenschaftlern stattfinden.

Aus den bisherigen Erfahrungen mit der Verwendung und Umsetzung von wissenschaftlichem Wissen in Organisationen lassen sich verschiedene Regeln über die Rollenveränderung von Wissenschaftlerinnen im Feld der Organisationen festhalten. Umsetzungsforscher/innen dürfen nicht den traditionellen Habitus des Homo academicus pflegen, das heißt von der Hoheit des Systems Wissenschaft und ihrer Erkenntnis ausgehen. Wissenschaft und zu beratende Organisationen sind als gegenüberliegende soziale Systeme anzusehen. Umsetzungsforscher sollen sich reflexiv im Sinne Bourdieus (vgl. Friebertshäuser et al. 2006) dem Feld zur Verfügung stellen und die Irritationen und Brüche, die sich aus dem Kontakt zwischen Wissenschaft und Praxis ergeben, ethnografisch registrieren und wiederum wissenschaftlich im Sinne eines hermeneutischen Zirkels bearbeiten. Überhaupt kann das reflexive Wissenschaftsverständnis von Bourdieu als sehr gut anschlussfähig an die Umsetzungs- und Verwendungsforschung angesehen werden.

Wissenschaftlerinnen und Wissenschaftler werden, wie schon Hans Daheim et al. (1989) schilderte, im Umsetzungsprozess auf Agenten im Feld treffen, die ihre Aufgabe darin sehen, die Normen des Systems in der Lebenswelt notfalls mittels Sanktionen durchzusetzen. Sie werden ebenfalls auf Akteure treffen, die wissenschaftliches Wissen nur unter der Perspektive des unmittelbaren Nutzens für die Organisationen anerkennen und ihm sonst keinen eigenen Wert zuerkennen wollen. Sie werden schließlich auf territoriale Bewusstseinsstrukturen und einen hoheitlichen Habitus treffen, der in der Wissenschaft, vor allem in der Kritik, einen Übergriff auf das eigene Territorium sieht. Gleichzeitig werden Umsetzungsforscher/innen die Erfahrung des Umworbenseins machen. Angebote zur Identifizierung mit einer Perspektive müssen ebenso reflexiv verstanden werden wie Aggression, Entwertung und Ablehnung. Entsprechend müssen Umsetzungsforscher/innen ein reflexives Verhältnis zur notwendigen Verstrickung im Feld haben.

Der Wissenschaftler ist weiterhin Anwalt und Übersetzer der Peripherie und der Lebenswelt. In der Zusammenarbeit mit der Peripherie braucht der Umsetzungsforscher ein Bewusstsein darüber, dass er über allgemeines

Wissen, die Praktiker jedoch über die Besonderheit der konkreten Erfahrung verfügen. Dieses Besondere des einzelnen Feldes und der Arbeitenden in ihm gilt es zu respektieren und zu berücksichtigen, wenn nicht Schamdynamiken entstehen sollen. Häufig prallen vor allem in öffentlichen Debatten das allgemeine wissenschaftliche Wissen, welches häufig aggregatbezogen ist, und die konkrete subjektive Erfahrung zusammen. Dies kann ideologische Abwehr gegen die wissenschaftlichen Daten sein. Möglich ist aber auch, dass im Sinne der Gestalttheorie subjektive Erfahrungen und wissenschaftliche Daten im Sinne von Teil und Ganzem zusammengehören, sich aber noch nicht sinnhaft zueinander verhalten, weil ein entsprechender theoretischer Rahmen fehlt. An solchen Stellen darf Wissenschaft sich nicht aus der Praxis zurückziehen oder die Überlegenheit des Wissens behaupten, sondern muss eine erklärend suchende und fragende Haltung beibehalten.

Der Umsetzungsforscher benötigt ferner ein Wissen über die Systemeffekte in Organisationen und dass diese sich nur bedingt normativ steuern lassen. Die Steuerung von einfachen sozialen Systemen, wie ein Krankenhaus sie darstellt, erfolgt kybernetisch mittels Funktionsbeschreibungen und Prozessleitlinien, die die Funktion einzelner Systemeinheiten wie auch ihr Zusammenspiel regeln. Nur solches Wissen, welches in diese kybernetischen Strukturen transformierbar ist, lässt sich vom System quasi rezipieren.

Schließlich ist der Wissenstransfer auf gruppendynamische Verfahren angewiesen, die von Wissenschaftler/innen im Umsetzungsprozess beherrscht werden müssen, dazu gehören Steuerung von Open Space, Feedback und Just Community Prozessen. Diese gruppendynamischen Prozesse entfalten sich immer dann, wenn unterschiedliche Systemfunktionen miteinander in Beziehung gebracht werden, also Peripherie und Zentrum, unterschiedliche Berufsgruppen, Abteilungen et cetera.

Literatur

Baecker, D. (1999): Organisation als System, Frankfurt/M: Suhrkamp.

Bandelow von, N. (2004): Gouvernance im Gesundheitswesen. Systemintegration zwischen Verhandlung und hierarchischer Steuerung. In: Lange, S.; Schimank, U. (Hg.): Gouvernance und gesellschaftliche Integration. Wiesbaden: VS-Verlag. S. 89–107.

Beck, U.; Bonß, W. (1989) (Hg.): Weder Sozialtechnologie noch Aufklärung. Zur Verwendung sozialwissenschaftlichen Wissens in politisch administrativen Systemen, Frankfurt/M.: Suhrkamp.

Berger, P.; Luckmann, T. (1967). Die gesellschaftliche Konstruktion der Wirklichkeit. Frankfurt/M.: Fischer.

Bosetzky, H.; Heinrich, P. (2002): Mensch und Organisation. Aspekte bürokratischer Sozialisation. Eine praxisorientierte Einführung in die Soziologie und Sozialpsychologie der Verwaltung. 6. Aufl., Köln: Deutscher Gemeindeverlag.

Daheim, H.; Kollmer, J.; Messmer, H.; Olscha, C. (1989): Wie ist Verständigung möglich? Kommunikation zwischen Wissenschaft und Praxis in Seminaren der beruflichen Fortbildung von Verwaltungsangehörigen. In Beck, U.; Bonß, W. (Hg.): Weder Sozialtechnologie noch Aufklärung. Zur Verwendung sozialwissenschaftlichen Wissens in politisch administrativen Systemen, Frankfurt/M.: Suhrkamp, S. 196–225.

Dewey, J. (1951): Wie wir denken. Zürich: Morgarten-Verlag, Conzett und Huber.

Diessenbacher, H. (1990): Generationenvertrag, Ethik, Ökonomie. Ist das höhere Lebensalter noch finanzierbar? In: Sachße, C.; Engelhardt, H. Tristram (Hg.): Sicherheit und Freiheit. Zur Ethik des Wohlfahrtsstaates. Frankfurt/M: Suhrkamp, S. 255–271.

Dörner, K. (1994): Die gesellschaftliche Umwandlung von Menschen in Sachen. In Frankfurter Rundschau vom 9.11.1994, S. 9. Dokumentation.

Feuerstein, G. (1993): Versorgungsqualität durch Systemintegration. In: Bandura, B.; Feuerstein, G. (Hg.): System Krankenhaus. Weinheim: Juventa.

Foucault, M. (1978): Sicherheit, Territorialität und Bevölkerung, Studien zur Gouvernementalität. Frankfurt/M.: Suhrkamp.

Foucault, M. (2006): Sicherheit, Territorialität, Bevölkerung. Geschichte der Gouvernementalität I, Vorlesungen am Collège de France. Frankfurt/M.: Suhrkamp

Friebertshäuser, B.; Rieger-Ladich, A.; Wigger, L. (2006): Reflexive Erziehungswissenschaft. Forschungsperspektiven im Anschluss an Pierre Bourdieu. Wiesbaden: VS-Verlag.

Glasl, F. (1983) (Hg.): Verwaltungsreform durch Organisationsentwicklung, Bern/Stuttgart: Paul Haupt-Verlag.

Glasl, F.; von Sassen, H. (1983): Standortklärung der Organisationsentwicklung, Reformstrategien und Organisationsentwicklung. In Glasl, F. (Hg.): Verwaltungsreform durch Organisationsentwicklung. Bern/Stuttgart: Paul Haupt, S. 17–46.

Gurlit, S. (2008): Maßnahmen zur Verhinderung eines perioperativen Delirs. (Stand 02.03.2015: http://www.klinikum-augsburg.de/index.php/fuseaction/download/lrn_file/vortrag-gurlit-altersdelir.pdf).

Heimerl, K. (2012): Menschen mit Demenz haben uns etwas Wichtiges zu lehren. In: Gröning, K.; Heimerl, K.: Demenz in der Familie. Wiener Vorlesung 2012. Wien: Picus Verlag.

Honneth, A. (1994): Kampf um Anerkennung. Frankfurt/M.: Suhrkamp.

Isfort, M. unter Mitarbeit von Klostermann, J.; Gehlen, D.; Siegling, B. (2014): Pflege-Thermometer 2014. Eine bundesweite Befragung von leitenden Pflegekräften zur Pflege und Patientenversorgung von Menschen mit Demenz im Krankenhaus. (Hg.): Deutsches Institut für angewandte Pflegeforschung e. V. Köln. (Stand 01.11.2014 http://www.dip.de/fileadmin/data/pdf/projekte/Pflege-Thermometer_2014.pdf).

Klatetzki, T. (1993): Wissen, was man tut. Bielefeld: Kleine Verlag.

Katterle, S.; Krahn, K. (1980): Wissenschaft und Arbeitnehmerinteressen. Köln: Bund-Verlag.

Kirchen-Peters, S. (2013): Das demenzsensible Krankenhaus. Saarbrücken: Iso.

Kleina, T.; Wingenfeld, K. (2007): Die Versorgung demenzkranker älterer Menschen im Krankenhaus. IPW 135, Universität Bielefeld, Fakultät für Gesundheitswissenschaft.

Lewin, K. (1963): Feldtheorie in den Sozialwissenschaften. 2. Aufl. Bern: Verlag Hans Huber.

Luhmann, N. (1984): Soziale Systeme, Frankfurt/M.: Suhrkamp.

Luhmann, N. (1997): Die Gesellschaft der Gesellschaft. Zwei Teilbände. Frankfurt/M.: Suhrkamp.

Mayntz, R.; Rosewitz, B. (1988): Ausdifferenzierung und Strukturwandel des deutschen Gesundheitssystems, in: Mayntz, R. et al.: Differenzierung und Verselbständigung. Zur Entwicklung gesellschaftlicher Teilsysteme. Frankfurt/M.: Campus, S. 117–179.

Mayntz, R.; Scharpf F. W. (2005): Politische Steuerung – Heute?*. Zeitschrift für Soziologie, Jg. 34, Heft 3., Stuttgart: Lucius & Lucius Verlag. S. 236–243.

Naendrup, P. (1982): Krankheitsfall und Pflegefall – Eine sozialrechtlich problematische Unterscheidung. Zeitschrift für Sozialreform (ZSR). Bd. 28, Nr. 6, S. 322–348.

Nussbaum, M. (2003): Langfristige Fürsorge und soziale Gerechtigkeit. Eine Herausforderung der konventionellen Ideen des Gesellschaftsvertrages. In: Deutsche Zeitschrift für Philosophie, Jg. 51, Heft 2. Berlin, S. 179–198.

Olk, T. (1994): Jugendhilfe als Dienstleistung. In: Widersprüche Nr. 53. Offenbach 1994/Heft 4, S. 5–35.

Schaeffer, D.; Wingenfeld, K. (2008): Qualität der Versorgung Demenzkranker. Strukturelle Probleme und Herausforderungen. In Pflege und Gesellschaft . 13. Jg., Heft 3, S. 293–305. (Stand 06.04.2013 www.dg-pflegewissenschaft/pdf/0804-schaeffer.pdf.)

Sievers, B. (1977): Organisationsentwicklung als Problem. Stuttgart: Klett-Verlag.

13 Familiale Pflege und EDV

Martina Klewitz

Die Zusammenarbeit von Krankenpflege und EDV stößt häufig an Grenzen, die eine optimale Nutzung des Krankenhausinformationssystems (KIS) verhindert. Eine erfolgreiche Verknüpfung von Erwartungen seitens der Pflege und Möglichkeiten der EDV führt zu einer vereinfachten Nutzung des Systems. Kürzere Anmeldewege führen zu einer Erhöhung der Fallzahlen in der Familialen Pflege. Die direkte, sehr zeitaufwändige Recherche der Krankengeschichten von Patienten durch Besuche in den einzelnen Abteilungen entfällt. Voraussetzungen hierfür sind die konsequente Vernetzung der Familialen Pflege mit allen beteiligten Abteilungen im KIS. Des Weiteren ist das Interesse und die Motivation der Projektbeteiligten bezüglich EDV, Familialer Pflege und der Organisation Krankenhaus ein wichtiges Kriterium für eine erfolgreiche Arbeit. Auftretende Probleme, z. B. Rückgang der Konsile, können durch wiederholte Evaluationen und konstruktive Gespräche gelöst werden.

Im Weiteren sollen unser Weg, der mit Strichlisten und Zettelwirtschaft begann, hin zu einem funktionierenden Dokumentationssystem im Rahmen des KIS und die dafür nötigen Rahmenbedingungen dargestellt werden.

Begonnen hat alles im Dezember 2010. Die Pflegedirektorin unseres Hospitals stellte mir ein neues Projekt in unserem Krankenhaus vor. Da ich als Praxisanleiterin schon einige Jahre Erfahrung in der Anleitung Auszubildender hatte, könne ich doch auch Angehörige in der Pflege anleiten. Seit 18 Jahren arbeite ich im St. Josef Hospital in Troisdorf, davon 15 Jahre lang auf der interdisziplinären Intensivstation und ca. 13 Jahre als Praxisanleiterin. Seit Februar 2011 bin ich nun im Projekt „Familiale Pflege" tätig. Das St. Josef Hospital in Troisdorf gehört zu den Einrichtungen der Gemeinnützigen Gesellschaft der Franziskanerinnen zu Olpe mbH, der GFO. Es hat 312 Planbetten, 740 Mitarbeiter, davon 205 in der Pflege. Folgende Fachabteilungen gibt es: Innere Medizin, Chirurgie, Gynäkologie/Geburtshilfe, Orthopädie mit Schwerpunkt Endoprothetik und Wirbelsäulenchirurgie, Urologie, Diagnostische Radiologie und Nuklearmedizin, Anästhesie, Palliativpflege mit SAPV, dem Haus angeschlossener onkologischer Praxis und Strahlentherapie.

Gemeinsam mit vielen anderen zukünftigen Pflegetrainerinnen und Pflegetrainern starteten meine Kollegin und ich im Februar 2011 die wissenschaftliche Weiterbildung der Uni Bielefeld in Grevenbroich. Gegen Ende dieser Schulung begannen wir mit den ersten Pflegetrainings im Krankenhaus und in den Familien. Unsere Leistungen dokumentierten wir auf den ausgedruckten Bögen der Uni Bielefeld. Schnell stellten wir fest, dass wir keine Möglichkeit hatten, wichtige Daten wie Telefonnummern, Pflegebedarf, Pflegesetting, Situation der Angehörigen, vorhandene und empfohlene Hilfsmittel und vieles mehr zu dokumentieren. Also entwarf ich die ersten Formulare: einen „Anamnesebogen" und einen „Dokumentationsbogen" mit MS-Word, die wir dann ausdrucken und nutzen konnten.

Als wir nach einiger Zeit beschlossen, die erste Mittelanforderung nach Bielefeld zu schicken, zählten wir unsere Leistungen per Strichliste. Es waren diverse Kontrollzählungen notwendig, um eine Übereinstimmung zu erreichen. Das Ganze stellte sich als sehr zeitintensiv und ungenau dar. Während man in der Pflege zunehmend mehr die digitalen Instrumente unseres KIS „Orbis" nutzen konnte, arbeiteten wir mit selbst erstellten Formularen und Strichlisten. Außerdem konnte niemand unsere Erkenntnisse nutzen. Weder der Sozialdienst, die Kollegen auf den entsprechenden Stationen noch die Ärzte. Das hatte zur Folge, dass Informationen mehrfach erhoben wurden, viele unnötige Telefonate stattfanden und auch einige Informationen verloren gingen. Die Kolleginnen vom Sozialdienst konnten nicht feststellen, ob wir schon in Kontakt mit einer Familie standen und was genau besprochen wurde. Da meine Kollegin und ich nur selten gleichzeitig arbeiteten, fehlte auch zwischen uns ein entsprechender Informationsfluss.

In einem Gespräch mit den Kolleginnen des Sozialdienstes schlugen diese uns vor, einen Dokumentationsbogen im Orbis einrichten zu lassen, so wie sie selbst ihn auch hatten. Diese Idee wurde von der Pflegedienstleitung begrüßt und unterstützt. Also nahm ich Kontakt zu dem zuständigen Mitarbeiter der EDV-Abteilung der GFO auf. Bei einem ersten Treffen mit Herrn Wolfgang Walkembach stellte sich schnell heraus, dass eine Zusammenarbeit erfolgreich sein konnte.

Zuerst erstellten wir einen Dokumentationsbogen, der dem des Sozialdienstes ähnlich war, aber auf unsere Bedürfnisse zugeschnitten. Wir nannten unser neues Formular „Familiale Pflege Erfassungsbogen". Gleichzeitig schufen wir eine fortlaufende Dokumentationsmöglichkeit (Datenerfassung), in der wir Gespräche, Trainings, Telefonate und weitere Informationen festhalten konnten. Hierdurch verbesserte sich der Informationsfluss sowohl zwischen dem Sozialdienst und der Familialen Pflege als auch zwischen meiner Kollegin und mir deutlich. Parallel dazu richtete Herr Walkembach, der EDV-Fachmann, im Orbis NICE einen eigenen Bereich „Familiale Pflege" ein, sodass wir eine eigene Konsil-Liste „Arbeitsliste Medizin" bekamen und über die Funktion „Anforderungen" im Orbis NICE anfordern konnten. Das erleichterte das Anmeldewesen für die Pflegenden und Ärzte sehr, da sie uns bis dahin nur per Anrufbeantworter oder persönlich kontaktieren konnten. Weil das aber umständlich war, blieben die Anfragen häufig aus. Durch die neue Möglichkeit waren wir auch im KIS eher präsent und wurden häufiger angefordert.

Auf diese Weise konnten wir eine Weile ganz gut arbeiten. Allerdings hatten wir verabredet, dass wir das Ganze nach einem festgelegten Zeitraum evaluieren wollten. Also notierte ich die Nachteile in der Nutzung und einige neue Ideen. Was mich am meisten störte, waren die Strichlisten beim Zählen unserer Leistungen für die Mittelanforderungen. Es musste doch möglich sein, Leistungen direkt über das System zu zählen. Also trafen wir uns erneut und versuchten eine Lösung dafür zu finden. Dies stellte sich zuerst als nicht so einfach dar. Durch viele persönliche Gespräche, in denen ich meine klaren Vorstellungen zur Nutzung der Formulare und Dokumentationswege darstellte und Herr Walkembach seine Möglichkeiten zur Umsetzung erklärte, konnten wir das Kommunikationshindernis zwischen Pflege und EDV überwinden. So kamen wir tatsächlich zu einer Lösung. Das Procedere nahm einige Zeit in Anspruch und das Ergebnis musste immer wieder evaluiert werden. Voraussetzung für das Ergebnis unserer Arbeit waren ein beiderseitiges Interesse an dem Projekt, das große pädagogische Geschick und Fachwissen meines Kollegen der EDV-Abteilung und auch ein gewisses technisches Verständnis, z. B. ein paar Fähigkeiten im Umgang mit dem PC meinerseits. Unverzichtbar waren auch die Rahmenbedingungen. Wir haben ein eigenes Büro und einen PC mit Zugang in das KIS zur Verfügung. Die Pflegedienstleitung räumte uns ausreichend Zeit ein, um das Projekt erfolgreich anzugehen. Um das Zählen der Leistungen durch das Orbis NICE möglich zu machen, mussten die Formulare „Datenerfassung" und „Familiale Pflege Dokubogen" erneut modifiziert werden. Für mich nur eine Änderung in der Nutzung, für den EDV-Fachmann sicherlich deutlich mehr Arbeit. Nun können die einzelnen Leistungen aufgelistet und durch einen Übertrag in eine Excel-Datei sortiert und gezählt werden.

Im Laufe der Zeit stellte sich heraus, dass wir sehr viele immer gleiche Informationen in das Formular eintrugen. Also richtete Herr Walkembach sogenannte Checkboxen ein. Die klickt man nur an, dann kann man einzelne Hilfsmittel, Pflegemaßnahmen et cetera ankreuzen. Welche es sein sollten, haben meine Kollegin und ich gemeinsam überlegt, evaluiert und wieder angepasst.

Ebenfalls stellten wir fest, dass es mühsam ist, ständig nach Telefonnummern, Pflegeversicherung, Pflegestufe, Aufnahme und Entlassungsdaten zu recherchieren. Diese Angaben erscheinen nun sofort im Bogen, wenn man ihn öffnet, soweit sie dem System bekannt sind. Sogar das Datum, an dem die Schulungsmöglichkeiten der Familialen Pflege enden (nach sechs Wochen), erscheint, sobald das Entlassungsdatum eingetragen wurde.

Mit der Zeit bemerkten wir, dass die Anzahl der Konsile wieder weniger wurde. Offensichtlich wurden wir von den Kollegen schlichtweg vergessen und/oder das Anmeldeverfahren war noch zu versteckt. Anmeldungen kamen immer erst, wenn an Entlassung gedacht wurde – für uns oft zu spät. Seit kurzem gibt es im Aufnahmebogen unter „Häusliche Versorgung" eine Funktion: „Familiale Pflege erwünscht". Klickt man diese an, so öffnet sich sofort unser Anforderungsbogen und möchte nur vidiert werden. Dann landet die Anmeldung sofort auf unserer Liste. Das bedeutet Zeitersparnis für unsere Kollegen auf den Stationen. Seitdem gibt es ca. fünf Mal mehr Anmeldungen. Dadurch veränderte sich der Ablauf unserer Arbeit: Wir müssen jetzt genauer recherchieren, ob wir wirklich sinnvoll helfen können. Vor allem, ob eine Pflegebedürftigkeit besteht oder ob es pflegende Angehörige oder Freunde gibt, die einer Anleitung bedürfen und vieles mehr. Ich denke, dass wir auf diese Weise deutlich mehr Angehörige erreichen können.

Da wir Pflegetrainerinnen größtenteils nur einige Wochenstunden für die familiale Pflege zur Verfügung haben und um erbrachte Leistungen und wichtige Informationen zeitnah zu dokumentieren, beantragte ich einen sogenannten VPN-Zugang. Dieser ermöglicht es, von einem externen PC auf das Orbis NICE zuzugreifen. So ist es möglich, nach einem Hausbesuch den

Kollegen im Krankenhaus Informationen schnell zur Verfügung zu stellen. Die Kollegen auf den Stationen können nachlesen, welche Pflegetrainings in den Familien nach der Entlassung stattfinden und welche Fragen und Probleme besprochen worden sind. Wie wir alle wissen, ist eine zeitnahe Dokumentation immer deutlich genauer und macht den Kopf frei!

An Tagen, an denen es nur darum geht, die neuen Anforderungen einzusehen und eventuell telefonische Kontakte zur Terminvereinbarung mit den Angehörigen zu machen, ist es noch nicht einmal nötig ins Krankenhaus zu fahren. Auch das spart Kosten, denn von Zuhause aus kann man durchaus mal nur eine Stunde oder weniger arbeiten. Außerdem ist diese Möglichkeit familienfreundlich und hält die Arbeitszeiten flexibel. Denn wer fährt schon für nur eine Stunde an den Arbeitsplatz? Für Telefonate von extern hat uns das Haus je ein Diensthandy zur Verfügung gestellt. So können wir auch während eines Hausbesuchs ganz aktuelle Fragen der Angehörigen mit den behandelnden Ärzten oder dem Pflegeteam im Krankenhaus klären. Im Laufe der Zeit hat sich also schon sehr viel getan. Aus selbstgemachten und ausgedruckten Formularen, die handschriftlich bearbeitet und dann in Aktenordnern aufbewahrt wurden, ist ein funktionierendes Dokumentations- und Meldewesen geworden, das auch noch die abrechenbaren Leistungen zählen kann!

Es gibt sicherlich noch das Eine oder Andere zu verbessern. So bleibt die Arbeit interessant und spannend. Ich freue mich darauf!

14 Familiale Pflege unter den Bedingungen der G-DRGs

Simone Rusch

Von Patienten und Patientinnen wird erwartet, dass sie sich aktiv am Gesundungsprozess beteiligen oder durch gesundheitsfördernde Verhaltensweisen gerade chronische Erkrankungen positiv beeinflussen. Dafür ist jedoch zwingend erforderlich, den Betroffenen eine Anlaufstelle anzubieten, um sich Wissen zu ihrem Krankheitsbild anzueignen und individuelle Alltagskompetenzen entwickeln zu können. Naheliegend ist deshalb, dass solche Anlaufstellen bereits im Krankenhaus zu finden sind, denn während eines Krankenhausaufenthalts setzen sich Menschen mit Themen zur Gesundheit und Krankheit auseinander.

Die Umsetzung am Klinikum Lüdenscheid

Aus diesem Grund wurde am Klinikum Lüdenscheid, unter pflegewissenschaftlicher Begleitung der Universität Witten/Herdecke, das bundesweit erste Patienten-Informations-Zentrum (PIZ) gegründet. Das PIZ ist seit 1999 fester Bestandteil des Klinikums Lüdenscheid. Am Klinikum sind 28 Fachabteilungen mit rund 1000 Betten ansässig, als Krankenhaus der Maximalversorgung hat es einen Versorgungsauftrag für den südwestfälischen Raum.

Im PIZ haben Besucher die Möglichkeit, sich Informationen über ihre Erkrankung schon während des stationären Aufenthaltes einzuholen. Letztendlich bedeutet eine Erkrankung auch immer eine veränderte Lebenssituation, mit der sich Menschen häufig von heute auf morgen auseinandersetzen müssen.

Die Angebote des PIZ haben zum Ziel, die Selbstständigkeit der Betroffenen zu erhalten oder zu fördern. In erster Linie geht es darum, Bewältigungsstrategien für das alltägliche Leben in der aktuellen Lebensphase zu entwickeln. Dazu ist es häufig notwendig, bestimmte Fähig- und Fertigkeiten im Sinne einer Kompetenzerweiterung zu erlernen. Dabei steht das PIZ nicht nur Patienten und ihren Angehörigen zur Verfügung, sondern auch Menschen aus der Region können das kostenfreie Informations- und Beratungsangebot in Anspruch nehmen.

Ein Besuch im Patienten-Informations-Zentrum ersetzt nicht die ärztliche Aufklärung oder medizinische Beratung über die Krankheit im Einzelfall. Es werden keine Diagnosen gestellt oder Therapievorschläge gemacht. Jedoch können im PIZ Gespräche mit dem Arzt vorbereitet oder nachbereitet werden. In den Gesprächen mit unseren Besuchern erfahren wir häufig, dass die Zeit fehlt, um Fragen zu stellen oder man die Ergebnisse der letzten Untersuchung erst einmal „sacken" lassen muss, bevor man sich mit der Diagnose auseinandersetzen kann. Häufig treten Fragen auch erst dann auf, wenn man schon wieder zu Hause ist und im alltäglichen Leben plötzlich Probleme auftauchen, an die man im Krankenhaus noch gar nicht gedacht hat.

Besonders deutlich wurde dies den Mitarbeitern des PIZ im Jahr 2008. In diesem Jahr wurde erstmalig eine Veranstaltungsreihe initiiert, in der das Thema „Pflegen zu Hause" Hauptbestandteil der Informationsnachmittage war. Ein Nachmittag beinhaltete das Thema „Bewegen – aber wie?". Gemeinsam mit der Trainerin für Kinästhetik kamen rund 20 pflegende Angehörige, um Tipps für den Alltag zu erhalten. Eine Angehörige berichtete in dieser Schulung, dass sie ihren Vater immer am Kopf im Bett nach oben ziehen würde, da sie sonst keine andere Möglichkeit für sich sehe. Betroffen von diesen und ähnlichen Berichten wuchs an diesem Tag der Wunsch, pflegende Angehörige sehr viel systematischer und individueller begleiten zu können. Ein Pflegekurs wurde inhaltlich geplant, Anleitungen auf den Stationen in das Konzept integriert und auch die Möglichkeit von Hausbesuchen war fest in diesem Konzept verankert. Der letzte Schritt stand jedoch noch aus: „Wer soll und möchte dieses Vorhaben finanzieren?"

Im Frühsommer 2009 kam dann die Lösung so plötzlich, dass man es fast gar nicht glauben konnte. Als wir von dem Modellprogramm der Universität Bielefeld und der AOK Rheinland/Hamburg und AOK NORDWEST erfuhren, wussten wir sofort, dass dies die Lösung der Finanzierungsfrage ist. Auch die Pflegedirektion und Geschäftsführung stimmte dem Vorhaben zu, sich an diesem Modellprojekt zu beteiligen.

Und schon im September 2009 nahmen die ersten Pflegetrainerinnen des Klinikums Lüdenscheid, an der wissenschaftlichen Weiterbildung teil. Seit diesem Zeitpunkt ist an das Patienten-Informations-Zentrum die „Pflege-schule für pflegende Angehörige" angegliedert und ist zentraler Bestandteil der edukativen Arbeit geworden. Inzwischen gibt es insgesamt vier Pflege-trainer am Klinikum, die eng mit den Mitarbeitern des Case Managements zusammenarbeiten.

Im Folgenden dieses Praxisberichtes soll beschrieben werden, wie die Umsetzung in Lüdenscheid vollzogen wurde. Anhand von Beispielen aus der alltäglichen Arbeit wird aufgezeigt, mit welchen Schwerpunkten sich die Be-gleitung von Familien in Lüdenscheid darstellt.

Der Start der Pflegeschule und erste Erfahrungen

Die inhaltliche Gestaltung des Konzeptes der Pflegeschule wurde durch Si-mone Rusch, Krankenschwester und Leitung des PIZ, sowie durch Karin Spangenberg, Praxisanleitung und Trainerin für Kinaesthetics®, vorgenom-men. Zu Beginn entschloss man sich bewusst, nicht mit Modellstationen zu beginnen, sondern die Inhalte des Modellprogramms allen Fachabteilungen anzubieten. Zum einen wusste man nicht, wie viele Angehörige das Angebot tatsächlich in Anspruch nehmen wollten und zum anderen versprach man sich eine schnellere Durchdringung des Programmes. Zu Beginn wurde das Modellprogramm in allen großen pflegerischen Besprechungen vorgestellt. Dies beinhaltete sowohl das Stationsleitungsplenum, aber auch die runden Tische mit hiesigen ambulanten Diensten und Pflegeheimen. Dies war allen Beteiligten wichtig, da zu erwarten war, dass es Kontakte mit den Kollegen während eines häuslichen Pflegetrainings geben würde. Es wurde klarge-stellt, dass die PIZ-Mitarbeiter keine Konkurrenz zum ambulanten Dienst darstellen und der Fokus der Arbeit auf der Anleitung und Beratung der Angehörigen liegt. Inzwischen besteht mit vielen ambulanten Diensten ein guter Kontakt und hohe Wertschätzung für die Arbeit des anderen.

Gerade zu Beginn ist es wichtig, einen hohen Anteil der Zeit in die Öf-fentlichkeitsarbeit einzurechnen. Hierzu gehören die Gestaltung von Bro-schüren, die auf die Angebote aufmerksam machen, als auch die Gestaltung von Plakaten für die Pflegekurse oder die Verfassung von Artikeln. Diese sind in den hiesigen Tageszeitungen und der hauseigenen Klinikzeitung ver-öffentlicht worden.

Der erste Initialpflegekurs fand noch während der wissenschaftlichen Weiterbildung 2009 statt und erfreute sich großer Resonanz. Angehörige berichten auch noch heute, dass dem Wunsch eines Pflegekurses von den Kassen zwar nachgekommen wird, die geplanten Kurse jedoch aufgrund der wenigen Teilnehmer häufig kurzfristig abgesagt werden müssen. Aus diesem Grund sind die Angehörigen aus dem Märkischen Kreis dankbar für das kostenfreie Angebot in unserer Klinik. Inzwischen werden, im monatlichen Wechsel, sowohl die Initialpflegekurse und die Pflegekurse zum Themenbereich Demenz angeboten. Die Teilnehmer der Pflegekurse wünschten sich ein regelmäßiges Treffen, um sich auszutauschen und weiterhin durch das PIZ begleitet zu werden. So fand der erste Gesprächskreis für pflegende Angehörige im Oktober 2010 statt. Inzwischen hat dieser eine Gruppenstärke von ca. 14 Teilnehmern, die regelmäßig jeden ersten Montag im Monat der Einladung folgen. Schnell entstanden die ersten Kontakte der Teilnehmer untereinander, die sich auch zwischen den Treffen unterstützen und sich untereinander helfen. Auffallend ist hierbei, dass seit dem Start der Gesprächskreise eine Zunahme von Angehörigen zu verzeichnen ist, die einen Menschen mit einer demenziellen Erkrankung zu Hause pflegen.

Die ersten Pflegetrainings entstanden durch die Vermittlung der Case Manager im Klinikum. Bei telefonischer Meldung nahmen die Pflegetrainer Kontakt zu den Familien auf und klärten den Bedarf, Wünsche und Ziele für die Zeit nach der Entlassung. Diesem Erstgespräch kommt nach wie vor eine hohe Bedeutung zu. Denn in diesem Gespräch beginnt ein zentraler Aspekt der pflegerischen Arbeit: der Vertrauensaufbau!

Oftmals bemerken wir, dass schon nach diesem ersten Gespräch Familien auf einen Pflegetrainer „fixiert" sind. Die Klärung der aktuellen Situation und die Darstellung der Sichtweise der Angehörigen auf die Situation sind geprägt von Ängsten und Sorgen. Häufig erzählen Angehörige von für sie unerklärlichen Ereignissen oder gesundheitlichen Einschnitten, die von heute auf morgen das ganze familiäre Leben beinträchtigen. Eine realistische Einschätzung der Situation wird von den wenigsten vorgenommen. Oftmals sind die Pflegetrainer überrascht, wie viele Ressourcen der Patient noch aufweist und das Selbstpflegedefizit durch die Schilderungen der Angehörigen deutlich niedriger ist als erwartet. Doch dies zeigt, wie emotional belastend die Situationen im Krankenhaus für Angehörige sind und wie schwierig es für sie ist, die Veränderungen für ihr Leben realistisch einzuschätzen.

Besonders auffallend ist dies bei der Fehleinschätzung der Mobilität der Patienten. So hören die Pflegetrainer in den Erstgesprächen häufig, dass eine Mobilisation zurzeit gar nicht möglich ist, sich in den Pflegetrainings dies jedoch deutlich anders darstellt. Häufig fehlt jedoch nur das „richtige" Hilfsmittel oder etwas mehr Zeit, die benötigt wird, um sich selbstständig zu mobilisieren. Eine Angehörige fasste dies nach dem Erstgespräch und dem ersten Pflegetraining wie folgt zusammen: „Sie geben mir wieder Hoffnung, dass wir das zu Hause stemmen können!" Damit hat sie die Arbeit der Pflegeschule gut zusammengefasst. Denn das ist unser Ziel. Die Mitarbeiter möchten für die pflegenden Angehörigen ein verlässlicher Ansprechpartner sein, der sie ernst nimmt, dem sie vertrauen können und von dem sie Informationen erhalten, ohne dass sie diese konkret einfordern müssen. Die Angehörigen sollen das Gefühl bekommen, dass jemand da ist, der sie in einer schwierigen (Lebens-)Krise begleitet und ihnen einen Weg aufzeigt, Ereignisse zu verstehen und selbstständig handhabbar zu machen. Die Arbeit der Pflegetrainer stützt sich dabei auf den salutogenetischen Ansatz von Antonovsky (1997) und das Trajektmodell nach Corbin und Strauss (1998).

Die Arbeit der PIZ-Pflegeschule seit 2010

Da bisher die Pflegekurse in der klinikansässigen Krankenpflegeschule stattfanden, kam der Wunsch auf, einen Schulungsraum im Klinikum selbst zu schaffen. Zum einen entfiel so der Transport von Schulungsmaterial und Hilfsmitteln zu den Pflegekursen, zum anderen sollte aber auch ein fester Treffpunkt für pflegende Angehörige geschaffen werden. Ein weiterer Grund bestand darin, dass auch Pflegetrainings in diesem Raum stattfinden konnten, wenn dies auf der Station nicht möglich ist. Auch wurde so die Demonstration von Hilfsmitteln für den häuslichen Gebrauch uneingeschränkt möglich. Die Pflegedirektion unterstützte diesen Wunsch und es konnte ein nicht genutzter Raum gefunden werden, der nun als Schulungsraum genutzt wird.

Im Jahr 2012 konnten über den Erlös des Modellprogrammes 0,8 Vollzeitstellen refinanziert werden. Es zeigte sich, dass seit der Umsetzung des

Modellprojektes eine jährliche Zunahme der Angebote zu verzeichnen war. Bis zu diesem Zeitpunkt war es noch nicht möglich, die Leistungen des PIZ über das KIS-System im Klinikum als pflegerisches Konsil anzufordern. Dies lag daran, dass sich die elektronische Erfassung über das KIS-System noch in der Einführung befand. Mit der Neueinstellung einer weiteren Kollegin entschied man sich für die systematische Betreuung der Abteilungen der Neurologie, Onkologie und der Palliativstation. Die Beratung und Anleitung zu demenziellen Erkrankungen entwickelte sich zu einem weiteren Themenschwerpunkt und führte dazu, dass das Patienten-Informations-Zentrum mit zu den Gründungsmitgliedern des „Lüdenscheider Demenznetzwerkes" wurde. Die folgenden Ausführungen zeigen einen kleinen Einblick in die Themenschwerpunkte.

Pflegeberatung auf der Onkologie und Palliativstation

Die Krankenschwester und Pflegetrainerin Heike Stroot ist mit der Betreuung der onkologischen und palliativen Patienten und deren Familien betraut. Zu Beginn der Betreuung der Familien ist auch hier das Erstgespräch von entscheidender Bedeutung. Der Bedarf, das Erlebte in einem Gespräch zu verarbeiten, ist gerade in diesem Bereich besonders hoch. Gerade dann, wenn die Heilung der Erkrankung nicht mehr möglich ist und die palliative Versorgung im Vordergrund der Maßnahmen steht.

Häufig sind Familien schon seit vielen Jahren mit Einschränkungen durch eine onkologische Erkrankung betroffen. Die Diagnose „Krebs" löst bei Betroffenen und deren Familien eine Krise aus, die geprägt ist durch Ängste und Verzweiflung. Über die rein pflegepraktischen Fähigkeiten hinaus sind Familien dann darauf angewiesen zu erfahren, welche Hilfen sie in Anspruch nehmen können und welche ambulanten Partner sie begleiten können.

Die Pflegetrainings in diesem Bereich sind sehr an die Entwicklung von Alltagskompetenzen geknüpft. Hierzu gehören:

- Wie gehe ich mit Nebenwirkungen der Therapien um?
- Welche Symptome machen einen Arztbesuch notwendig?
- Wie schütze ich mich vor Infektionen?
- Wie gehe ich mit belastenden Symptomen (z. B. Fatigue) um?
- Wie fülle ich eine Patientenverfügung und Vorsorgevollmacht aus?

Diese Aufzählung kann endlos weitergeführt werden, zeigt aber auch, wie vielseitig die Beratungsthemen sind. Aber auch Themen zur Förderung der Mobilität spielen in diesem Bereich eine wichtige Rolle. Pflegende Angehörige sind sich unsicher, ob und inwieweit ihre Angehörigen belastungsstabil sind oder wie die Hilfestellung beispielsweise bei Knochenmetastasen aussehen kann. Die Angst davor, durch die geleistete Hilfe dem Erkrankten weh zu tun, ist in diesem Bereich stets präsent.

Im palliativen Bereich sind gerade die Familiengespräche von besonderer Bedeutung. Im Krankenhaus wird dabei gemeinsam überlegt, welche Unterstützung innerhalb der Familie geleistet werden kann und welche Entlastungsangebote eingeholt werden können. Immer wieder ist dabei deutlich zu spüren, dass das „Abschiednehmen" eine intensive emotionale Belastung darstellt, und dass sich die Familienmitglieder häufig dadurch schützen möchten, Dinge nicht anzusprechen. Der Einsatz der Pflegetrainerin hilft häufig dabei, Familienmitglieder wieder miteinander ins Gespräch zu bringen und Ängste und Sorgen offen auszusprechen.

Gerade in diesem Bereich ist die Angst, das Krankenhaus zu verlassen groß, da die Ungewissheit, wie es nach der Entlassung weitergeht, Familien belastet. Neben den Hausbesuchen ist es den Familien deshalb besonders wichtig den telefonischen Kontakt zu uns halten zu können.

Pflegeberatung in der Neurologie

Dieser Bereich wird von Jasmin Schmidt betreut. Als langjährige Mitarbeiterin in der Neurologie wurde sie mit der Stellenerweiterung mit einer halben Stelle in das Projekt aufgenommen. In enger Zusammenarbeit mit dem zuständigen Case Manager der Station finden regelmäßige Fallbesprechungen statt. Bei chronischen Verläufen neurologischer Erkrankungen, beispielsweise bei Parkinsonerkrankungen, wollen pflegende Angehörige wissen, auf welche Einschränkungen und Veränderungen sie sich zukünftig einstellen müssen. Kennzeichnend für die meisten neurologischen Erkrankungen ist aber, dass dieses als plötzliches Ereignis auftritt und das Leben von Familien von einem auf den anderen Tag schlagartig verändert. Eine Ehefrau erzählte beispielsweise: „Letzte Woche bin ich noch mit meinem Mann durch die Ostsee geschwommen. Und heute liegt er mehr tot als lebendig hier vor mir."

Viele pflegende Angehörige berichten im Zusammenhang mit neurologischen Erkrankungen, dass man sich das Zusammenleben ganz anders vorgestellt habe. Gerade wenn der Betroffene noch berufstätig war, sind mit der Erkrankung massive Existenzängste verbunden. Angehörige werden häufig über Nacht gezwungen, die Rolle des Betroffenen in der Familie zu übernehmen und sind „Alleinorganisator" des gemeinsamen Lebens. Da viele neurologische Erkrankungen, auch wenn nur vorübergehend, mit kognitiven Einschränkungen oder einer Aphasie verbunden sind, vermissen viele Ehepartner den Austausch mit dem Erkrankten. Es können keine Absprachen mehr getroffen werden und man muss allein dafür sorgen, dass der Alltag geplant und organisiert wird. Aus diesem Grund fühlen sich gerade in diesem Fachbereich pflegende Angehörige allein gelassen. Bis zur Phase des Annehmens der Erkrankung und den damit verbundenen Einschränkungen ist die Gefühlswelt geprägt von Wut über die Veränderungen und Angst vor der Zukunft. Gerade nach der Entlassung berichten viele pflegende Angehörige, dass sie nachts nicht schlafen können, da sie befürchten eine gesundheitliche Veränderung nicht zu bemerken, weil der Erkrankte nicht auf sich aufmerksam machen kann. Die häufigsten Themen sind sowohl im Krankenhaus als auch im häuslichen Umfeld:

- Bleibt mein Angehöriger ein Pflegefall?
- Wie gehe ich mit einer Lähmung um?
- Wie kann ich mit dem Pflegebedürftigen kommunizieren?
- Ich habe Angst, meinem Angehörigen während der Versorgung weh zu tun.
- Wie kann ich meinen Angehörigen mobilisieren?
- Welche Hilfsmittel kann ich nutzen?

Gerade von der Rehabilitation versprechen sich die Familien viel und sind enttäuscht und frustriert, wenn der gewünschte Erfolg ausbleibt. Umso wichtiger sind dann die Hausbesuche, um vielleicht doch Erfolge aufzuzeigen, die man seit der Entlassung aus der Akutklinik sieht. Die meisten Angehörigen sind gerade in dieser Zeit froh darüber ein „vertrautes Gesicht" wiederzusehen. Zu vielen Angehörigen besteht auch nach den sechs Wochen der Begleitung noch Kontakt. So erfahren wir häufig telefonisch von den Erfolgsgeschichten, die sich verspätet eingestellt haben.

Demenzberatung

Noch vor ein paar Jahren hätte man behaupten können, dass der Märkische Kreis „demenzfrei" sei. Die Kontaktvermittlung zu speziellen Angeboten bei demenziellen Veränderungen war verschwindend gering. Seit der wissenschaftlichen Weiterbildung zum Themenbereich Demenz änderte sich das schlagartig. Wahrscheinlich auch deshalb, weil sich die Sensibilität für dieses Thema deutlich verändert hatte. Die Demenz- Pflegekurse sind gut besucht und auch in den durchgeführten Pflegetrainings ist eine Demenz häufig als Nebendiagnose zu finden. Durch das Angebot der Pflegekurse ist die Zusammenarbeit zur ansässigen Psychiatrie sehr stark geworden. So konnte die verantwortliche Oberärztin der Gedächtnissprechstunde für die Pflegekurse zur Mitarbeit gewonnen werden. In den Kursen ist auffällig, dass die betroffenen Familien wenig zu krankheitsbedingten hirnorganischen Veränderungen wissen. Viele können sich nicht erklären, warum Dinge, die Jahrzehnte zurückliegen, präsent sind, jedoch der Betroffene nicht weiß, was er morgens zum Frühstück gegessen hat. Die Teilnehmer der Kurse berichten immer wieder von „Aha-Erlebnissen", die helfen, krankheitsbedingte Veränderungen zu verstehen. Vielfach glauben Angehörige immer noch, dass der Betroffene bewusst manche Dinge vergisst oder sie absichtlich täuscht. Gerade hier spielt die Information über die Erkrankung und ihre Auswirkungen eine wichtige Rolle. Angehörige entdecken in den Kursen immer wieder Erklärungen für bestimmte Verhaltensweisen und haben die Einsicht, dass Verhaltensanpassungen häufig bei ihnen selbst stattfinden müssen.

Es entwickelten sich in der pflegerischen Demenzberatung sowohl innerklinische als auch externe Arbeitsgruppen, die sich für die Belange von Menschen mit Demenz und ihren Angehörigen einsetzen. Im klinischen Bereich entstanden zwei Stationen mit Modellcharakter für die verbesserte Versorgung für Menschen mit Demenz. Alle Mitarbeiter sind im Umgang mit demenziell Erkrankten geschult und werden durch einen gerontologischen Pflegeexperten im alltäglichen Arbeiten unterstützt. Auf diesen Stationen sind, unter anderem, gemütlich eingerichtete Wohnstuben entstanden, in denen ehrenamtliche Mitarbeiter tagesstrukturierende Aktivitäten anbieten. Gerade auf der Modellstation in der Unfallchirurgie ist der Bedarf an Pflegetrainings besonders hoch. Denn nicht nur mit der Demenzerkrankung als solches werden pflegende Angehörige konfrontiert, sondern ebenso mit Mobilitätseinschränkungen durch eine meist sturzbedingte Fraktur oder der Umgang mit speziellen Verbänden oder Orthesen. Nicht selten erfahren die pflegenden Angehörigen während des Klinikaufenthaltes das erste Mal von Hilfsangeboten in der Region, die neben Demenzsportgruppen auch viele niederschwellige Betreuungsleistungen vorhalten. Viele Familien tragen und ertragen viele belastende Erfahrungen im Umgang mit Menschen mit einer Demenz. Hierzu gehört nicht nur Hilflosigkeit im Umgang mit der Erkrankung, sondern auch die noch immer bestehende Stigmatisierung der demenziellen Verhaltensweisen. Viele Familien scheuen soziale Kontakte, da der Betroffene sozial unerwünschte Verhaltensweisen zeigen könnte. Umso mehr freuen uns Berichte von Familien, die uns erzählen, dass es ihnen jetzt egal sei, ob der Opa seinen Kuchen im Café mit den Händen äße. Hauptsache, es schmecke ihm. Erschreckend ist jedoch, dass viele Betroffene nicht die Pflegeleistungen in Anspruch nehmen, die ihnen zustehen. Hierzu gehören wohnraumanpassende Maßnahmen ebenso wie die Inanspruchnahme von Pflegeleistungen. Zum einen glauben viele, dass die Einschränkungen nicht ausreichen, um eine Pflegestufe zu erhalten, andere befürchten, dass niederschwellige Betreuungsleistungen nicht von den Erkrankten angenommen werden. So dauerte es bei einer Ehefrau fast ein Jahr, bis sie das Angebot des Demenz-Cafés in Anspruch nahm und ihr Ehemann sich dort, wider Erwarten, sehr wohl fühlt. Manchmal muss auch der Pflegetrainer geduldig sein, um positive Erfolgserlebnisse zu verzeichnen.

Resümee

Die Teilnahme am Modellprojekt „Familiale Pflege unter den Bedingungen der G-DRGs" ist für alle Pflegetrainer ein großes Geschenk. Eine der Kolleginnen sagte einmal, dass sie mit dem Projekt endlich wieder die Tätigkeit einer Pflegenden übernehmen darf. Die Beratung und Anleitung von Patienten und ihren Angehörigen ist und war Kernbestandteil des pflegerischen Auftrages, der mit den verschlankten Prozessen im Gesundheitswesen häufig vernachlässigt und als eine Selbstverständlichkeit angesehen wird. Aus diesem Grund sind pflegebezogene Beratungsgespräche bis heute nicht im DRG-System abbildbar. Familiäre Problematiken, die durch eine Pflegebedürftigkeit entstehen können, sind jedoch häufig so komplex, dass sie nicht nebenbei gelöst und bearbeitet werden können. Zumal die Zeit der Pflegenden auf den Stationen durch die eng terminierten Prozesse sehr auf die akutklinische Versorgung beschränkt wird.

Pflegetrainer leisten für den pflegerischen Versorgungsauftrag einen wesentlichen Bestandteil, der noch zu wenig bekannt ist und auch auf der Systemebene nicht genügend anerkannt wird. Wir sind fest davon überzeugt, dass wir Pflegetrainer für Familien eine wichtige Funktion übernehmen: wir unterstützen, wir zeigen Wege auf und geben Hoffnung und Trost.

Aus diesem Grund freuen wir uns umso mehr, einen kleinen Beitrag leisten zu dürfen und Teil eines immer größer werdenden Projektes zu sein. Wir wünschen uns mindestens weitere zehn Jahre und viele neue Pflegetrainer, damit diese Unterstützungsleistung immer mehr Einzug in die akutklinische Versorgung hält.

Ein Dank an dieser Stelle gilt den Verantwortlichen der Universität Bielefeld, die die Bedürfnisse pflegender Angehöriger erkannt haben und der AOK Rheinland/Hamburg und der AOK NORDWEST, die dieses Projekt unterstützen.

Ein Dank gilt auch allen Pflegetrainern, die meist mit großem Engagement und „Herzblut" ihren Familien zur Seite stehen. Letztendlich danke ich aber auch den Familien, denn sie sind bereit, uns für eine kurze Zeit in ihr Leben einzuladen und teilhaben zu lassen an auch so vielen glücklichen Momenten.

Literatur

Antonovsky, A.; Franke, A. (1997): Salutogenese: Zur Entmystifizierung der Gesundheit. Deutsche Gesellschaft für Verhaltenstherapie. Tübingen: DTV-Verlag.

Corbin, J. M.; Strauss, A. L. (1998): Ein Pflegemodell zur Bewältigung chronischer Krankheiten. In Woog, P. (Hg.): Chronisch Kranke pflegen. Das Corbin-Strauss-Pflegemodell. Wiesbaden: Ullstein Medical. S. 1–30.

15 Beratung als zentraler Bestandteil der Sicherstellung von häuslicher Versorgung und das Problem der nicht sichergestellten Pflege

Katharina Gröning

Die Kooperationsvereinbarungen und Arbeitsbündnisse im Projekt „Familiale Pflege unter den Bedingungen der G-DRGs" schließen die Teilnahme der beteiligten Krankenhäuser an Evaluation und Lehrforschung an der Universität Bielefeld mit ein. In den vergangenen zwei Jahren sind vor allem Arbeiten zur nicht sichergestellten Pflege, insbesondere zu strukturellen Mängellagen und zur Problematik von Patienten mit Demenz durchgeführt worden. Beide Themenstellungen wurden mit der dokumentarischen Methode erhoben und ausgewertet. Diese Methode eignet sich besonders zur Beforschung von Gruppen und hat das Ziel, den Dokumentsinn von sozialen Problemen aus einer Gruppendiskussion zu rekonstruieren. Der Dokumentsinn ist einer von drei Sinnebenen, der sich quasi latent als mitgemeinter Sinn in Kollektiven finden lässt und sich von dem, was die Diskutierenden subjektiv meinen, und auch von dem, was sozusagen geschlossen als institutionalisierte Chiffre stereotypiert gesagt wird, unterscheidet. Karl Mannheim (1964), der die Theorie des dokumentarischen Sinns als typisches Denken in einer Epoche entwickelt hat, wollte mit dieser bei ihm noch als Analyse von Dokumenten entwickelten Methode erschließen, wie eine Weltsicht in einer Epoche sich kollektiv niederschlägt. Diese Sicht auf die Welt betrifft in unserem Projekt das Thema der Familie als Herstellungsleistung, die Entwicklungsaufgaben des Lebenszyklus und der späten Familie und die Krisen der späten Familie sowie deren Ursachen.

In die Sozialwissenschaft ist die dokumentarische Methode vor allem durch Ralf Bohnsack (2007) gekommen, der sich die gruppendynamischen Phänomene der Valenz und Resonanz in Gruppen zu Hilfe nahm, um einen Dokumentsinn aus Gruppendiskussionen zu explorieren und herauszuarbeiten. Für die qualitative Forschung mit den Pflegetrainerinnen und -trainern ist die dokumentarische Methode besonders geeignet, weil sich hier die unmittelbaren Erfahrungen des konkreten Feldes konfrontativ spiegeln: was die

Pflegetrainer/innen im Kontakt mit den pflegenden Angehörigen erfahren und erleben und die institutionalisierten Denkweisen durch ihre berufliche Sozialisation im Krankenhaus. Die Diskutantinnen und Diskutanten sind deshalb in der Lage, mehrdimensional und offen die häuslichen Pflegekrisen, um die es im Folgenden gehen soll, zu beschreiben und zu kommunizieren. Dabei zeigen sich die diskutierenden Pflegetrainer/innen im Sinne des subjektiven Ausdrucksinns als Teilnehmende am Pflegegeschehen, die identifiziert sind und auch fühlen und verstehen. Sie transportieren gleichzeitig institutionalisierte Deutungsmuster zur häuslichen Situation wie Stress, Überforderung, Überlastung als institutionalisierte Chiffren mit entsprechendem Sinngehalt. Drittens eröffnen sie aber durch ihre Erfahrungen auch den Horizont des Dokumentsinns, das heißt den Widerspruch und die Spannung zwischen dem, was Chiffren wie Stress oder Überlastung ihnen sagen, und dem, was sie konkret als lebensweltliche und alltägliche Strukturen erleben. Dieses Denken und Wissen macht die Diskutantinnen zu Experten. Dem Denken und Wissen eine Gestalt zu geben ist Ziel der Forschung. Als Teilnehmende an der Lebenswelt können sich die Pflegetrainerinnen kaum nur in institutionalisierte Chiffren flüchten oder schnell und automatisch entsprechende Maßnahmen einleiten. Sie erleben die Spannung zwischen der lebensweltlichen Krise zu Hause und den institutionalisierten Antworten der Gesellschaft und transportieren die Spannung dieser Konflikte direkt in die Gruppendiskussion. So entsteht Neues und Wichtiges zum Verstehen und zum Umgang mit dem problematischen Feld der nicht sichergestellten Pflege.

Das Problem des Denkens über Pflegebedürftigkeit als Problem des richtigen Konsums

In den Gruppendiskussionen gibt es Diskussionen über die Gleichzeitigkeit von zu viel und zu wenig in der familialen Pflege und den Fokus auf die Bereitstellung von Gütern und Dienstleistungen für die häusliche Pflegesituation. Eine Figur der Fehlversorgung wird sichtbar. Diese Philosophie hat sich mit der Pflegeversicherung institutionalisiert, die vor allem in einem Konsummodell, nicht in einem Entwicklungsaufgabenmodell oder Bindungsmodell der Pflege liegt. Die Pflegetrainerinnen problematisieren, dass

Produkte in die Familien gegeben werden, dass die Pflegesituation faktisch überschüttet wird mit Gütern.

„[...] Ich hatte jetzt eine Familie, wo ich dachte, daraus kannst du einen Sanitätsfachhandel machen. Die hatten wirklich alles da, aber eigentlich nicht das, was sie gebraucht hätten. Oder aber sie haben gar nichts da, oder die Sachen sind nicht geschult, sie sind nicht eingewiesen und wissen nicht, mit bestimmten Dingen umzugehen." (Liedtke/Kapellen 2013, S. 40).

Diese Art der Versorgung kann mit Bion (1963) ein Beta Element genannt werden, ein Ding an sich, dem kein Beziehungsraum, keine Kommunikation und damit auch keine Entwicklungsmöglichkeit innewohnt. In der Familie müssen sich die Güter der Pflegeversicherung durch einen besonderen Beziehungsraum zwischen der trainierenden Pflegerin und dem Pfleger und den Angehörigen erst in Wissen und Fähigkeiten verwandeln, damit sie genutzt und verwendet werden können. Erst mit dem geteilten, aufsuchenden und haltenden Beziehungsraum des Ratgebens und des Lernens/Denkens können die Pflegehilfsmittel sinnvoll eingesetzt werden. Das heißt aber auch, dass die Berater/innen und Anleiter/innen in der häuslichen Situation psychisch ankommen müssen und dass ihre Abwehr gegen die familiale Notsituation verstanden werden muss. Ähnliches schildert der nachfolgende Auszug aus einer anderen Gruppendiskussion. Auch hier wird thematisiert, dass nicht mit der Familie gearbeitet, sondern eine Dienstleistung platziert wird.

„BL: und in dem Fall habe ich einen Ehemann mitversorgt, betreut, und die Ehefrau sagte dann schon ganz erregt: ‚Aber gleich kommt der Pflegedienst'. [...] Das ist manchmal, also das fand ich auch nicht so ganz einfach, die sah mich da so nach dem Motto: ‚was machen Sie denn hier?', und ich habe der Frau einfach nur in Ruhe gezeigt, wie sie einfach

AK: Mmh

BL: und sinnvoll ihren Mann lagern kann, was ein Pflegedienst natürlich nicht tut, das wissen wir alle, was er auch nicht kann. Also diese Frau hat mich einfach nicht verstanden, glaube ich, und ist dann wirklich total eingeschnappt wieder abgerauscht." (10:11) (Budzynski/Ringel 2012, S. 26).

„LM: Ja, aber dass die es eben auch wissen, und dass dann nicht so eine Rechtfertigung dann stattfinden müsste. [...] Also das mit den Lagerungen und sowas, das habe ich aber auch. Das fängt schon damit an, wenn jemand eine Wechseldruckmatratze hat, da noch eine Geri-Auflage, und da noch ein

Handtuch drauf, wenn ich den Angehörigen halt erkläre, dass das mit Dekubi-
tus-Prophylaxe nichts mehr zu tun hat, [CW redet dazwischen] LM: Genau je
mehr man da draufpackt, ja (16:02)
*   KW: Ja gut, aber das sind ja z. B. die Einmalunterlagen. Wir sagen auch*
in unseren Pflegekursen, Einmalunterlagen können Sie machen, wenn derje-
nige abgeführt hat, so zum Schutz, aber gehst du rein zu den Leuten, und der
Pflegedienst war da, die liegen alle auf einer Einmalunterlage. Also für die ist
es einfach praktischer für den Pflegedienst ne, die machens halt, wir orientieren
uns an den Patienten und den Angehörigen, Angehöriger und Patient, was tut
dem gut, der Pflegedienst macht das, was zeitlich gerade in den Rahmen passt,
was für die praktisch ist, und nicht, was für denjenigen gut ist." (16:38) (Bud-
zynski/Ringel 2012, S. 27).

Hier zeigt sich im Prinzip, dass das professionelle System, obwohl von finanziellen Engpässen geprägt, auf die Pflegeprobleme nicht mit Pflege, sondern
mit Konsum reagiert. Pflegehilfsmittel werden im Bett geradezu gestapelt,
wohingegen Koproduktion und Zusammenspiel fehlen.

Wegsehen der Professionellen

Die Teilnehmerinnen einer Gruppendiskussion nennen eine Überforderung
und Unsicherheit der Professionellen im Umgang mit Defiziten in der häuslichen Pflege und eine damit zusammenhängende Praxis des Wegsehens und
des nicht Begreifens der Situation als Problem.

*   „Wer spricht denn solche Familien darauf an [...] Aber ähm, das ist ja im*
Krankenhaus ganz genauso. Die Angehörigen kommen über den Flur, die
Schwestern: ‚guck mal da ist sie, der Mann als der kam' – bla bla bla, aber
keiner hat wirklich dann auch mal den Schneid, da hinzugehen und sagen: ‚Als
ihr Mann kam, ist uns das und das aufgefallen und wir fragen uns einfach, wie
das passieren kann.' Ne. Ne, dass man sagt: ‚wir wollen Ihnen keinen Vorwurf
machen oder sonst irgendetwas.' Man nimmt wahr und spricht es aber nicht
an. Das ist das, was ich hier auch ganz häufig erlebe. Oder ein Anruf von einem
Pflegedienst: ‚Ich habe gehört, ihr seid da auch drin bla bla bla, ist euch das
auch schon aufgefallen und und und' – und dass ich sage: ‚ihr seid seit fünf
Jahren dabei, warum sprecht ihr das nicht an?' ‚Ja, das haben wir uns nicht
getraut ...' Also da habe ich kein Verständnis für, dass man fünf Jahre hinguckt

und zuguckt und alle finden das ganz, ganz furchtbar, aber keiner nimmt das Zepter in die Hand und ergreift die Initiative." (Liedtke/Kapellen 2013, S. 44). Hier sind Professionsgrenzen im Umgang mit Affekten und Aggressionen in häuslichen Pflegebeziehungen wichtig. So weiß eine Pflegetrainerin z. B. aus Gesprächen mit dem Pflegedienst um die aggressive Pflegebeziehung, welcher ihre Klientin ausgesetzt ist. Sie hinterfragt diese aber nicht weiter, sondern entscheidet sich für die bewusste Ignoranz des inneren Konfliktes, anstatt diesen professionell aufzugreifen und zu bearbeiten. Auch in der Studie von Budzynski und Ringel (2013) wird diese Problematik sichtbar.

„BL: so etwas haben die mir erzählt. Und die beiden haben das auch, ich habe hinterher auch mit den beiden gesprochen, weil ich die auch persönlich kenne, ‚dass euch das nicht aufgefallen ist', habe ich gesagt. Der Mann war total somnolent, da konntest du so wirklich so hochziehen die Haut, das ging gar nicht. Es waren wirklich typischerweise überall Dekubiti, wo man sie halt bekommt, und das war schon sehr auffällig. Vielleicht ist es mir auch ein bisschen mehr aufgefallen, weil ich die Leute kenne, und (1:00:06)

KW: Aber wo war denn der Hausarzt dann in dem Moment? Ne, also Ich denke immer, wenn man solche …

BL: Ja, das frage ich mich natürlich auch

KW: … Leute vorfindet, warum Hausärzte nicht nach Hause kommen und denk ich auch solche Sachen auch mal aufdecken." (1:00:16) (Budzynski/Ringel 2013, S. 33).

Takt und Scham – Umgang mit dem Körper

Alt und pflegebedürftig werden ist mit einer starken Schamdynamik verbunden (vgl. Gröning 2014). So sagt z. B. in der Süddeutschen Zeitschrift am 5.2.2012 der heute 94-jährige Altbundespräsident Walter Scheel (FDP) über seine eigene Veränderung aus einer entwicklungspsychologischen Perspektive der Hochaltrigkeit, dass man sich in die Hände anderer begibt. Seine Entwicklung als über 90-Jähriger beschreibt der Altbundespräsident als deutliche Zunahme von Verletzungsoffenheit und Angewiesensein auf die Sorge anderer. Die Entwicklung (und Entwicklungsaufgabe), sich in die Hände anderer zu begeben, verweist schamtheoretisch auf die wichtige Perspektive von Takt, Achtung und Respekt für Menschen, deren körperliche Angewiesenheit auf andere deutlich zutage tritt. Der Altbundespräsident begründet seine Argumente mit dem kantianischen Grundsatz der Bewahrung von Menschheitswürde in der eigenen Person. Diese Frage stelle sich in Lebensphasen der Abhängigkeit und als Problem der unmittelbaren körperlichen und seelischen Sorge.

Die Scham im hohen Alter ist gleichzeitig unmittelbar körperbezogen und stellt im Sinne von filialer und parentaler Reife ein Risiko des Mangels an Versorgung dar.

„Also wir hatten jetzt gerade wieder zwei so Fälle, wo ähm die Stationen gemeldet haben, Patient war in einem völlig verwahrlosten Zustand. Also ich glaube immer, woher sollen die pflegenden Angehörigen denn wissen, wie es geht, weil sie bisher überhaupt keine Anleitung oder irgendwelche Erfahrung machen konnten in dem Bereich und ähm eine Tochter hat zu mir gesagt: ‚Ich gucke meiner Mama nicht unter den Rock. Und die ist so in der Wohnung eigentlich noch gut mobil. Woher soll ich wissen, dass die einen Riesenpilz hat oder irgendwelche Hautdefekte.‘ Also ich glaube, dass kein Angehöriger, der sich entscheidet zu Hause zu pflegen, jemanden bewusst verwahrlosen lässt. Also in den wenigsten Fällen, weil das Motiv zur Pflegeübernahme nicht geklärt ist [...] ich finde das ist immer eine böse Unterstellung, dass die zu Hause nicht ordentlich pflegen, woher sollen sie es denn wissen.“ (Liedtke/Kapellen 2013, S. 4, Anhang).

„IJ: Also es liegt, ganz, ganz viele Patienten, ich bin in der Pflegeüberleitung ein bisschen tätig, aber auch noch auf Station, und von daher kriegt man einiges mit. Also es ist ganz, ganz häufig, wenn man in den Intimbereich kommt, dann denkt man schon, naja, ein paar Tropfen sind danebengegangen, aber wenn man dann die Strümpfe auszieht, ja, dann denkt man ‚verflucht‘, das geht gar nicht. [zustimmende Zwischenbemerkungen] Also es ist häufig so, dass dann die Stationen, so haben wir es schon ein paar Mal erlebt, dass die Stationen dann an die Angehörigen herantreten und sagen: ‚Hm, Mensch, irgendwie, Ihr Vater, Ihre Mutter, die ist so ungepflegt‘, und das Wort ‚verwahrlost‘ kommt dann häufig schon, und ich denke, okay, der Pflegezustand ist wirklich nicht so gut, aber häufig unbewusst. Denn es ist ganz oft, dass die Eltern dann noch mit im Haus der Kinder wohnen, die Kinder kümmern sich auch, und das ist aber ganz schwierig häufig für die Kinder, an die Eltern heranzukommen. Die machen denen die Wäsche, die machen denen den Haushalt, die kochen und

so, aber wenn dann die Eltern sagen: ‚Gewaschen habe ich mich schon‘, dann muss man das leider Gottes häufig hinnehmen, weil keine Chance ist, dran zu kommen, ohne dass das in Streit endet. Und von daher sehen viele Angehörige die Füße ihrer Eltern wochenlang nicht, monatelang nicht, und erschrecken sich dann selber. Denen ist das dann todpeinlich, wenn die von den Stationen, von den Krankenschwestern oder Pflegern angesprochen werden, dann sofort noch das Wort ‚verwahrlost‘ kommt, womit man sich wirklich auch zurückhalten muss, man kann es irgendwie nett umschreiben, aber es ist häufig keine Chance. Wenn wir zu den Angehörigen dann hingehen als Pflegepersonal und sagen, kommen Sie mal, wir gehen mal unter die Dusche oder so, und sollen wir nicht mal Fußpflege bestellen, ist das alles kein Thema, wenn das ein Außenstehender ist, aber als eigenes Kind hat man keine Chance, ganz, ganz oft. Nur, es wird dann halt sofort so ausgelegt, ungepflegt, verwahrlost, und mit diesem Wort muss man einfach sehr, sehr vorsichtig sein." (49:15) (Budzynski/Ringel 2013, S. 39).

Pflegebedürftige scheinen es immer wieder zu vermeiden, sich nackt, verletzlich und beschämbar ihren Helfern und den Pflegenden auszuliefern. Sich in die Hände anderer zu begeben in Verbindung mit der eigenen Nacktheit, Naturhaftigkeit und den möglichen Vorwürfen der Kinder, schafft eine Vermeidungsdynamik und Verweigerung der Pflege. Umgekehrt ist es ein Lernprozess, sich um den Körper seiner Eltern zu kümmern. Angehörige sind zwischen Takt und der Wahrung der Intimsphäre auf der einen Seite und der Verantwortung für die Pflege auf der anderen Seite in einer Spannung. Hier ist Bildung, vor allem Bildung in Gruppen eine wichtige Form der Unterstützung, um nicht nur die Bedeutung von Hygiene und Prophylaxen kennenzulernen, sondern auch zu lernen, für den Körper eines Angehörigen verantwortlich zu sein. Familien, die pflegen, müssen neue somatische Kulturen erlernen.

Pflegebedürftigkeit als familiale und individuelle Entwicklungsaufgabe der Angehörigen

Die Entwicklung zur nicht sichergestellten Pflege hängt nach Einschätzung der Gruppendiskussion mit Barrieren bei den Angehörigen zusammen, die von den Pflegetrainerinnen unterschiedlich beschrieben werden. „Lehnen

Hilfe ab" ist hier die institutionalisierte Chiffre, mit der die Verhaltensweisen von Angehörigen bewertet werden.

„Also viele denken sich dann halt, oh Gott, wenn ein Pflegedienst kommt, und die sehen, das funktioniert nicht, dann kommt mein Mann oder meine Frau ins Heim, und dann machen wir das lieber alleine und die Kinder sollen auch nichts davon wissen." (Af, Zeile 137–140).

„Und dieser Hintergrundgedanke immer, ich hatte einen 96-jährigen Mann, dem ich das angeboten habe, okay, die Frau war auch nicht gerade jünger, und der direkt bei uns die Pflegestufe II gekriegt hat und der meinte: ‚Bei mir zu Hause ist es sauber'." (Df, Zeile 147–149).

„Gibt es oft (Ff, Zeile151)[...] Das stimmt, die Erfahrung habe ich auch öfters." (Af, Zeile 154).

„Ich hatte da auch einen ganz aktuellen Fall, also was ganz schwierig war. Das war auch ein Mann, der war 94, glaube ich, kam von zu Hause, ist von seinem Dackel, den er seit 13 Jahren hat, ist er komplett gebissen worden [...] Und dann kam die Tochter, er auch in keinem guten Pflegezustand von zu Hause, ziemlich kachektisch, und er schon sehentlich unterversorgt, und die Tochter kam dann mit ihm zusammen aus der Notfallambulanz und war direkt völlig chaotisch und so: ‚Er muss jetzt ins Zimmer, er muss jetzt ins Bett und hier und da und war dann sofort' [...] ‚Sie müssen hier nichts machen, ich mache das alles, ich ziehe ihn aus, ich mache das jetzt alles und Sie machen hier nichts.' [...] ‚Nein er braucht keinen Pflegedienst, ich bin sein Pflegedienst. Und da muss auch keiner vorbeikommen, keiner muss kommen, keiner muss hier irgendwas prüfen.'" (Df, Zeile 156–170).

Der Fall nimmt einen dramatischen Verlauf, zuerst stellt sich heraus, dass der Patient an Dekubiti leidet, dass er exsikkiert ist und trotz des schlechten Zustandes völlig auf seine Tochter fixiert. Mit allem zufrieden, was die Pflege seiner Tochter ihm bieten konnte, wurde er schließlich auf eigenen Wunsch entlassen und bald wieder mit einer Sepsis, wahrscheinlich durch versorgte Bisswunden, auf die Intensivstation aufgenommen, wo er bald verstarb.

„Die gleiche Situation hatte ich auch gehabt. Da bin ich auch von unseren Ärzten angerufen worden, wir haben einen Mann bekommen, auch exsikkiert, Dekubiti, schlecht gepflegt, Pflegestufe II. Die Frau pflegt ihn, und da hat der ambulante Pflegedienst schon gewechselt und da kommt jetzt noch einmal ein neuer hin, und da war es auch irgendwie, ich glaube innerhalb von zwei Mo-

naten waren vier ambulante Pflegedienste da. Die Frau hat die Tür nie aufge-
macht, dann hat sie gesagt, die klauen, die stehlen und die pflegen nicht rich-
tig." (Ff, Zeile 190–196).
Auch bei dieser Schilderung ist die Pflegetrainerin machtlos, es kommt kein
Kontakt, kein Arbeitsbündnis zustande. Die Fantasie der Kontrolle, der
Entwertung, Kritik, Entmachtung und vor allem eine Verinnerlichung der
Nichtanerkennung, wie dies im Beispiel der Tochter sichtbar wird, wird so
sehr handlungsleitend, dass das Angebot nicht angenommen wird. Wie in
den anderen Fällen mündet die Entwicklung in eine nicht sichergestellte
Pflege mit Krankenhausaufenthalten nach Exsikkose, schlechtem Allgemein-
zustand, und immer wieder dem Abblocken von Angeboten.

Entwicklungsaufgaben

Im Projekt familiale Pflege arbeiten wir, um Arbeitsbündnisse mit den Angehörigen gestalten zu können, mit dem sozialpsychologischen Konzept der
Entwicklungsaufgaben in der Tradition von Erik H. Erikson (1981). Auch
wenn die Entwicklungsaufgaben hier idealtypisch beschrieben sind, und
nicht wie Blenkner (1965) das hohe Alter und seine Krisen aufgreifen, stellt
bei Erikson das Konzept doch einen wichtigen Verstehensrahmen für die
Gestaltung von helfenden Beziehungen in Zusammenhang mit der Pflege
bereit. In allen geschilderten Vignetten zu ihren Erfahrungen sprechen die
Pflegetrainerinnen von einer Grenze und Barriere mit großer Ähnlichkeit.
Da ist zunächst einmal die Fantasie der Kontrolle durch den Staat, die Angst,
dass es sich bei den Professionellen, seien es Pflegedienste, Sozialarbeiter
oder auch die Pflegetrainerinnen um Agenten im Helfergewand handeln
könnte, dass eine Öffnung für Angebote mit einem Verlust an Autonomie
und einer Zuschreibung von Defiziten verbunden ist. In den Barrieren spiegelt sich also zuerst einmal der Status der Angehörigen, die nicht Klient im
klassischen Sinne werden wollen. An zweiter Stelle steht dann die Angst vor
Entdeckung von realen Defiziten und die Fantasie, die Verantwortung für die
Pflege abgeben zu müssen oder, noch schlimmer, zwangsweise abgesprochen
zu bekommen. Umgekehrt wissen wir aus der Forschung, dass die häusliche
Pflege zumeist auf einem moralischen Versprechen des Beistandes beruht,
auf Motivationen der Loyalität und des Vertrauens sowie auf anwaltlichen

Funktionen des Schutzes und der Verantwortung (vgl. Kunstmann 2010). Allein schon diese alte Loyalitätsbindung kann als ein festes Band fungieren. Gleichzeitig ist davon auszugehen, dass die Pflege selbst und ihr abschiedlicher Charakter in den geschilderten Fällen emotionale Bindungen noch einmal mobilisieren kann, dass also die Nähe und Verantwortlichkeit, die pflegende Angehörige fühlen, der Entwicklungsaufgabe des Loslassens und der Abschiedlichkeit gegenüberstehen kann. Vor allem bei pflegenden Partnern ist diese Angst nicht nur auf die Pflege bezogen, sondern ebenfalls auf die Ehebeziehung. Angst vor Verwitwung und Verwaisung können wichtige Motive für eine Realitätsverleugnung und ein Festhalten an schwierigen bis unerträglichen Zuständen sein. Schließlich sei noch auf die Schamangst verwiesen, die sich in den Schilderungen der Pflegetrainerin spiegelt. Kontrolliert, aufgedeckt und mit Defiziten konfrontiert zu werden, kommt einer Degradierung und massiven Beschämung nahe (vgl. Gröning 2014). Der Qualitätsbesuch prüft ja nicht die Loyalität oder das Band und die Moralität des Versprechens, sondern die sachlichen Dimensionen der Pflege. Außenperspektive und Innenperspektive würden sich dann unvereinbar gegenüberstehen. Die Beschämung bestünde dann darin, dass es die Angehörigen zwar gut meinen, aber nicht gut sind. Die Moral der Pflegebeziehung würde ihre anerkennende Wirkungsmacht verlieren, sie wäre lächerlich.

Im Kontakt mit den professionellen Diensten zeigen die Angehörigen in den oben genannten Schilderungen einen massiven Mangel an Vertrauen. Sie scheinen nicht zu glauben, dass ihnen wirklich jemand helfen will und sie gleichzeitig respektiert, sich für sie interessiert, ohne sie zu kontrollieren, ohne Bezahlung, ohne Gegenleistung. Man könnte davon sprechen, dass die Erfahrung asymmetrischer Fürsorge, die sie ja selbst leisten (vgl. Honneth 1994) als Solidaritätsmodell – alle kümmern sich um alle – gesellschaftlich verloren gegangen ist. Aus der Perspektive der Inkorporation drängt sich die Deutung auf, dass Angehörige die Nichtanerkennung ihrer Lebensform so tief internalisiert haben, dass sie so viele Erfahrungen von Zweifel, Zurückweisung, Missachtung und Ausschluss erfahren haben, dass sie selbst eine Barriere um sich aufbauen. Aus eigenen Explorationen (vgl. Gröning, Kunstmann, Rensing, Röwekamp Pflegegeschichten 2004) wissen wir, dass die Lebenslage Pflegebedürftigkeit sehr häufig mit sozialer Isolation, Rückzug des Bekannten- und Freundeskreises und der Erfahrung des Alleinseins einhergeht. Diese Entwicklung wird begünstigt durch die Anforderung, anderen nicht zur Last zu fallen.

Die Zusammenarbeit mit professionellen Systemen und die Kooperation mit der Bürokratie gehören bei dem Eintreten des Pflegefalls zu einer wichtigen Entwicklungsaufgabe der häuslichen Pflege. Alle Familien und Ehepartnerschaften durchlaufen im Fall einer Pflegebedürftigkeit eines Mitgliedes das Verfahren der Prüfung durch den MDK, die Einstufung durch die Pflegekasse, Verfahren der Bewilligung oder Ablehnung et cetera. Sie werden zu Klientelen der Beratung und zu Adressaten von Dienstleistungen. Die Angehörigen sind gezwungen, Kenntnisse über Gesetze und Verfahren, Dienstleistungen und Institutionen zu erwerben, um sich in ihrer neuen Lebenslage zu orientieren. Regelmäßig machen sie die Erfahrung, dass ihre subjektiven Gefühle und erfahrenen Situationen und deren Bewertung durch Dritte stark auseinandergehen. Dies hängt zum einen mit dem Pflegebegriff zusammen, der nur wenige Verrichtungen bei der Pflege anerkennt, erstreckt sich aber auch auf die Rationalität und Arbeitsweisen der Dienste, die den Familien ihre zeitliche und logische Arbeitsstruktur aufbürden. Allein das bürokratische Prozedere berührt die Respektabilität, wenn beantragte Hilfe als Anspruchshaltung oder Leistungserschleichung abgelehnt werden. Gleichzeitig ist die Pflegesituation ein großer biografischer Wendepunkt im Familienzyklus, der einhergeht mit einer Reihe von Krisen und Konflikten, die Blenkner (1965) als filiale Krisen und deren Lösung sie als filiale Reife bezeichnet hat. Erikson spricht von Generativität, das heißt der Fähigkeit für einen abhängigen Menschen einer anderen Generation zu sorgen. Umgekehrt arbeiten Professionelle nach sachlichen Maßstäben des Falles, der Qualität, der eigenen Handlungskonzepte. Die psychosoziale Ebene und vor allem das Arbeitsbündnis mit den Angehörigen spielt hier eine untergeordnete Rolle. In der geführten Gruppendiskussion werden jedoch auch Prozesse gelungener Entwicklungsaufgaben deutlich.

„Ich hatte gestern auch ein Familienberatungsgespräch mit einem älteren Ehepaar und einer Tochter. Die sind 65 Jahre verheiratet, das Ehepaar 90 Jahre alt, sie hat Pflegestufe II, blind, er versorgt sie und das Problem ist, ich hoffe, war, aber es ist noch, dass der Herr niemanden zu Hause hereinlässt. Weder Pflegedienst noch, nicht einmal die Tochter. Und die Patientin wurde vorgestern bei uns aufgenommen und heute schon entlassen, sodass ich vorgestern direkt die Tochter angesprochen habe, ob da Hilfebedarf ist. Sie

hat gesagt: ‚Ach Schwester, mein Vater ist sehr kompliziert, da haben Sie keine Möglichkeit.' Und dann habe ich die Tochter gebeten, eventuell mit dem Vater darüber zu reden... Gestern Abend kam der Vater und sagte: ‚Hören Sie mal, sind Sie diejenige, die mir helfen möchte. Ich bin bereit, ich bin bereit'. Und ja, es scheint so zu sein, nachdem ich gestern das Gespräch geführt habe, dass er jetzt sehr offen geworden ist, und dass er sich jetzt helfen lässt. " (Ef, Zeile 223–233).

Ein merkwürdiger positiver Wandel. Nachdem die Pflegetrainerin dem Angehörigen über die Tochter die Bedingungen des Projektes erklären konnte – es ist unentgeltlich, es ist unmittelbar praxisbezogen und konkret, es ist keine Prüfung und Wertung, es ist aufsuchend und personenbezogen – geht der Angehörige deutlich ins Arbeitsbündnis, er erwartet nun, dass die Pflegetrainerin ihn anruft, dass er ihren Anruf erwartet, so als wolle er prüfen, ob die Versprechen auch wirklich stimmen (Zeile 243/244). An einer anderen Stelle des Gruppeninterviews zeigen sich die Entwicklungsaufgaben der Pflegesituation noch einmal aus einer anderen Perspektive. Nun sind es die Pflegetrainerinnen, die darüber reden, was auf eine Familie und auf ein Paar zukommt, wenn ein Mensch pflegebedürftig wird.

„Also, ich habe so die Erfahrung gemacht, dass ich seitdem, ich mache es ja auch noch nicht so lange, aber seitdem ich mich überhaupt mit dem Thema so ein bisschen beschäftige, dass ich mehr Respekt vor den Angehörigen habe. Also, wo man früher in der Pflege gedacht hat. Das schaffen die sowieso nicht, was man auch so von den Kollegen auf der Station hört: ‚Die sind damit überfordert. Der muss ins Heim. Da geht überhaupt nichts zu Hause'. Und was die Angehörigen wirklich zu Hause, was die leisten, dass das so möglich ist. Also davor habe ich wirklich Respekt. Was man sich sonst vorher gar nicht so klar gemacht hat, auch wenn man dann so in die Häuslichkeit geht und mitkriegt, wie die leben und was dann so ein pflegender Ehepartner, oder was Kinder, die sind berufstätig, haben vielleicht selbst noch kleine Kinder, die sind jeden Tag bei ihren Eltern und machen und tun. Also ich habe davor wirklich mehr Respekt als vorher, weil man einfach sieht, was diese Leute auch leisten. Das auf jeden Fall. " (JF, Zeile 1042–1053).

Auf diese Äußerung hin bekommt JF viel Resonanz. GF hebt hervor, dass „man nicht mitkriegt, wie sehen das ältere Leute". HF spricht davon, dass die

Problemwahrnehmung der Professionellen mit dem Entlassungstag zu Ende war. Insgesamt lässt sich der vorgestellte Orientierungsrahmen als „Anerkennung" bezeichnen. Die Diskussion dreht sich quasi um. Aus den „sperrigen Angehörigen" werden nicht anerkannte, nicht gesehene Angehörige. Das bessere Sehen der Angehörigen wird als Zuwachs von Anerkennung kommuniziert. Gleichzeitig wird betont, wie die Wirkweise von Institutionen Anerkennungshandeln erschwert, weil Lebenssituationen entweder gar nicht wahrgenommen werden (Exklusion) oder wenn sie wahrgenommen werden, sofort im Sinne von Chiffren institutionalisiert gedeutet werden.

Bedeutung für die Beratung

Die Beratung im Gesundheitswesen nach SGB V und SGB XI folgt den Prinzipien der allgemeinen Sozialberatung, so wie sie im Paragraf 14 des ersten Sozialgesetzbuches niedergelegt sind. Der Beratungsbegriff hier ist unspezifisch, funktional und umfasst vor allem Auskunft und Information. Diese stehen grundsätzlich im Mittelpunkt sozialer Beratung, gleichgültig nach welchem Sozialgesetzbuch nun beraten wird. Dass Auskunft und Information allein nun nicht zureichen, um für besondere, und vor allem nicht anerkannte Bedarfslagen und Ansprüche, die sich aus diesen Lagen ergeben, hinreichend gut beraten zu sein, ist ein langes Thema der Beratungsforschung. Auf das Defizit an Beratung, welches durch einen reduzierten Beratungsbegriff von Auskunft und Information entstanden ist, haben die unterschiedlichen Disziplinen verschieden reagiert. Eine eher psychologische Richtung hat aus der Sozialberatung die psychosoziale Beratung entwickelt. Hier werden Auskunft und Information mit psychologischem Verstehen in der Tradition des helfenden Gespräches kombiniert. Das Gespräch hat dann einen Teil der Wertschätzung im Sinne von Rogers (1974), der dann in Auskunft und Information überführt wird. Dann endet die Beratung. Die soziale Arbeit hat diesem Ansatz eine weitere Funktion hinzugefügt, die Wegweiser- oder Casefunktion. Sie besteht darin, dass der Beratungsprozess nun aus drei Elementen besteht, er beginnt mit dem aktiven Zuhören und den Elementen des helfenden Gespräches: emotionale Zustimmung, Anerkennung und Wertschätzung, geht dann über in eine Auskunft und enthält einen Informationsteil und Hilfe bei organisatorischer Komplexität mit Wegweiserfunktion. In diesem Fall wie auch im Fall des Cases übernimmt der Berater, die Beraterin auch schon mal eine Anwaltfunktion und hilft den Klienten, sich im Gestrüpp von Zuständigkeiten zurechtzufinden.

Einen anderen Zweig hat die pädagogische Beratung in der Tradition von Mollenhauer (1965) und Sprey (1968) beschritten. In Anlehnung an das Konzept der menschlichen Ratbedürftigkeit und der Erfahrungsarmut sowie dem Ziel der Mündigkeit wird der beraterische Beziehungsraum von vornherein als reflexive Zuwendung in aristotelischer Tradition (vgl. Gröning 2012), Ordnen von Problemdimensionen, Förderung von Entscheidungen und Beistand (vgl. Mollenhauer 1965; vgl. Sprey 1968) differenziert. Beratungswissenschaftlich geht man also nicht nur von einem Problem aus, welches der Ratsuchende hat und lösungsorientiert und funktional zu lösen gedenkt, sondern von einer Lebenslage, von Entwicklungsaufgaben und Krisen, die mehr fordern als Auskunft und Information. Die pädagogische Beratung hat sich ebenfalls mit dem Kurzschluss von Beratung und anderen Ombudsfunktionen auseinandergesetzt (vgl. Gröning 2006/2011). So besteht ein Kurzschluss in der Kombination von Beratung und sozialer Kontrolle, wie er in der amtlichen Beratung häufig vorkommt (vgl. Gröning 2006). Ein nicht weniger dramatischer Kurzschluss besteht in der Kombination von Beratung und Verkaufen. Dort wo beraten wird, kann nicht gleichzeitig ein Verkaufsinteresse bestehen. Beide Kurzschlüsse – Beratung und Kontrolle (amtliche Beratung) wie auch Beratung und Verkaufen (gouvernementale Beratung) – bestehen im Gesundheitswesen zuhauf. Eine beraterische Profession benötigt in der Gesundheitsberatung zunächst einmal die Freiheit von diesen Dimensionen. Wer sanktioniert und ggf. das Pflegegeld entzieht, kann nicht gleichzeitig beraten. Wer eine Dienstleistung verkaufen will, wird das Beratungsgespräch an dieser Dienstleistung ausrichten und hier Bedarfe festlegen. Die Begegnung mit solchen Beratern führt dazu, dass Angehörige sozusagen reflexhaft eine verborgene Dimension im Beratungsprozess vermuten und von vornherein die Kooperation verweigern. Das Gesundheitswesen ist ein riesiger Markt geworden, Beratung ist hier zumeist die Einflugschneise, um etwas zu verkaufen. Im Prinzip geht es um das Erheben von Bedarfen, die dann als notwendig deklariert werden. Aus dem Ratsuchenden wird so schnell ein Kunde. Ist der Bedarf erst einmal erhoben, wird das Festgestellte wirkungsmächtig.

Beraten in der Pflege

Im Projekt familiale Pflege folgen wir dem Beratungsverständnis der Pädagogik und legen zugrunde, dass die Aufgabe der Beraterin gelingen kann, wenn sie nicht mit anderen Rollen überwuchert ist, weder mit kontrollierenden Rollenanteilen noch mit Verkaufsrollen. Die Pflegetrainer/innen gehen als Beistand in die Lebenswelt. Sie bringen ihre Fähigkeiten in den Hilfeprozess ein und beraten nach dem pädagogischen Prinzip des Beistandes, des Ordnens von Problemen, des Förderns von Fähigkeiten und Entscheidungen und Hilfe bei der Bewältigung familialer und individueller Entwicklungsaufgaben.

Im Beispiel von JF wird zudem deutlich, dass das Beraten mit einem Wandel des Rollenverständnisses einhergehen muss, welches stark durch die Institution bestimmt ist. Die expertokratische Haltung zur Lebenswelt, die mit der Attitüde der Überlegenheit an die Angehörigen herantritt, stellt eine Schamsituation her, die dem Aufbau des Arbeitsbündnisses abträglich ist. Für den Aufbau des Arbeitsbündnisses ist die Anerkennung der Leistung der Angehörigen, ihrer Subjektivität und ihrer Situation von großer Bedeutung.

Was aber tun mit einem Fall wie jener von DF? Arbeitsbündnisse, der sogenannte Working consensus, bauen darauf auf, dass ich mir über die Interessen aller Beteiligten des Falles klar bin. Es gehört zur Familienehre, Probleme zunächst erst einmal selbst lösen zu wollen. Ein kritisches Lebensereignis ist es, wenn diese Lösungen versagen und Scham und Angst sich ausbreiten. Sich in diese Krise zunächst einzufühlen und die Ängste der Angehörigen vor dem Tag, an welchem die Pflege zusammenbricht und die eigenen Alltagstechniken versagen, ernst zu nehmen, gehört zum Bemühen um das Arbeitsbündnis. Was ist aber, wenn das Bemühen um ein Arbeitsbündnis scheitert? Im Fall von FJ, in welchem die Ehefrau pflegt, ist zu überlegen, ob ein Familienberatungsgespräch an diesem Punkt angezeigt ist, um die Konfrontation zwischen Expertensystem und Familie zu verändern. Im Fall von DF liegt durch die Äußerung der pflegenden Tochter und dem Zustand des Angehörigen ein klassischer Fall von Missstand vor. Abwiegeln, Zudecken, ein territoriales Gehabe verweist darauf, dass hier keine Einsicht vorhanden und weder bei der Pflegeperson noch beim Patienten die Fantasie und Vorstellungskraft vorhanden ist, was alles durch nicht sichergestellte Pflege passieren kann. Bei dem durch nicht sichergestellte Pflege gestörten Arbeitsbündnis ist also mehr Anwaltlichkeit für den Patienten und gleichzeitig mehr Intervention beim Aufbau des Arbeitsbündnisses notwendig.

Literatur

Bion, W. (1963): Lernen aus Erfahrung. Stuttgart: Klett-Verlag.

Bohnsack, R. (2007): Rekonstruktive Sozialforschung. Einführung in qualitative Methoden. 8. Aufl., Opladen: Verlag Barbara Budrich UTB.

Blenkner, M. (1965): Social Work and Family Relationships in Later Life with Some Thougths on Filial Maturity. In: Shanas, E.; Streib, G. F. (Hg.): Social Structure and the Family: Generational Relations. Englewood, S. 46–59.

Budzynski, A.; Ringel, S. (2013): Fehlende institutionelle Vorgaben als gewaltfördernde Faktoren in der familialen Pflege. Ergebnisse einer Gruppendiskussion mit Pflegetrainerinnen im Hinblick auf ihr Gewaltverständnis. Universität Bielefeld, Fakultät Erziehungswissenschaft, 126 Seiten.

Erikson, E. H. (1981): Identität und Lebenszyklus. Drei Aufsätze. Frankfurt/M.: Suhrkamp.

Gröning, K. (2006): Pädagogische Beratung. Wiesbaden: VS-Verlag.

Gröning, K. (2011): Pädagogische Beratung. 2. Aufl., Wiesbaden: VS-Verlag.

Gröning, K. (2012): Beratungskunst. In: Bauer, A.; Gröning, K.; Hoffmann, C.; Kunstmann; A.-C. (Hg.): Grundwissen pädagogische Beratung. Göttingen: UTB.

Gröning, K. (2014): Entweihung und Scham. Frankfurt/M.: Mabuse Verlag.

Gröning, K.; Kunstmann, A-C.; Rensing, E.; Röwekamp, B. (Hg.) (2004): Pflegegeschichten. Frankfurt/M.: Mabuse-Verlag.

Honneth, A. (1994): Das Andere der Gerechtigkeit. Habermas und die ethische Herausforderung der Postmoderne. In: Deutsche Zeitschrift für Philosophie, Jg. 42, Heft 2.

Kapellen, J.; Liedtke, S. (2013): Die Wahrnehmung und Auseinandersetzung von PflegetrainerInnen mit Gewalt in der familialen Pflege älterer Menschen. 69 Seiten, Bielefeld.

Kunstmann, A.-C. (2010): Familiale Verbundenheit und Gerechtigkeit. Fehlende Perspektiven auf die Pflege von Angehörigen – Eine Diskursanalyse. Wiesbaden: VS-Verlag.

Mannheim, K. (1964): Techniken der Weltanschauungsinterpretation. Neuwied: Luchterhand, S. 91–154.

Mollenhauer, K. (1965): Das unpädagogische Phänomen Beratung. In: Mollenhauer, K.; Müller C. W.: Führen und Beraten. Heidelberg: Quelle und Meyer. S. 25–50.

Rogers, C. (1974): Die klientenzentrierte Gesprächspsychotherapie. Frankfurt/M.: Fischer.

Sprey, T. (1968): Beratung und Ratgeben in der Erziehung. Weinheim: Beltz-Verlag.

Teil 4

Besondere Herausforderungen

16 Interkulturelle Perspektiven auf Demenz

Hürrem Tezcan-Güntekin

Hintergrund

Die Zahl pflegebedürftiger Menschen steigt im Zuge des demografischen Wandels stetig an. Auch Menschen mit Migrationshintergrund kommen zunehmend in ein Alter, in dem die Wahrscheinlichkeit steigt, pflegebedürftig zu werden. Laut dem Mikrozensus haben derzeit 8,6 % der Pflegebedürftigen in Deutschland einen Migrationshintergrund (vgl. Mikrozensus 2009). Dieser Anteil erscheint im Vergleich zu dem der Menschen mit Migrationshintergrund in der Gesamtbevölkerung in Höhe von 19,5 % zunächst gering. Betrachtet man die Altersentwicklung von Menschen mit Migrationshintergrund in der Gesellschaft genauer, wird deutlich, dass viele der Menschen, die vor fünfzig Jahren im Rahmen des Anwerbeabkommens als junge Menschen nach Deutschland migriert sind, in den kommenden Jahren in einem Alter sein werden, in dem die Wahrscheinlichkeit einer Pflegebedürftigkeit steigt. Hinzu kommt, dass diese Personengruppe häufig körperlich schwer gearbeitet hat und häufiger von langfristigen Folgen physisch belastender Berufstätigkeit – hierzu kann auch Pflegebedürftigkeit gehören – betroffen ist als die Gesamtbevölkerung[14] (vgl. Kohls 2012).

Drei Aspekte verdeutlichen, wie groß der Handlungsbedarf hinsichtlich der Pflegesituation von älteren Migrant/innen bereits derzeit ist:

1. Das Durchschnittsalter von Pflegebedürftigen mit Migrationshintergrund liegt bei 62,1 Jahren und damit um etwa zehn Jahre unter dem Durchschnittsalter deutscher Pflegebedürftiger, das bei 72,7 Jahren liegt (vgl. Bundesministerium für Gesundheit 2011).

2. Die Pflegestufe bei Migrant/innen liegt häufiger (15 %) bei der Pflegestufe III als bei deutschen Pflegebedürftigen (9 %) vor, was auf einen

---

14 Die langfristigen Folgen physisch belastender Berufstätigkeit müssen nicht zwangsläufig dazu führen, dass Menschen pflegebedürftig werden, doch eindeutig ist, dass es Berufsgruppen mit einer höheren Krankheitslast gibt, z. B. Metallerzeugung und -verarbeitung, Keramik- und Glasverarbeitung, Hoch- und Tiefbau-Berufe sowie die Berufe Montierer und Maler (vgl. Bödeker/Barthelmes 2011).

intensiven Pflegebedarf schließen lässt (vgl. Kohls 2012; vgl. Bundesministerium für Gesundheit 2011, S. 60)[15].

3. Menschen mit Migrationshintergrund werden laut Okken (2008) zu
98 % ausschließlich zu Hause von Angehörigen gepflegt, weil dies
häufig als „Familiensache" verstanden wird (vgl. Raven/Huismann
2000). Das Alter der Pflegebedürftigen mit Migrationshintergrund
liegt bei 29 % der Pflegebedürftigen unter 60 Jahren und bei 71 % der
Pflegebedürftigen bei 60 Jahren und älter (vgl. Bundesministerium
für Gesundheit 2011, S. 60), womit der Anteil älterer Pflegebedürftiger mit Migrationshintergrund deutlich größer ist als der junger Pflegebedürftiger mit Migrationshintergrund. Abgesehen von Pflegegeld-
leistungen nehmen Pflegebedürftige mit Migrationshintergrund und
ihre Angehörigen wenig unterstützende Leistungen in Anspruch –
auch bei höherer Pflegestufe der Erkrankten. Zurückgeführt wird das
auf eine unzureichende Information über Hilfestrukturen und unzureichende nutzerorientierte Angebote im Gesundheits- und Pflegesystem, die auf kulturelle Besonderheiten und Pflegebedürfnisse
ausgerichtet sind (vgl. Okken et al. 2008; vgl. Brzoska/Razum 2011).

Zu vermuten ist auch, dass aufgrund dieser unzureichenden Informiertheit
viele ältere Migrant/innen trotz Pflegebedürftigkeit erst gar keinen Antrag
stellen oder dieser nicht bewilligt wird. Ein Hinweis darauf könnte sein, dass
der Anteil an Migrant/innen ohne Pflegeleistungen doppelt so hoch ist wie
bei Menschen im selben Alter ohne Migrationshintergrund (vgl. Bundesministerium für Gesundheit 2011).

Insbesondere Demenzerkrankungen sind ein häufig anzutreffender
Grund für Pflegebedürftigkeit – sowohl bei Menschen mit als auch ohne Migrationshintergrund.

---

15 Die Daten, auf die sich Kohls (2012) bezieht, stammen aus der Studie zum Pflege-
Weiterentwicklungsgesetz aus dem Jahr 2010. Im Gegensatz zu diesen Ergebnissen haben
Okken et al. (2008) festgestellt, dass der Anteil der Pflegebedürftigen mit Migrationshintergrund seltener bei der Pflegestufe III eingestuft wird als bei deutschen Pflegebedürftigen. Zu prüfen wäre an dieser Stelle, ob sich das Verhältnis von Pflegebedürftigen mit und
ohne Migrationshintergrund innerhalb von wenigen Jahren tatsächlich verändert hat oder
ob dieser Unterschied auf das unterschiedliche Studiendesign der Studien oder andere
Gründe zurückzuführen ist.

Menschen mit Migrationshintergrund sind jedoch mit einer dreifachen Fremdheit konfrontiert, wenn sie an Demenz erkranken: 1. dem Alter/Altern; 2. der Demenz und 3. der Migration (vgl. Dibelius/Uzarewicz 2006). Somit sind sie dreifach gefährdet, gesellschaftliche Exklusion zu erfahren. Dies kann dadurch verstärkt werden, dass die meisten Pflegebedürftigen in beispielsweise türkischen Familien zu Hause gepflegt werden (vgl. Okken et al. 2008) und somit Kontaktmöglichkeiten zu anderen Menschen in der Gesellschaft zusätzlich verringert sind.

Für die Sicherstellung und Weiterführung der Pflege im häuslichen Umfeld ist die Unterstützung von Angehörigen von großer Bedeutung. Speziell auf diese Angehörigengruppe ausgerichtete Unterstützungskonzepte sind daher notwendig. Im Folgenden werden relevante Aspekt der gesundheitlichen Versorgung demenzerkrankter Menschen mit Migrationshintergrund, aber insbesondere auch die Situation der pflegenden Angehörigen erörtert. Zunächst werden die Handlungsfelder Diagnostik der Demenzerkrankung, Therapie und medizinische Versorgung demenzerkrankter Menschen mit Migrationshintergrund fokussiert. Anschließend werden die Pflegesituation und die Prävention von Sekundärerkrankungen pflegender Angehöriger mit Migrationshintergrund hinsichtlich der Pflege von demenzerkrankten Menschen diskutiert. Diese vier Handlungsfelder werden anhand des derzeitigen Forschungsstandes, der daraus hervorgehenden Herausforderungen und möglicher Handlungsansätze erörtert.

1. Diagnostik der Demenzerkrankung bei Menschen mit Migrationshintergrund

Forschungsstand

Die Diagnose der Demenz erfolgt über Selbst- und Fremdanamnesen, bei der die Angehörigen des/der Erkrankten befragt werden, körperliche Untersuchungen, Labordiagnostik, bildgebende Verfahren und neuropsychologische Untersuchungen zur Messung kognitiver Defizite. Der Einsatz von sprachorientierten Tests wie das MMST, DemTec, SIDAM u. a. sind bei Menschen mit Migrationshintergrund aufgrund häufig anzutreffender sprachlicher Barrieren, niedrigem Bildungsniveau und kultureller Unterschiede oft nicht möglich (vgl. Kessler/Kalbe 2010). Bei Einsatz dieser Tests kann es auch zu falschen positiven bzw. ungültigen Ergebnissen kommen, wodurch Menschen noch vorhandene kognitive Kompetenzen per Testergebnis abgeschrieben werden.

Als alternatives Diagnoseinstrument wird derzeit ein nonverbales, kulturneutrales Screeningverfahren zur Erfassung kognitiver Beeinträchtigungen entwickelt, welches TRAKULA (Transkulturelles Assessment mentaler Leistungen) genannt wird. Eine Kurzform dieses Screeninginstruments wurde bereits unter dem Namen EASY (Nonverbales, kulturfaires Screeningverfahren zur Erfassung kognitiver Beeinträchtigungen) veröffentlicht und findet bei der Diagnose von Demenz bei Menschen mit Migrationshintergrund Anwendung (vgl. Kessler/Kalbe 2010).

Herausforderungen

Eine zentrale Herausforderung besteht darin, Hausärzt/innen und Fachärzt/innen der Psychiatrie dafür zu sensibilisieren, dass die Demenzdiagnose bei Menschen mit Migrationshintergrund eine andere Herangehensweise und speziell dafür entwickelte Instrumente benötigt. Auch sollte die Praxis so weit kultursensibel ausgerichtet sein, dass professionelle Übersetzer/innen für die Anamnese angefordert werden können. Familienmitglieder als Übersetzer/innen bei der Anamnese bergen das Risiko, dass während der Übersetzung Fehler des Angehörigen aus Scham „korrigiert" übersetzt werden und somit die Diagnose verfälscht wird.

Der Arzt oder die Ärztin tragen eine besondere Verantwortung, wenn sie der Familie des/der an Demenz Erkrankten oder dem Patienten, der Patientin selber mitteilen, dass eine Demenzerkrankung vorliegt, denn sie müssen die Erkrankten und die Angehörigen über die Krankheit und Möglichkeiten der Unterstützung bei der häuslichen Pflege bzw. alternativer Wohnformen et cetera aufklären. Ärzt/innen fungieren hier als Gatekeeper für die Inanspruchnahme pflegeunterstützender Leistungen; für diese Verantwortung müssen Ärzt/innen ebenfalls sensibilisiert werden.

Handlungsansätze

In erster Linie sollten Hausärzt/innen und Fachärzt/innen der Psychiatrie/ Neurologie im Rahmen einer ärztlichen Weiterbildung über die besondere Problematik der Krankheit Demenz bei Menschen mit Migrationshintergrund aufgeklärt werden und ggf. auf eine kultursensible Kommunikation und Möglichkeiten bei der Diagnosefindung hingewiesen werden. Ärzt/innen werden von Patient/innen mit Migrationshintergrund als Respektsperson angesehen. Wenn der Arzt, die Ärztin etwas empfiehlt, so ist die Wahrscheinlichkeit groß, dass der Patient, die Patientin das auch ausführt. Somit besteht im Rahmen des Diagnosegesprächs häufig die einzige Gelegenheit, die pflegenden Angehörigen zur Inanspruchnahme unterstützender Leistungen wie ambulante Pflege u. Ä. zu ermutigen. Ärzt/innen sollte ihre Rolle in diesem Setting bewusst gemacht werden. Eine Möglichkeit dafür wäre es, wenn ärztliche Verbände oder Kammern Ärzt/innen stärker in die Verantwortung ziehen würden, Patient/innen mit Migrationshintergrund für unterstützende Leistungen bei der häuslichen Pflege zu erreichen.

Empfehlenswert wäre, dass ärztliche Praxen Kontakt zu einem Netzwerk von geschulten Übersetzer/innen verfügen, die sie für Anamnesegespräche in Anspruch nehmen können. Die Anamnese sollte nach Möglichkeit in der Muttersprache des Erkrankten erfolgen oder unter Einsatz geschulter Dolmetscher. Wünschenswert wäre eine entspannte Interviewsituation, z. B. im häuslichen Umfeld, sofern das organisatorisch einzurichten ist.

2. Therapie und medizinische Versorgung

Forschungsstand

Angebote des medizinischen Versorgungssystems stehen grundsätzlich allen Bevölkerungsgruppen offen, sie werden aber nicht von allen Bevölkerungsgruppen gleichermaßen in Anspruch genommen. Insbesondere sozial benachteiligte Menschen, Menschen mit einem niedrigen Bildungsstand und niedrigen Einkommen, aber auch Menschen mit Migrationshintergrund haben einen schlechteren Zugang zu medizinischen Angeboten bzw. nehmen diese seltener in Anspruch (vgl. Razum et al. 2008). Insbesondere die Inanspruchnahme von Psychotherapie und ambulanter psychiatrischer Behandlung ist für Menschen mit Migrationshintergrund nicht selbstverständlich – obwohl Migrant/innen in allen Lebensphasen aufgrund einer Vielzahl von Stressoren, denen sie ausgesetzt sind, zur Hochrisikogruppe für die Entstehung psychischer Krankheiten gehören (vgl. Kimil/Salman 2006). Quantitative Untersuchungen zur Inanspruchnahme stationärer psychiatrischer

Einrichtungen zeigen auf, dass Menschen mit Migrationshintergrund in stationären psychiatrischen Einrichtungen in etwa entsprechend ihrem Anteil in der Gesamtbevölkerung vertreten sind. Überdurchschnittlich oft sind sie in der Abteilung für forensische Psychiatrie oder der Abteilung für Suchterkrankungen vertreten. Dies weist darauf hin, dass Menschen mit Migrationshintergrund das psychiatrische Hilfesystem erst spät in Anspruch nehmen, wozu auch die geringe Inanspruchnahme von Psychotherapie gehört, die im Rahmen dieser Studie ebenfalls verdeutlicht werden konnte (vgl. Koch et al. 2007). Erst wenn das Alltagsleben nicht mehr aufrechterhalten werden kann, erfolgt schlimmstenfalls eine Einweisung ins Krankenhaus, die ggf. vermieden werden könnte, wenn vorher schon ambulante psychiatrische Hilfe angenommen werden würde. Ein Grund dafür könnte sein, dass psychiatrische Erkrankungen und Inanspruchnahme entsprechender Angebote in einigen Kulturen und/oder gesellschaftlichen Schichten tabuisiert sind.

Auch für die Teilnahme an Selbsthilfegruppen als therapeutisches Instrument im weiteren Sinne ist die Zielgruppe der pflegenden Angehörigen mit Migrationshintergrund schwer zu gewinnen (vgl. Nickel et al. 2006; vgl. Kofahl 2007), da Barrieren für die Inanspruchnahme sozialer und gesundheitlicher Leistungen bei manchen sozial benachteiligten Bevölkerungsgruppen grundsätzlich ausgeprägter sind. Zudem ist das Konzept der gesundheitlichen Selbsthilfe in vielen Kulturen nicht geläufig, der Austausch über Gefühle oder Probleme innerhalb einer Gruppe häufig mit Scham besetzt oder es fehlen für den verbalen Austausch notwendige Sprachkenntnisse (vgl. Ebcinoglu 2003; vgl. Kofahl 2007). Menschen mit Migrationshintergrund sind Ünal zufolge auch skeptisch und wenig bereit sich zu öffnen, wenn keine Professionellen anwesend sind, die solch einen Austausch leiten oder als Ansprechpartner fungieren (vgl. Ünal 2003). Muttersprachliche Gruppen unter Anleitung senken Kofahl et al. zufolge „die Hemmschwellen und erleichtern das Wachstum der persönlichen Gesundheitskompetenz" (Kofahl et al. 2009, S. 61).

Die Autoritätsstellung des Arztes kann auch den Zugang zur Selbsthilfe bei Menschen mit Migrationshintergrund beeinflussen, so wie auch zur Therapie oder zu pflegeunterstützenden Leistungen, wie im vorherigen Punkt erläutert wurde.

Herausforderungen

Hinsichtlich der Therapie und der medizinischen Angebote für an Demenz Erkrankte und ihre Angehörigen bestehen Herausforderungen darin, die Tabuisierung der psychiatrischen Behandlung, Psychotherapie oder Selbsthilfe in der Bevölkerungsgruppe der Menschen mit Migrationshintergrund zu verringern. Menschen mit Migrationshintergrund, die an Demenz erkranken, und ihre Angehörigen sollten im Gesundheitssystem Angebote finden, die auf ihre Kultur und/oder Religion Rücksicht nehmen und sensibel mit individuellen Bedürfnissen umgehen. Um bedarfsgerechte Angebote zu entwickeln, müssen individuelle Bedürfnisse von Bevölkerungsgruppen und bereits bestehende bzw. fehlende Angebote analysiert werden.

Handlungsansätze

Auch bei diesem Punkt kommt der Öffentlichkeitsarbeit, wie eingangs festgestellt, eine besondere Bedeutung zu: Die Betroffenen und ihre Angehörigen müssen darüber aufgeklärt werden, dass es sich bei Demenz um eine psychiatrische Erkrankung handelt, die jeden Menschen betreffen kann, und dass es darauf abgestimmte Möglichkeiten der Therapie gibt, auch wenn die Krankheit an sich nicht heilbar ist. Auf diese Möglichkeiten sollten in erster Linie die entsprechenden Ärzt/innen, aber auch Pflegetrainer/innen bzw. Pflegepersonal aufmerksam machen und Wege der Unterstützung aufzeigen.

Ärzt/innen, Pflegetrainer/innen[16] und Pflegepersonal sollten über (möglicherweise bereits vorhandene) muttersprachliche und/oder kultursensible Therapie-, Praxis- und Selbsthilfeangebote informiert sein und diese Informationen an die Familien weitergeben, oder sie können beispielsweise gemeinsam mit ihnen dort anrufen, um einen Termin zu vereinbaren. Schon eine muttersprachliche Sprechstundenhilfe mindert die Hürden der Inanspruchnahme medizinischer oder therapeutischer Angebote enorm.

Des Weiteren sollte ein Siegel „Kultursensibles Krankenhaus" eingeführt werden – ähnlich der Initiative „Demenzfreundliches Krankenhaus", um eine stärkere Auseinandersetzung der Krankenhäuser mit dem Thema kultursensible Öffnung zu fördern.

---

16 Die besondere Rolle der Pflegetrainer/innen soll im folgenden Punkt „Pflege" differenzierter betrachtet werden.

3. Pflege

Forschungsstand

Die wichtigsten Fakten zur Pflegesituation von Menschen mit Migrationshintergrund wurden zu Beginn des Artikels bereits erläutert. Die wesentlichsten Punkte hierbei sind, dass die Pflege eines Angehörigen in vielen Kulturen als „Familiensache" verstanden wird (vgl. Raven/Huisman 2000), sodass die Pflege zum überwiegenden Teil von Familienmitgliedern zu Hause erfolgt (vgl. Okken et al. 2008) und nur selten ambulante pflegerische Hilfen in Anspruch genommen werden (vgl. BMG 2011).

Eine Besonderheit stellt das Ungleichgewicht durch die Vergeschlechtlichung der häuslichen Pflege dar: Ähnlich wie bei Menschen ohne Migrationshintergrund ist auch bei der familialen Pflege bei Menschen mit Migrationshintergrund die Hauptpflegeperson ein weibliches Familienmitglied. Der Anteil der weiblichen pflegenden Angehörigen bei Menschen ohne Migrationshintergrund beläuft sich auf 72 % (vgl. BMG 2011), belastbare quantitative Daten zum Anteil weiblicher pflegender Angehöriger mit Migrationshintergrund existieren bislang nicht. Ergebnisse einer qualitativen Studie zur pflegerischen Versorgungssituation türkeistämmiger Menschen mit Demenz verdeutlichen, dass weiblichen pflegenden Angehörigen – hierbei handelt es sich in der Regel um Ehepartnerinnen, Töchter oder Schwiegertöchter – sich oftmals nicht bewusst für ihre Rolle als Pflegende entscheiden, sondern die pflegerischen Aufgaben vorübergehend übernehmen, dieser Zustand aber dauerhaft bleibt. Sie „geraten" also in die Pflegerolle, ohne sich bewusst dafür entschieden oder eine Entscheidungsoption erhalten zu haben. Insbesondere Frauen, die aufgrund der Betreuung ihrer eigenen Kinder nicht berufstätig sind, wird die Pflegerolle automatisch zugeschrieben (vgl. Kücük 2013).

Tragen diese Hauptpflegepersonen die Verantwortung für die häusliche Pflege allein und nehmen keine Unterstützung von Außenstehenden in Anspruch, kann das zu starken Belastungen der Person und auch der Familie führen.

Begünstigend für die Inanspruchnahme unterstützender Leistungen bei der häuslichen Pflege können nutzerorientierte Angebote sein, die auf unterschiedliche kulturelle Bedürfnisse ausgerichtete Hilfen anbieten. Es existieren bereits in vielen Städten kulturspezifische und kultursensible Pflegedienste, die aus einem bestimmten Kulturkreis stammende Pflegebedürftige ansprechen. Kulturspezifische oder kultursensible stationäre Einrichtungen, Tagespflegeeinrichtungen oder alternative Wohnformen existieren deutschlandweit jedoch nur sehr wenige. Drei dieser Einrichtungen sollen an dieser Stelle als Best-Practice-Beispiele vorgestellt werden:

„Aliacare" steht für betreute Wohngemeinschaften für pflegebedürftige Menschen und Menschen mit Demenzerkrankungen und betreut derzeit 40 meist türkeistämmige Bewohner/innen in fünf Wohngemeinschaften mit jeweils sieben bis neun Bewohner/innen. Die Wohngemeinschaften befinden sich in drei Berliner Bezirken, in denen viele türkeistämmige Menschen wohnen, sodass die Bewohner/innen durch den Umzug in die Wohngemeinschaft ihr gewohntes Wohnumfeld, ihre sozialen Kontakte und die Nähe zu ihren Familien nicht verlieren. Die Bewohner/innen werden rund um die Uhr von zumeist türkischsprachigen Pflegepersonen gepflegt, es werden gemeinsam kulturspezifische Gerichte gekocht und auch die Essenszeiten sind bedarfsorientiert und flexibel, beispielsweise ist ein Mittagessen um zwölf Uhr in der Türkei eher unüblich, es wird in der Regel etwas später zu Mittag gegessen. Besonders hervorzuheben ist in dieser Einrichtung, dass gemeinsam mit den Bewohner/innen und Pflegepersonen auch Reisen in die „Heimat" organisiert werden, an denen die Pflegebedürftigen, deren Demenzerkrankung dies noch zulässt, teilnehmen können.

Die alternative Wohnform „Veringeck" in Hamburg ist ein Wohnhaus, in dessen ersten beiden Stockwerken 18 kleine, geförderte Wohnungen mit Versorgungssicherheit an ein interkulturelles Klientel vermietet werden und im dritten Geschoss eine Wohn-Pflege-Gemeinschaft für türkeistämmige Menschen mit Demenz betrieben wird. Im Erdgeschoss befindet sich eine kultursensible Tagespflege, ein Hamam (türkisches Badehaus) und ein Café sowie ein Gemeinschaftsraum. Die Tagespflege wird betrieben von einem kultursensiblen Pflegedienst, der auch als Pflegedienst in der Wohn-Pflege-Gemeinschaft tätig ist. Die Pflegeleistungen können auch von den BewohnerInnen der Wohnungen in Anspruch genommen werden.

Die Seniorentagespflege „Haus Mevlana" in Gladbeck ist eine kultursensible Einrichtung, in der an zwei Tagen in der Woche pflegebedürftige Menschen tagsüber gepflegt werden, die vorwiegend einen türkischen Migrationshintergrund haben. Die Einrichtung bietet an diesen Tagen türkische

Speisen und Bewegungsförderung bzw. Gesprächskreise in türkischer Sprache an. Auch an den anderen Tagen der Woche wird bei der Zubereitung von Speisen besonders Wert auf den Verzicht von Schweinefleisch gelegt.

Herausforderungen

Die häusliche Pflege von demenzerkrankten Menschen mit Migrationshintergrund stellt eine in den kommenden Jahren wachsende Herausforderung dar, da auch die Zahl der Pflegebedürftigen mit Migrationshintergrund und einer Demenzerkrankung weiter steigen wird. Es müssen Möglichkeiten gefunden werden, diese Zielgruppe zu erreichen und von der Inanspruchnahme unterstützender Angebote und Leistungen bei der Pflege zu überzeugen, damit die häusliche Pflege sichergestellt und so lange wie möglich fortgeführt werden kann, so wie es in den Familien mit Migrationshintergrund oft erwünscht ist. Zum einen gilt es, die Betroffenen dafür zu sensibilisieren, auf ihre Gesundheit zu achten, um nicht selber unter der Last der Pflegebelastung zu erkranken, zum anderen sind Pflegeorganisationen gefordert, sich auf ein kulturell heterogenes Klientel einzustellen und nutzerorientierte Angebote hinsichtlich ambulanter und stationärer Pflege und alternativen Wohnformen zu schaffen, die auch den Bedürfnissen von Menschen unterschiedlicher kultureller Abstammung angemessen sind und angenommen werden.

Handlungsansätze

Um die Pflegesituation von demenzerkrankten Menschen mit Migrationshintergrund zu verbessern gilt es

- das Angebot kultursensibler, ambulanter Pflegedienste weiterzuentwickeln,
- bereits bestehende ambulante, teilstationäre und stationäre Pflegeeinrichtungen durch Weiterbildung zum Thema „Kultursensible Pflege" für das Thema zu sensibilisieren und ggf. Teile der Einrichtung entsprechend zu gestalten, z. B. einzelne Stationen im Pflegeheim kulturspezifisch zu möblieren oder entsprechende Speisen anzubieten,
- ein möglichst heterogenes Pflegeteam aufzustellen, entsprechend auch Menschen mit Migrationshintergrund als Nachwuchsfachkräfte für die Pflege zu gewinnen und auszubilden,

- einen Schwerpunkt auf Angehörigenarbeit zu setzen, z. B. Hilfe zur Selbsthilfe, Beratung in der Muttersprache, kultursensible Pflegekurse oder -trainings anzubieten,
- aufsuchende Beratung und Pflegekurse anzubieten, da in vielen Kulturen die „Kommstruktur" nicht bekannt ist, d. h. Menschen eine Einrichtung oder Kurse nicht freiwillig und eigeninitiativ aufsuchen, weil sie dies nicht gewohnt sind – andererseits oft bereitwillig zu ihnen kommende Menschen gastfreundlich aufnehmen.

4. Prävention von Sekundärerkrankungen der pflegenden Angehörigen

Forschungsstand

Prävention ist hier nicht zu verstehen als die Prävention der Demenzerkrankung im engen Sinne, sondern die Prävention psychischer Belastungserkrankungen von pflegenden Angehörigen als Folge der häuslichen Pflege. Einer besonders starken Belastung sind pflegende Angehörige von Menschen mit Demenz ausgesetzt, die einen Migrationshintergrund haben. So konstatieren Piechotta und Matter, dass Pflegende, die unterstützende Leistungen oder Selbsthilfeangebote nicht in Anspruch nehmen, durch die chronische Überforderung zu „Co-Erkrankten" werden können (vgl. Piechotta/Matter 2008, S. 225). Aus einer qualitativen Studie, die insbesondere die Belastungswahrnehmung türkischer pflegender Angehöriger von Menschen mit Demenz fokussiert, geht hervor, dass pflegende Angehörige häufig unter Schuldgefühlen und der fehlenden Anerkennung von anderen Familienmitgliedern leiden. Auch werden empfundenes Mitleid mit dem/der erkrankten Angehörigen und Gefühle der Hilflosigkeit als besonders belastend empfunden. Aggressives selbst- oder fremdgefährdendes Verhalten des/der erkrankten Angehörigen werden als besonders schwere Bürde empfunden. Die fehlende Privatsphäre und die mit der Pflege von Angehörigen einhergehende soziale Isolation sind ebenfalls Faktoren, die das Belastungserleben prägen. Als hilfreich bei der Kompensation der Belastungen wird das Verfügen über Wissen über die Krankheit, Gespräche im Rahmen sozialer Kontakte, der religiöse Glaube und die innere und äußere Distanzierung sowie das Ausleben von Emotionen beschrieben (vgl. Kücük 2013).

Internationalen Veröffentlichungen zufolge werden Empfehlungen dahingehend ausgesprochen, dass kulturspezifische Interventionen[17] Angehörigen dabei helfen können, vorhandene Ressourcen zu aktivieren und den Stress zu verringern, dem sie durch die Pflege des Angehörigen ausgesetzt sind (vgl. Llanque et al. 2012). Montoro-Rodriguez et al. untersuchten spanische und lateinamerikanische pflegende Angehörige von Menschen mit Demenz dahingehend, welche Auswirkungen der Migrationshintergrund auf Coping-Strategien und die Selbstwirksamkeit haben kann. Aus den Ergebnissen der Studie wurde gefolgert, dass kulturvermittelte Werte ausschlaggebend für das Auftreten psychischer Erkrankung der Pflegenden sein können. Dabei spielen den Autoren zufolge nicht ausschließlich strukturell ungleiche Bedingungen der Pflegenden aufgrund ihrer ethnischen Zugehörigkeit eine Rolle, sondern auch die kulturell geprägte Einschätzung der eigenen Fähigkeiten zur Bewältigung pflegespezifischer Anforderungen (vgl. Montoro-Rodriguez et al. 2009).

Herausforderungen

Die zentralen Herausforderungen, die sich hinsichtlich der Prävention von Sekundärerkrankungen bei pflegenden Angehörigen von Menschen mit Demenz und Migrationshintergrund ergeben, sind, dass pflegende Angehörige über vorhandene Unterstützungsangebote und die Krankheit selber informiert und Möglichkeiten geschaffen werden, die einen Austausch mit anderen Betroffenen ermöglichen. Die Inanspruchnahme pflegeunterstützender Leistungen muss erhöht und auch eine Stärkung der Selbstmanagement-Kompetenzen der pflegenden Angehörigen sollte erzielt werden.

Diese Herausforderungen besitzen auch für pflegende Angehörige ohne Migrationshintergrund Gültigkeit, denn auch in dieser Bevölkerungsgruppe nehmen nicht alle zu Hause gepflegten Pflegebedürftigen unterstützende, pflegerische Leistungen oder Selbsthilfeangebote in Anspruch. Die Tatsache aber, dass Menschen mit Migrationshintergrund nahezu keine unterstützenden Leistungen in Anspruch nehmen und dass das Thema Pflegebedürftigkeit oder „psychische Erkrankung" in einigen Kulturen stärker tabuisiert ist als in anderen, verschärft die Notwendigkeit angemessener Angebote für Menschen mit Migrationshintergrund.

---

17 Im Original: „cultural specific interventions" (vgl. Llanque 2012 S. 31).

Handlungsansätze

Öffentlichkeitsarbeit ist bei der Prävention von Sekundärerkrankungen pflegender Angehöriger mit Migrationshintergrund ein zentraler Aspekt, da durch Vermittlung von Sachinformationen, muttersprachliche Vorträge/Flyer oder aber niedrigschwellige Vorträge zu Demenz und zur Pflegeversicherung ein Bewusstsein für die Krankheit geschaffen, aber auch Ängste gegenüber deutschen Institutionen abgebaut werden können. Gleichzeitig kann auch vermittelt werden, dass die Pflege eines Angehörigen mit Schwierigkeiten einhergehen kann, dass es aber auch Möglichkeiten gibt, sich Unterstützung zu holen. Beispielsweise ist es bei türkischsprachigen oder russischsprachigen pflegenden Angehörigen auch möglich, einen Film zum Thema Demenz (z. B. „Kalp unutmaz – Das Herz vergisst nicht" oder „Uns bleibt die Liebe" Нам остается любовь) in der entsprechenden Muttersprache zu zeigen mit einem anschließenden Diskussionskreis, bei dem sich die pflegenden Angehörigen über den Film, aber auch die eigene Situation austauschen können.

Da Pflegepersonen mit Migrationshintergrund für Selbsthilfeangebote oder Öffentlichkeitsveranstaltungen tendenziell eher schwer zu erreichen sind, wird empfohlen, den Zugang über Schlüsselpersonen zu gestalten. Hierzu sollten möglichst verschiedene Kooperationspartner aus religiösen, politischen oder anderen Gruppen als Multiplikatoren gewonnen werden. Hilfreich sind grundsätzlich auch Beratungen in unterschiedlichen Sprachen, aber auch der Aufbau eines internationalen Helfer/innenkreises, der bei Bedarf aktiviert werden kann.

Eine geeignete, individuell gestaltbare und niederschwellige Unterstützungsmöglichkeit für pflegende Angehörige mit Migrationshintergrund ist der Einsatz von Pflegetrainer/innen und Pflegeanleiter/innen. Im Projekt „Familiale Pflege unter den Bedingungen der G-DRGs" werden auch Pflegetrainer/innen mit Migrationshintergrund in wissenschaftlichen Weiterbildungsmaßnahmen fortgebildet. Um auf die Arbeit in Familien auch in Hinblick auf unterschiedliche kulturelle Hintergründe vorzubereiten, werden die Pflegetrainer/innen auch für kultursensible Pflegekontexte geschult. Im Rahmen dieser wissenschaftlich fundierten Weiterbildung bearbeiten die Pflegetrainer/innen eigenständig problemrelevante Situationen bei der Pflegeanleitung in Familien unterschiedlicher kultureller Herkunft und entwickeln mögliche Leitfäden zur kultursensiblen Problemlösung. Ansatzpunkt ist hier, dass Pflegetrainer/innen mit und ohne Migrationshintergrund dahingehend sensibilisiert werden, dass sie anderen kulturellen Gewohnheiten gegenüber offen, positiv interessiert und kompetent entgegentreten können, um ein gemeinsames Arbeitsbündnis mit den Familien aufzubauen.

Fazit

Der Beitrag verdeutlicht die besonderen Herausforderungen bei der medizinischen Versorgung und Pflege von Pflegebedürftigen mit Migrationshintergrund, welchen man insbesondere bei der Versorgung von demenzkranken Menschen begegnet. Eines haben alle Handlungsempfehlungen gemeinsam: Die Nutzerorientierung sowie der individuelle Zuschnitt der entsprechenden Angebote sollte im Vordergrund stehen, d. h., Angebote sollten so gestaltet oder umgestaltet werden, dass sie auch für die sehr heterogene Gruppe der Menschen mit Migrationshintergrund angenommen werden können. Hierbei ist es hilfreich, die von der Wissenschaft untersuchten Bedürfnisse bestimmter Bevölkerungsgruppen zu analysieren und zu kennen, jedoch ist bei der Anwendung dieses Wissens zu beachten, dass die Bedürfnisse der Menschen mit Migrationshintergrund ebenso heterogen sind wie die einzelnen Menschen selber und sich nicht in bestimmte kulturelle oder gar nationale Ursprünge subsumieren lassen. Diese Bedürfnisse gilt es beispielsweise in der individuellen Pflegesituation – kultursensibel handelnd – durch zugewandtes und interessiertes Fragen herauszufinden.

Worin dieser Beitrag limitiert war, ist ein systematischer Vergleich der Pflegesituation von Migrant/innen mit deutschen Pflegebedürftigen sowie das Herausarbeiten von konkreten Leitlinien zum Umgang mit unterschiedlichen Kulturen in der medizinischen oder pflegerischen Versorgung. Hierzu möchte ich auf die Veröffentlichung „Empfehlungen zum Umgang mit Interkulturalität in Einrichtungen des Gesundheitswesens" (2014), herausgegeben von der AG Interkulturalität in der medizinischen Praxis der Akademie für Ethik in der Medizin aufmerksam machen.

Literatur

Bundesministerium für Gesundheit (2011): Daten aus der Studie zum Pflege-Weiterentwicklungsgesetz. TNS Infratest Spezialforschung. (Stand 26.06.2013: https://www.bundesgesundheitsministerium.de/fileadmin/dateien/Publikationen/Pflege/Berichte/Abschlussbericht_zur_Studie_Wirkungen_des_Pflege-Weiterentwicklungsgesetzes.pdf).

Bödeker, W. und Barthelmes, I. (2011): iga.Report 22. Arbeitsbedingte Gesundheitsgefahren und Berufe mit hoher Krankheitslast in Deutschland. Synopse des wissenschaftlichen Kenntnisstandes und ergänzende Datenanalysen. Berlin: Initiative für Gesundheit und Arbeit (IGA).

Brzoska, P.; Razum, O. (2011): Migration und Pflege. In: Schaeffer, D.; Wingenfeld, K. (Hg.): Handbuch Pflegewissenschaft. Weinheim: Juventa. S. 429–445.

Dibelius, O.; Uzarewicz, C. (2006): Die Pflege von Menschen höherer Lebensalter. Stuttgart: Kohlhammer Verlag.

Ebcinoglu, N. (2003): Selbsthilfe braucht Unterstützung. In: Koskon NRW (Hg.): Im Blickpunkt: Selbsthilfe – Brücke zwischen Gesundheit und Migration? (Stand 14.7.2013: http://www.koskon.de/fileadmin/downloads/SH-und-Migration.pdf).

Kessler, J.; Kalbe, E. (2010): Die Sprachlosigkeit überwinden. In: pflegen: Demenz Heft 1, S. 30–33.

Kimil, A.; Salman, R. (2006): Sozialpsychiatrische Versorgungssituation von Migrantinnen und Migranten in der Region Hannover. Sozialpsychiatrische Schriften. Band 2. http://www.hannover.de/Media/01-DATA-Neu/Downloads/Region-Hannover/Soziales/Soz-psych-Schriften/Sozialpsychiatrische-Versorgungssituation-von-Migrantinnen-und-Migranten-in-der-Region-Hannover

Koch, E.; Hartkamp, N.; Siefen, R. G.; Schouler-Ocak, M. (2007): Patienten mit Migrationshintergrund in stationär-psychiatrischen Einrichtungen. In: Der Nervenarzt 2007.

Kofahl, C. (2007): Gesundheitliche Selbsthilfe bei Menschen mit Migrationshintergrund. In: Public Health Forum 15 (55).

Kofahl, C.; Hollmann, J.; Möller-Bock, B. (2009): Gesundheitsbezogene Selbsthilfe bei Menschen mit Migrationshintergrund. Chancen, Barrieren, Potenziale. Bundesgesundheitsblatt, Gesundheitsforschung, Gesundheitsschutz 52, S. 55–63.

Kofahl, C.; Nickel, S.; Werner, S.; Trojan, A. (2007): Schwer erreichbare Betroffene aktivieren. Ergebnisse aus einer Befragung von 95 Selbsthilfekontaktstellen und -unterstützungseinrichtungen. http://www.uke.de/extern/asp/betroffene_aktivieren.pdf (Stand 14.7.2013).

Kohls, M. (2012): Pflegebedürftigkeit und Nachfrage nach Pflegeleistungen von Migrantinnen und Migranten im demografischen Wandel. Bundesamt für Migration und Flüchtlinge.

Kücük, F. (2013): Die Situation pflegender Angehöriger von an Demenz erkrankten türkischen MigrantInnen in Berlin. In: Matter, C.; Piechotta-Henze, G. (Hg.): Doppelt verlassen? Menschen mit Migrationserfahrung und Demenz. Berlin: Schibri Verlag.

Llanque, S. M.; Enriquez, M. (2012): Interventions for Hispanic Caregivers of Patients with Dementia: A Review of the Literature. American Journal of Alzheimer's Disease and Other Dementias. 27, S. 23.

Mikrozensus 2009. https://www.destatis.de/DE/ZahlenFakten/GesellschaftStaat/Bevoelkerung/ZensusMikrozensus.html (Stand: 28.04.2013).

Montoro-Rodriguez, J.; Gallagher-Thompson, D. (2009): The Role of Resources and Appraisals in Predicting Burden among Latina and Non-Hispanic White Female Caregivers: a Test of an Expanded Socio-cultural Model of Stress and Coping. Aging & Mental Health. Sept. 13 (5), S. 648–658.

NAKOS 2007: Selbsthilfe bei Migrantinnen und Migranten fördern und unterstützen. NAKOS Konzepte und Praxis 2. Berlin. (Stand 14.7.2013: http://www.nakos.de/site/data/NAKOS/Infomaterial2012/2012_NAKOS_KP2_Migranten.pdf).

Nickel, S.; Werner, S.; Kofahl, Ch. (2006): Aktivierung zur Selbsthilfe – Chancen und Barrieren beim Zugang zu schwer erreichbaren Betroffenen. Bremerhaven: Wirtschaftsverlag NW.

Okken, P.-K.; Spallek, J.; Razum, O. (2008): Pflege türkischer Migranten. In: Bauer, U.; Büscher, A. (Hg.): Soziale Ungleichheit und Pflege. Beiträge sozialwissenschaftlich orientierter Pflegeforschung. Wiesbaden: VS Verlag, S. 369–422.

Peters, T.; Grützmann, T.; Bruchhausen, W.; Coors, M.; Jacobs, F.; Kaelin, L.; Knipper, M.; Kressing, F.; Neitzke, G. (2014): Grundsätze zum Umgang mit Interkulturalität in Einrichtungen des Gesundheitswesens. In: Zeitschrift für Ethik in der Medizin 26, S. 65–75.

Piechotta, G.; Matter, Ch. (2008): Die Lebenssituation demenziell erkrankter türkischer Migrant/-innen und ihrer Angehörigen. Zeitschrift für Gerontopsychologie und -psychiatrie Jg. 21; H 4, S. 221–230.

Raven, U.; Huismann, A. (2000): Zur Situation ausländischer Demenzkranker und deren Pflege durch Familienangehörige in der Bundesrepublik Deutschland. Pflege, Heft 3, Jg. 13.

Razum, O.; Zeeb, H.; Meesmann, U.; Schenk, Bredehorst, M.; Brzoska, P.; Dercks, T.; Glodny, S.: Menkhaus, B.; Salman, R.; Saß, A.; Ulrich, R. (2008): Migration und Gesundheit. Schwerpunktbericht der Gesundheitsberichterstattung des Bundes. Robert-Koch-Institut.

Ünal, A. (2003): Ein „anderes Gesundheitsverständnis". Struktur und Zusammensetzung der MigrantInnen. In: Koskon NRW (Hg.): Im Blickpunkt: Selbsthilfe – Brücke zwischen Gesundheit und Migration? (Stand 14.7.2013: http://www.koskon.de/fileadmin/downloads/SH-und-Migration.pdf).

17 Pflege als familiale Entwicklungsaufgabe

Katharina Gröning

Die häusliche Pflegesituation gilt wissenschaftlich und politisch als extrem belastet. Die Mehrheit der wissenschaftlichen Deutungen bezieht sich dabei darauf, dass der soziale Wandel, die gesellschaftliche Modernisierung und die Modernisierungsanforderungen die traditionalen Strukturen der Generationensolidarität zerstören und die Gesellschaft sich unweigerlich zu einer modernen individualisierten Wissensgesellschaft entwickelt. Anne Christin Kunstmann hat in ihrer 2010 erschienenen Dissertation die theoretischen Voraussetzungen dieser wissenschaftlichen Deutungen offengelegt und schlüssig dekonstruiert. In der Bielefelder Arbeitsgruppe, an der das Modellprogramm angesiedelt ist, gehört es zu den wissenschaftlichen Grundauffassungen, dass der Belastungsdiskurs und der Modernisierungsdiskurs die Debatte über die Zukunft der familialen Pflege viel zu lange einseitig bestimmt haben und alle empirischen Ergebnisse – dass nämlich die häusliche Pflege sich gegenüber den gesellschaftlichen Prognosen und theoretischen Deutungen als erstaunlich robust erwiesen hat – wissenschaftlich unberücksichtigt geblieben sind. Gleichzeitig existieren familienskeptische Bilder, die von Yvonne Schütze und Frieder Lang schon 1992 als „Believe in Pathology" beschrieben wurden.

Ebenso wie die Gerontologie sich Jahrzehnte vor allem mit der symbolischen und gesellschaftlichen Verjüngung des Alters befasst hat und dabei Hochaltrigkeit konsequent ignoriert hat (vgl. Baltes 2002), gehört es zur Eigentümlichkeit der soziologischen, sozialpolitischen, gerontologischen und teils auch gesundheitswissenschaftlichen Diskurse und zur Geschlechterforschung, die häusliche Pflege als Auslaufmodell etikettiert und diskreditiert zu haben. Die Ergebnisse haben mit Deduktionen, also Ableitungen, zu tun, die auf der Basis von meist soziologischen Makrotheorien der Modernisierung, Individualisierung, Globalisierung (vgl. Meyer 2006; vgl. Runde et al. 2009) entstanden sind, und wissenschaftlich annehmen, dass in modernen Gesellschaften Solidarität zerfällt.

In der Erziehungswissenschaft sind demgegenüber andere Makrotheorien bedeutend – anerkennungstheoretische Positionen, die die Gesellschaft als sittlichen Zusammenhang beschreiben, an der Bedeutung von Werten festhalten (vgl. Honneth 1994) und aufgrund ihres klassischen Gegenstandes, z. B. Kindheit und Bildung, eine Theoriebildung der Generativität und Interdependenz nicht (ganz) aufgegeben haben. Auch wenn einige Wissenschaften (zur Kritik vgl. Nittel 1993) es immer gerne gehabt hätten, wenn die Pädagogen nur das umsetzten, was die anderen Disziplinen grundlegend erforschen, so herrscht in der Erziehungswissenschaft doch eine andere Herangehensweise an soziale Probleme vor. Diese Andersartigkeit der Erziehungswissenschaft hat uns zu Beginn des Modellprogramms dazu gebracht, die Deutungen zu hinterfragen, nach denen es sich bei den Krisen der häuslichen Pflege um Modernisierungskrisen und Belastungskrisen handelt, dass also die Krise im Kern durch eine mangelnde Ablösung von den alten Eltern hervorgerufen wird und die Lösung des Pflegedilemmas in der Bereitstellung von Dienstleistungen und dem Konsum institutionalisierter Angebote gesucht wird. Die Konstruktion, dass vor allem die von der mächtigen Mutter nicht abgelöste Tochter gegen ihren Willen und ihr Autonomiebedürfnis die Pflege übernimmt, stellen wir genauso wie familientherapeutische Generalisierungen wie „Rollenumkehr" infrage (zur Kritik vgl. Gröning 2005, vgl. Kunstmann 2010).

Anstelle der „Rollenumkehr" nehmen wir an, dass es sich bei der Sorge um die alten Eltern um eine erwartbare Entwicklungsaufgabe im Lebenszyklus handelt, die von Erwachsenen gemeistert werden kann, insofern sie generativ denken und handeln können. Wir berufen uns auf Ansätze der modernen multilokalen Mehrgenerationsfamilie (vgl. Bertram 2000; 2009), der Familie als Herstellungsleistung (vgl. Jurczyk/Schier 2007) und der Bindungstheorie (vgl. Kunstmann 2010). Eine wichtige Bedeutung haben Erkenntnisse der Geschlechterforschung zur Reproduktionsarbeit (vgl. Dierks 2005; vgl. Hochschild 2002) und zur innerfamilialen Entwicklung von pflegenden Familien (vgl. Gröning/Radtke-Röwekamp 2007; vgl. Kunstmann 2010). Bildung sehen wir in diesem Zusammenhang als Ort der Vermittlung von Fähigkeiten und Reflexion (vgl. Gröning 2007) nicht nur als Anleitung und Schulung. Mit diesen Ansätzen, die wir in den wissenschaftlichen Weiterbildungen lehren und entwickeln, ist es den Pflegetrainer/innen gelungen, stabile Arbeitsbündnisse mit den Angehörigen zu schaffen und das Vertrauen der pflegenden Familien zu gewinnen.

Wir legen zugrunde, dass Familien, die mit der Pflege eines alten Menschen konfrontiert sind, nach erziehungswissenschaftlicher Lesart erfahrungsarm und ratbedürftig sind, unabhängig davon, welche konkrete Entscheidung sie hinsichtlich des Settings und des Versorgungsrahmens ihres pflegebedürftigen Angehörigen zu treffen haben (vgl. Sprey 1968). Bei der Konfrontation mit der Pflegebedürftigkeit in der Familie haben wir es mit einer besonderen Rat- und Bildungsbedürftigkeit zu tun, weil der Eintritt von Pflegebedürftigkeit selbst wie auch die Pflegeverantwortung für die beteiligten Personen ein kritisches Lebensereignis ist (vgl. Filipp 1981). Es stellt an die Familie hohe Anforderungen hinsichtlich Gerechtigkeit, Lernfähigkeit und Veränderungsbereitschaft. Die Betroffenen sprechen von einem ganz neuen Leben bzw. einem Verlust des alten Lebens. Die Entwicklungsaufgabe im Umgang mit der ersten Krise, dem Eintritt der Pflegebedürftigkeit, wäre demnach: „den neuen Lebensabschnitt anerkennen versus das alte Leben zurückwollen". Da die familiale Pflege in eine Struktur geschlechtlicher Arbeitsteilung eingebettet ist, lösen viele Familien diese Entwicklungsaufgabe mit Spaltung und Dualisierung und delegieren die Pflege an ein weibliches Familienmitglied oder immer öfter an eine osteuropäische Haushaltshilfe (vgl. Gröning 2009; vgl. Lutz 2009). Diese Ratbedüftigkeit trifft nun auf die genannten Dimensionen der gesellschaftlichen Marginalisierung der Pflege in der Familie und der liberalen oder traditionalen Deutung, dass es sich dabei nicht um Bindung, sondern um eine wahlfreie Entscheidung handelt oder um eine moralische Pflicht. Häusliche Pflege ist jedoch weder das eine noch das andere, weder heilige filiale Schuld noch Wahlfreiheit.

Pflegebedürftige wiederum müssen mit eigenen Krisen umgehen, die aus ihrem Krankheitsbild entstehen und mit den damit einhergehenden Einschränkungen zu tun haben. Neben der Bedeutung der Angst ist es vor allem die Scham, die für die Krise der Pflegebedürftigkeit eine Rolle spielt. Für die Pflegebedürftigen sind die Angehörigen unter Umständen ein Container, der Affekte und Gefühle auffangen soll, zumal dann, wenn sich die Familie zurückzieht und es zu einer Pflegedyade kommt. Langzeitpflegende beschreiben den Mangel an einem unterstützenden sozialen und familiären Umfeld als besonders kränkend. Angehörige sehen die mit der Pflegeverantwortung zusammenhängenden Anforderungen und Probleme in der Organisation des Pflegealltags, der Gestaltung der Kommunikation mit den pflegebedürftigen Menschen und der Integration in ihre alltägliche Normalität. Ein dramatischer Zuwachs an materieller und sozialer Hausarbeit kommt auf sie zu (vgl. Gröning/ Radtke-Röwekamp 2007).

Üblicherweise findet die Konfrontation mit der Entwicklungsaufgabe Pflege in den Einrichtungen des Gesundheitssystems und der Gesundheitsverwaltung (Pflegekasse) statt, die diagnostisches Wissen bereitstellt und einen Pflegefall institutionell hervorbringt. Doch wie die Entwicklungsaufgabe und der biografische Wendepunkt aber so bewältigt werden kann, dass daraus Handlungskompetenz und Herstellungsfähigkeit eines tragfähigen Pflegearrangements entstehen können, bleibt den Familien meist selbst überlassen. Institutionell wird die Pflege eines alten Menschen immer noch als ein aus Komponenten zusammengesetzter Prozess betrachtet, den man mit einzelnen sozialen Dienstleistungen beantworten kann. Rat ist in diesem Verständnis verbunden mit Services, weniger mit Vorstellungen von Wissensaneignung, Handlungskompetenz und Bewältigung einer Entwicklungsaufgabe. Die Folge ist, dass die Familien sich alleine gelassen fühlen, dass Pflege als angsterregende Krise wahrgenommen wird. Dabei kann es vorkommen, dass Schuld, Last, Retraditionalisierung, Entsolidarisierung und Vergeschlechtlichung zum heimlichen und gewaltfördernden Muster in den Familien werden und der Wunsch, das alte Leben zurückzuwollen, dominiert. Eine gewaltpräventive Arbeit im Kontext der familialen Pflege muss diesen Rahmen aufnehmen und reflektieren, dass ein beschleunigtes auf Regulierung ausgerichtetes Gesundheitswesen den Familien in einer Phase deutlicher Bildungs- und Ratbedürftigkeit nicht die angemessenen Lern- und Wissenshilfen zur Verfügung stellt und damit einen Notstand produziert. Dieser produzierte Notstand wird dann umgekehrt als Ausdruck der Inkompetenz und als Expertenstreit um die Familie und ihre Pflegekompetenz ausgetragen.

Mit Beginn unseres Projektes wurde uns sehr schnell klar, dass nicht Motivation, sondern Fähigkeit, Setting, mangelnde innerfamilliale Gerechtigkeit diesen Notstand auslösen, der in direktem Widerspruch zu den steigenden Anforderungen an die häusliche Pflege steht: Es ist vollständig verwunderlich, dass eine Entwicklungsaufgabe von so großem Umfang wie die Versorgung eines Menschen mit Demenz zum Beispiel so wenig durch Bildung flankiert, stattdessen vor allem auf Konsum durch Dienste und Produkte gesetzt wird. Die gesellschaftliche Fixierung, Entwicklungsaufgaben durch Konsum zu lösen, stellt einen erschwerenden und gewaltfördernden Faktor dar.

Zur Familiendynamik in den pflegenden Familien

Im Folgenden wird exemplarisch zunächst die Familiendynamik einer pflegenden Familie vorgestellt, die eine typische Fallstrukturgesetzlichkeit (vgl. Oevermann 2003) beschreibt. Grundlage ist ein Interview mit der ganzen Familie am Familientisch, an dem vier Erwachsene und drei Kinder zwischen 15–23 Jahren beteiligt waren.

Die Entwicklungsaufgabe bezieht sich im Interview zunächst auf die Spannung zwischen Normalismus (vgl. Link 2014) und Verstehen der demenziellen Veränderung und des Personseins der erkrankten Person. Individuelle Sorge, Normalisierung und „doing family" treffen sich als Spannung in der Familiendynamik bei der Pflege eines demenzkranken Menschen. Gesellschaftlich betrachtet hat die Familie eine soziale Position inne, die durch verschiedene Kapitalformen, Bildungskapital, ökonomisches Kapitel, soziales und symbolisches Kapital (vgl. Bourdieu 1997) entstanden ist. Jede psychische Krankheit bedroht genau wie Arbeitslosigkeit, Sucht und Kriminalität die Position der Familie im sozialen Raum, denn psychische Erkrankungen sind in Deutschland lange eugenisch codiert worden, das heißt als Erbminderwertigkeit einer Familie. Psychische Erkrankungen lösen deshalb starke Scham aus (vgl. Gröning 2014) und sie können die Familie „an die Grenze der Respektabilität drücken". Psychische Erkrankungen, die gesellschaftlich stark missbilligt werden, sind vor allem Suchterkrankungen, Wahnerkrankungen und wegen der Nähe zum Wahn auch die Demenz. „Normalisierende" Familien werden bei Diagnose einer psychischen Erkrankung danach trachten, den sozialen Status der Familie zu schützen und jene, die diesen Status (bei Bourdieu Kapital) bedrohen, zu isolieren. Dieser Schutz des Familienstatus und der Familienehre ist im Sinne der Soziologie des Erbes, so Bourdieu, eine Männersache (vgl. Bourdieu 1997b). Die Familie ist gebunden durch ein Netzwerk der Mitgliedschaft und Loyalitäten. Jeder, der dazugehört, verdient diese Loyalität in „guten und in schlechten Tagen". Die Demenz fordert nun diese Loyalität heraus und führt zu einem Prozess des

Abwägens zwischen der Logik des Kapitals der Familie und den damit verbundenen Prinzipien der Herstellung des Normalen und dem Prinzip der Loyalität. Gesellschaftlich ist die Seite des Normalismus, des Schutzes des Familienkapitals, des Erbes und der Ehre durch Institutionen gestärkt, die im Erkrankten eine Last sehen und Normalisierungs- und Ordnungsfunktionen innehaben. Demgegenüber steht das schwächere Loyalitätsprinzip des Sorgens, des Kümmerns und des Schutzes. Im Fall von Demenz heißt das, sich verstehend und haltend et cetera auf den Menschen mit Demenz einzulassen. Hierhin gehören die Anwendung der hermeneutischen Kompetenz für das lebensweltliche Verstehen, Zugang zur inneren Welt, Validation, Biografiearbeit, bindungsorientierte und interpretative Pflege.

Bei der Familie Z. wird die Aushandlung dieser Perspektive auf die Demenz zwischen Normalismus und Loyalität im folgenden Abschnitt deutlich und führt zur Bewältigung der Entwicklungsaufgabe der Sorge für die alten Eltern. Das Entdecken der Demenz wird als Phase der Irritation, Entfremdung und als Streit innerhalb der Familie erlebt. Das sonst so gewohnte „doing family", also die symbolische Herstellung von Familie gelingt nicht mehr. Die Ordnung der Dinge und die Welt, die die erkrankte Person umgibt, kommen ins Rutschen. Das Vergessen und die Fehlleistungen der erkrankten Person werden gleichzeitig als Veränderung der Ordnung und der Rollen in der Familie besprochen. Zuerst werden Fehlleistungen und Chaos nicht als Zeichen der Krankheit verstanden. Für angebranntes Essen oder verschwundene Löffel muss es Schuldige geben. Konflikte nehmen zu, allein dadurch, dass Gegenstände unauffindbar sind und über die Ursachen Spekulationen angestellt und Verdächtigungen ausgesprochen werden. Der Beginn der Demenz zeigt sich als Ende der gemeinsam geteilten „normalen" Welt der Familie. Eine neue, andere, fremde Welt, die Welt der imaginären, halluzinogenen, projektiven Dimension tritt in die familiale Lebenswelt ein und sorgt für Aufregung. Frau P. scheint vom realen Sinn auf den Möglichkeitssinn umzuschalten. Ihre Weltinterpretation rekonstruiert die Phänomene der Realität nach dem Möglichen. Möglich ist, dass Diebe ihr die Brille gestohlen haben, dass ihre Enkelin Henrike nachts in die Wohnung schleicht und die Enkelin Kati ihre Löffel mitnimmt. Dieser Möglichkeitssinn als Versuch, die Wirklichkeit festzuhalten, bedroht die Sinnstrukturen, die die Familienmitglieder teilen. Mit den zunehmenden Plausibilitätsproblemen zur Erklärung des Chaos beginnt die Familie, sich implizit über die Welt zu verständigen. So ändert sich die Rolle und Position von Frau P. Aus einer anerkannten Position der Seniorität, die die demenzkranke Person noch lange verteidigt, wird die neue Rolle der Patientin.

Die Familie muss nun allerdings entscheiden, wie sie mit der Krankheit umgehen will. Es beginnt eine Phase der Ambivalenz im Umgang mit Frau P. Diese hat eine Fassade des Normalen aufgebaut, hinter dieser Fassade will sie nicht als Mensch mit Demenz gesehen werden. Im Interview nennt die Familie dies „schlau". Frau P beginnt das Leben mit der Demenz als „doing normality". Jetzt geht es darum, was sie noch kann. Im Interview beschreibt die Familie eine Fülle von Szenen und Interaktionen, mit denen der Kampf um die Normalität und den Alltag von Frau P. weitergeführt wird.

„G.: also zu den Stimmungen, ja, finde ich auch, also das, was unsere Kinder so gut machen, die sind so gerade raus, die gehen rüber, ‚hallo Oma, hier ich hab dir was zu essen mitgebracht', und ja, die sind fröhlich und wenn Oma die Pelzmütze aufhat, dann sagt Jan, ‚ich bin ein Kavalier, komm ich nehme dir mal den Hut ab' (Lachen im Hintergrund), so ist das, das ist auch, finde ich, genau der richtige Umgang, denn was man nicht machen darf, man darf nicht diskutieren oder erklären. Also: ‚Wieso hast du bei dem Wetter eine Pelzmütze auf?' (Lachen im Hintergrund) Irgend so einen dummen Spruch, oder – ich hab ihr neulich haben wir es geschafft ihr die Füße zu waschen, da hab ich gesagt ‚tu mal den linken Fuß darauf, jetzt den rechten, ja und jetzt den in der Mitte noch' (lautes Lachen im Hintergrund), ‚ach so ein Quatsch, redest du wieder Quatsch mit mir – aber – dann ist eine gute Stimmung da und dann kann man auch was erreichen mit ihr.

H.: Also man darf auf keinen Fall argumentieren, das bringt überhaupt nichts.

G.: Nein, das ist die Hölle!

B.: Und sie belehren, das auch nicht.

E.: Oder wenn man ihr essen rüberbringt oder sowas, dann sage ich immer ‚du sollst doch auch mal verwöhnt werden!', ne, ‚du musst doch nicht jeden Tag selbst kochen!', dann sagt sie: ‚Oh ja, das finde ich auch!' (Lachen im Hintergrund)" (Familie Z, Zeile 716–736).

Die Familie unterstützt das „doing normality", in dem der Alltag so organisiert wird, dass die Person mit Demenz möglichst wenig von ihrer Hilfebedürftigkeit bemerkt. Da ist der Small Talk, das Einkaufen und das Körbchen, welches hingestellt wird, das Rundum-Organisieren, ohne in die Autonomie einzugreifen. Die Familie hilft bei der Herstellung von Normalität und stützt das Selbstbild, welches Frau P. sich aufgebaut hat.

„B.: Ja, wir haben gesagt, so lange es geht, soll sie zu Hause bleiben, das sagen die Ärzte ja auch, in der häuslichen Umgebung, denn wenn sie in ein Heim eingewiesen würde, das wäre ja wie im Krankenhaus, dann würde sie immer versuchen wegzulaufen. – Und würde dann auch entsprechend mit Medikamenten vollgepumpt, so wie es im Krankenhaus ja dann war.

K.: Aber wir haben schon hier zusammengesessen und haben überlegt, wie wollen wir das jetzt machen und – wann sollen wir sie holen, wann ist der früheste Zeitpunkt, was können wir überhaupt leisten. Also wie lange müssen wir sie möglichst hier fernhalten, damit wir das so altengerecht einrichten können, dass wir sie ruhigen Gewissens auch wieder da wohnen lassen können. – Und dann haben wir dann eben beschlossen, gut, das sollte dann also freitags stattfinden, dieser Auszug aus dem Krankenhaus wieder nach Hause und wir hatten wenig Zeit, um das eben so hier wieder für sie so herzurichten, dass wir das verantworten konnten. Und das war wirklich ein Zusammenspiel, /das war fantastisch((lachend))//- Ja? …

B.: Da waren alle eingespannt!

K.: Da waren wirklich ALLE eingespannt." (Familie Z, Zeile 301–317).

Die Familie beginnt ein Sorgenetzwerk aufzubauen, an welchem sich alle sieben Personen beteiligen. Die Pflege wird nach Absprache aufgeteilt, sodass immer jemand verfügbar und in der Nähe ist.

B.: Ja, ich komme ja dann auch von H., ich fahre hierher, je nachdem wie der Verkehr ist, ist man ja auch noch eine Zeit unterwegs. Es ist schon so, dass – und es ist so, ich bin auch Lehrerin, ich arbeite aber nur 15 Stunden, ja? Volle Stundenzahl das wäre mir auch zu viel. Es ist oft schon so, wenn ich dann hier wegfahre um halb sechs oder so, dann – habe ich auch keine Kraft mehr noch groß was zu unternehmen, ja? Ich habe auch noch einiges andere, zum Beispiel Sportgymnastik so, da gehe ich schon die ganze Zeit nicht mehr hin, ja? Weil mir das dann auch zu viel wird, ja?

I.: Und Urlaube?

B.: Ja, das teilen wir uns auf, die Sommerferien halbieren wir, sodass man wirklich, oder auch jetzt diese Brückentage, wir waren über Fronleichnam und *ihr wart über Himmelfahrt weg. Das muss sein, dass man dann auch mal wirklich mal so eine Zeit hat, dann ganz Abstand zu nehmen."* (Familie Z. Zeile 817–838).

B.: Also, eigentlich sprechen wir auch fast täglich drüber, ja? Oder ich komme dann schon mal rüber hier und spreche darüber, was gerade akut angefallen ist …

K.: Wir sprechen meistens am Wochenende ab, wie es in der nächsten Woche laufen soll. Dann gucken wir so, was liegt bei dem Einen, was liegt bei dem Anderen an an Terminen, wann können wir gar nicht und wann lässt sich das einrichten. Das haben wir also auch mit den Morgenstunden oft so lange Zeit so gemacht, ich hatte Mittwoch vormittags öfter mal frei und du hast freitags wenig Unterricht, das, dann haben wir das abgesprochen, bist du Mittwochmorgen verfügbar oder nicht. Wenn das ging, dann habe ich mich gekümmert und wenn ich was anderes vorhatte, dann ging es eben nicht. Dann ist dann eben die Kinderfrau gekommen. Freitags morgens ist es ja immer so, dass du vormittags, dass du dann kommst, nicht?" (Familie Z. Zeile 893–904).

Insgesamt gibt dies Interview einen Einblick in die Dynamik und Mikrostrukturen moderner familialer Wohlfahrtsproduktion. Im Zentrum steht ein ständiges Ausbalancieren zwischen Beobachtung und Normalismus auf der einen Seite und der Herstellung eines demenzgerechten Möglichkeitsrahmens auf der anderen Seite. Dieser besteht objektbeziehungstheoretisch in der Sorge, dem Takt, dem Verzicht auf Beschämung, dem in der Familie halten (holding), Containing durch Bestätigung der Person, nicht der Wirklichkeitsauffassung! Um die pflegebedürftige Person werden Schutzmäntel gesponnen, die die sichere Basis bilden. Da zwischen Welt und erkrankter Person ein Schutzraum/Filter geschaffen wird, baut sich gleichzeitig eine Spannung zu den anderen Aufgaben in der Familie auf, Rollenfunktionen, das „doing family" ändert sich und richtet sich auf eben diese Bereitstellung des Schutzraumes neu aus, sodass Freizeit zum seltenen Gut wird. Gleichzeitig zeigt das Interview, welche Bedeutung Pflegenetzwerke haben und ebenfalls wie moderne Solidarität im Alltag aussehen kann. Die Familie ist eine moderne Mehrgenerationsfamilie. Eltern und Kinder haben wie auch die Geschlechter ein partnerschaftliches Verhältnis, es wird viel verhandelt und abgesprochen. Moderne Subjektivität und Sorge scheinen sich nicht auszuschließen, sondern koexistieren zu können.

Literatur

Baltes, P. (2002): Stellungnahme für den Deutschen Bundestag: Ausschuss für Bildung, Forschung und Technologiefolgenabschätzung , 5. Juni 2002, Thema Altersforschung. Berlin: Max Planck-Instituts für Bildungsforschung. 10 Seiten.

Bertram, H. (2000): Die verborgenen familiären Beziehungen in Deutschland: die multilokale Mehrgenerationenfamilie. In Kohle, Martin/Szydlik, Michael (Hg.): Generationen in Familie und Gesellschaft. Opladen: Leske u. Budrich, S. 97–121.

Bertram, H. (2009): Zukunft der Familie. Von der neolokalen Gattenfamilie zur multilokalen Mehrgenerationenfamilie. In: Neue Praxis. Neue Familiarität als Herausforderung für die Jugendhilfe, Sonderheft 9, Neuwied, S. 15–30.

Bourdieu, P. (1997): Der Tote packt den Lebenden. Schriften zur Politik und Kultur 2. Hamburg: VSA.

Bourdieu, P. (1997b): Widersprüche des Erbes. In: Das Elend der Welt. Konstanz: University Press. S. 651 ff.

Dierks, M. (2005): Karriere! – Kinder?, Küche?: Zur Reproduktionsarbeit in Familien mit qualifizierten berufsorientierten Müttern. 1.Aufl. Wiesbaden: VS Verlag.

Erikson, E. H. (1982): Kindheit und Gesellschaft. 8. Aufl., Stuttgart: Klett-Cotta.

Filipp, S. H. (Hg.) (1981): Kritische Lebensereignisse. München: Urban & Schwarzenberg.

Gröning, K.; Radtke-Röwekamp, B. (2007): Theoretische Probleme, sozialpolitische Dilemmata und lebensweltliche Konflikte in der familialen Pflege. In: Zeitschrift für Frauenforschung und Geschlechterstudien, 25. Jg., Heft 1.

Gröning, K.: Interview Familie Z.

Gröning, K. (2004): Häusliche Pflege und therapeutischer Blick. In: Neue Praxis, Neuwied, 34. Jg., Heft 3, S. 292–303.

Gröning K. (2007): Berührbarkeit und Generationenbildung. Überlegungen zu einem Bildungsbegriff in Zeiten demografischer Veränderungen. In: Andresen, S.; Pinhard, I.; Weyers, S. (Hg.): Erziehung – Ethik – Erinnerung. Basel: Beltz-Verlag. S. 60–74.

Gröning, K. (2009): Generationenbeziehungen und Generationenfürsorge in modernen Zeiten In Jansen, M. J. (Hg.) (2009): Pflegende und sorgende Frauen und Männer. Polis 49: Analysen – Meinungen – Debatten. Hessische Landeszentrale für politische Bildung. S. 29–42.

Gröning, K. (2014): Entweihung und Scham. Frankfurt/M.: Mabuse Verlag.

Hochschild, A. (2002): Keine Zeit. Wenn die Firma zum Zuhause wird und zu Hause nur Arbeit wartet. Opladen: Leske & Budrich Verlag.

Honneth, A. (1994): Das Andere der Gerechtigkeit. Habermas und die ethische Herausforderung der Postmoderne. In: Deutsche Zeitschrift für Philosophie. Jg. 42, 1994, Heft 2, S. 195–220

Jurczyk, K.; Schier, M. (2007): Familie als Herstellungsleistung in Zeiten der Entgrenzung. (Stand 24.2.2015): http://www.bpb.de/apuz/30290/familie-als-herstellungsleistung-in-zeiten-der-entgrenzung?p=all.).

Kunstmann, A.-C. (2010): Familiale Verbundenheit und Gerechtigkeit: fehlende Perspektiven auf die Pflege von Angehörigen; eine Diskursanalyse. 1.Aufl. Wiesbaden: VS Verlag.

Link, J. (2014): Herausforderungen durch neue Normalitäten. In Forum Supervision online. Heft 44, November 2014, S. 5–13. (Stand 24.2.2015): http://fs.ub.uni-bielefeld.de/index.php/fs/issue/view/29/showToc.).

Lutz, H. (2009): Sprich nicht drüber, Fürsorgearbeit von Migrantinnen in deutschen Pflegehaushalten. In: Jansen, Mechthild (2009) (Hg): Pflegende und sorgende Frauen und Männer, Polis 49, Hessische Landeszentrale für politische Bildung, S. 59–74.

Meyer, M. (2006): Pflegende Angehörige in Deutschland. Überblick über den derzeitigen Stand und zukünftige Entwicklungen. Hamburg: Lit Verlag.

Nittel, D. (1993): Über das Spannungsverhältnis zwischen Altersbildung und Alternsforschung. In Archiv für Wissenschaft und Praxis der sozialen Arbeit 1.

Oevermann, K. (2003): Strukturprobleme supervisorischer Praxis, 2. Aufl. Frankfurt/M.: Humanities.

Runde, P.; Giese R.; Kaphengst, C.; Hess, J. (2009): AOK-Trendbericht Pflege II. Entwicklungen in der häuslichen Pflege seit Einführung der Pflegeversicherung. URL: (Stand 04.08.2010): http://www.wir-pflegen.net/wp-content/medien/AOK-TrendberichtPflege-II1.pdf).

Schütze Y.; Lang, F. (1992): Verantwortung für alte Eltern – eine neue Phase im Lebenslauf. In: Familie und Recht, 3. Jg. 6/92, S. 336–341.

Sprey, T. (1968): Beratung und Ratgeben in der Erziehung. Weinheim, Beltz-Verlag.

18 Studieren und Pflege – Wie der demografische Wandel die Hochschulen berührt

Carina Lagedroste und Yvette Yardley

Die Großeltern sind pflegebedürftig, die Eltern berufstätig und die Kinder gehen zur Schule oder zur Universität. Damit die häusliche Pflege gelingen kann, werden nicht selten die studierenden Kinder in die familiale Sorge und Pflegearbeit eingebunden. Sie unterstützen das familiale Netzwerk aus Solidarität, aus enger und generativer Verbundenheit. Offiziell werden sie jedoch nicht als eine Gruppe Pflegender im System anerkannt. Folglich sehen sich Studierende insbesondere vor dem Hintergrund ihres häuslichen Engagements mit unterschiedlichen Problemen konfrontiert. Fehlende Unterstützung, finanzielle Probleme, die häufige Unvereinbarkeit von Studium und Pflege sowie generelle Probleme im Absolvieren des Studiums erschweren die Pflegeübernahme. Bevor die Gruppe der pflegenden Studierenden, ihre Bedürfnisse, Probleme und Bedarfe näher betrachtet und nachfolgend anhand von Ergebnissen zweier explorativer Studien verdeutlicht werden, erfolgt zunächst ein Einblick in den demografischen Wandel und die sich verändernden Familienstrukturen.

Der demografische Wandel und veränderte Familienstrukturen

Der demografische Wandel ist ein Prozess, der sich auf die Menschen, das Leben, schlicht auf die gesamte Gesellschaft auswirkt. Aufgrund der längeren Lebenserwartungen wächst der gesellschaftliche Anteil älterer Menschen rapide an, gleichzeitig ist ein Rückgang der Geburten zu verzeichnen. Doch wie soll eine immer älter werdende Gesellschaft gestaltet werden? Wie kann das Altern und die Pflege dieser Menschen sichergestellt werden? Nicht ohne Grund wird der demografische Wandel als gesellschaftliche Herausforderung diskutiert.

Folglich betrifft diese Entwicklung jeden Einzelnen von uns. Leider wird dieses Faktum in öffentlichen Diskussionen häufig nur auf die Konsequenzen des momentanen und zukünftigen Fachkräftemangels, der Tatsache, dass die älteren Menschen die öffentlichen Kassen belasten (werden) sowie die Versorgung bei Hilfe- und Pflegebedarf als eine noch zu lösende Aufgabe reduziert (vgl. Kohli 2006). Dabei ist jede Familie mit der Veränderung der Gesellschaft und damit auch mit dem gestiegenen Hilfe- und Pflegebedarf im Alltag konfrontiert. Vor diesem Hintergrund ist es notwendig weitere Personenkreise in die Pflege einzubeziehen oder vorhandene zu stärken und zu unterstützen. Nur so kann die häusliche Pflege auch zukünftig sichergestellt werden.

Einhergehend mit dem demografischen Wandel verändert sich bereits seit den 1970er-Jahren die Familienstruktur hin zu den sogenannten „Bohnenstangenfamilien" mit wenigen Kindern, mehreren Generationen, den multilokalen Familien sowie den Patchwork-Familien. „Diese Veränderung der privaten Lebensformen und des generativen Verhaltens sind Ausdruck und Folge der rechtlichen und kulturellen Liberalisierung, des kontinuierlichen Wohlstandsanstiegs, des Ausbaus des Sozialstaates, der Bildungsexpansion und vor allem der sich wandelnden Lebensorientierung von Frauen." (Bäcker et al. 2008, S. 253)

Die wandelnden Familien- und Geschlechterrollen – sowie die Tatsache, dass Männer längst keine Alleinverdiener sind, werden zum Teil als konflikthaft für das Generationenverhältnis beschrieben, wodurch die familiäre Versorgung der hilfe- und pflegebedürftigen Menschen auch infrage stehen würde. Immerhin werden zwei Drittel der Menschen mit anerkannter Pflegestufe familiär versorgt. Dieses Faktum verweist auf die ungebrochene Solidarität und Unterstützungsbereitschaft der Familien und sollte eine gesellschaftliche Stärkung und Anerkennung erfahren (vgl. Statistisches Bundesamt 2013, S. 5).

Um das familiäre Netzwerk zu festigen ist eine generationenübergreifende Zusammenarbeit, Hilfe und Unterstützung unabdingbar. Die einzelnen Generationen können voneinander lernen, sie müssen zusammenhalten und zusammen agieren und können so auf Dauer voneinander profitieren (vgl. Peuckert 2008, S. 229 ff.). Die Enkel unterstützen ihre Eltern im Haushalt, damit diese wiederum in der Lage sind, den Großeltern zu helfen. Gleichzeitig können ältere Menschen die jungen Familien entlasten, indem sie auf die (Ur-)Enkel aufpassen oder diesen finanziell unter die Arme greifen. Die Jüngeren wiederum helfen den Älteren bei alltäglichen Besorgungen, im Haushalt oder beteiligen sich aktiv bei der Sorge- und Pflegearbeit. Diese „intergenerative Solidarfunktion" (Bäcker et al. 2008, S. 248) und die „psychische Regenerationsfunktion" (ebd.) sind neben weiteren Aufgaben der Familie nicht einfach nach außen übertragbar, sondern müssen von ihr geleistet werden (vgl. Peuckert 2008, S. 307 ff.).

Bei der Pflege eines Familienmitglieds wird in den meisten Fällen in einem Netzwerk gehandelt. Dies spiegelt sich auch in den Daten der Evaluation des Jahres 2013 des Modellprojektes familiale Pflege wider. Weniger als ein Drittel der Angehörigen pflegt ohne familiale Unterstützung, während die Mehrheit von mindestens einer Person unterstützt wird (vgl. Modellprojekt Familiale Pflege 2014). Gerade durch die Veränderungen in der Bevölkerung, wie den Geburtenrückgängen und den Mehrgenerationenfamilien mit einem Zuwachs an gemeinsamer Zeit, bekommen intergenerative Netzwerke zur Versorgung eines hilfebedürftigen Menschen mehr Gewicht. Leider wird in Diskussionen und Veröffentlichungen nur verallgemeinernd von den Angehörigen gesprochen, die die Pflegebedürftigen versorgen. Dabei lohnt ein genauerer Blick auf diese Gruppe der Angehörigen zu werfen und diese differenziert zu betrachten.

Die Gruppe der pflegenden Angehörigen

Die Gruppe der Angehörigen wird zum Teil als die mittlere Generation beschrieben, die manchmal schon oder noch eigene Kinder versorgen muss und im Erwerbsleben oder kurz vor bzw. kurz nach dem Renteneintrittsalter ist. Damit umfasst diese Beschreibung das biologische Alter von 18–65 Jahren.

Unter Berücksichtigung der Pflegestatistik wird deutlich, dass die Angehörigen zumeist weiblich sind. Im Projekt familiale Pflege haben laut Evaluationsbericht aus dem Jahr 2013 73,1 % Frauen an den Pflegetrainings und 80,3 % Frauen an den Kursen teilgenommen. Betrachtet man diese Altersgruppe genauer, so fällt auf, dass auch Studierende hierunter zählen. Immerhin sind 2,8 % (n=1.882) der Teilnehmer/innen in Pflegekursen 30 Jahre oder jünger (1,6 % davon sind sogar 25 oder jünger) und in den Pflegetrainings sind 1,1 % (n=2.269) der Teilnehmer/innen bis zu 30 Jahre (davon sind 0,6 % 25 oder jünger). Als eine spezifische Gruppe von erwachsenen Angehörigen werden Studierende als pflegende Angehörige erst langsam wahrgenommen.

Studierende als pflegende Angehörige

Laut der 20. Sozialerhebung des Deutschen Studentenwerks sind Frauen im Erststudium im Mittel 23,7 Jahre alt, während die Männer im Mittel 24,1 Jahre alt sind. Im postgradualen Studium sind die Frauen im Durchschnitt 30,4 Jahre, Männer hingegen 31,8 Jahre alt. Dabei geht die Altersspanne im Gesamten von 18–39 Jahren, wobei sich der Hauptbereich auf das Lebensalter von 19–35 Jahren verteilt (20. Sozialerhebung 2013, S. 69 ff.).

Im typischen Altersspektrum einer/s Studierende/n im Erststudium von 19–28 Jahren sind andere Menschen dieser Altersgruppe noch in Ausbildung oder schon im Berufsleben. Diese Berufstätigen werden bei einer familiären Pflege über das Arbeitnehmergesetz berücksichtigt. Die Gruppe der Studierenden dagegen als pflegende Angehörige werden bislang weder in den BAföG-Richtlinien noch länderübergreifend in den Studienordnungen berücksichtigt.

Diese Gruppe scheint ein neues Phänomen zu sein. Das derzeitige Wissen über die spezifischen Belange dieser Gruppe ist offenbar zu klein, um darauf reagieren zu können. Unklar ist die tatsächliche Größe des Anteils Studierender, die sich hauptverantwortlich oder als Teil eines Netzwerkes an der familiären Sorge- und Pflegearbeit beteiligen. Inwieweit sich die Lebenslage sowie der Lebenszusammenhang verändert und welchen Einfluss die (Mit-) Verantwortung auf die Entwicklungsaufgaben im jungen Erwachsenenalter nimmt, ist ebenfalls nicht bekannt. Ein Blick auf die Pflegestatistik macht weitere fehlende Differenzierungen deutlich.

Datenlage zu pflegenden Studierenden

Die Pflegestatistik macht zu den Pflegepersonen unter 45 Jahre keine differenzierten Angaben. Weder ist es so möglich, konkrete Hinweise auf pflegende Studierende zu erhalten, noch ist es möglich die Beteiligung von Kindern, Jugendlichen und jungen Erwachsenen an der häuslichen Pflege vor allem im Kontext von pflegerischen Netzwerken zu erheben.

Die 20. Sozialerhebung des Deutschen Studentenwerks ist eine repräsentative Untersuchung von Studierenden. Von 15.128 Befragten haben 9 % im Erststudium ihr Studium für mindestens ein Semester unterbrochen. Begründet wurde die Unterbrechung von 5 % jener Personen mit der Pflege eines

Angehörigen. Vergleicht man den Unterbrechungsgrund mit der Bildungsherkunft dieser Studierenden, so lassen sich Unterschiede erkennen. Mit niedriger Bildungsherkunft haben 9 % wegen der Pflege Angehöriger unterbrochen, bei mittlerer zu 6 %, bei gehobener und hoher Bildungsherkunft lediglich 4 % (20. Sozialerhebung 2013, S. 136 ff.). Inwiefern diese Differenz dem Bildungshintergrund und eventuell damit anderen familiären Werten oder damit einhergehenden Unterschieden z. B. der Finanzierung geschuldet ist, wäre zukünftig genauer zu erforschen und letztendlich bei einer besseren sozialrechtlichen Absicherung zu beachten. Im Vergleich hierzu beinhaltete die 19. Sozialerhebung des Deutschen Studentenwerkes keine konkrete Frage zur Pflege und Sorgearbeit, weist aber dennoch interessante Zahlen auf: 20 % der Studierenden gaben Beratungsbedarf an. Als Ursache wurden familiäre Gründe, aber nicht betreffend Schwangerschaft/Kindererziehung oder partnerschaftlicher Probleme benannt. Die Pflege von Angehörigen wird hier zwar nicht explizit als Ursache benannt, kann aber als ein auslösender Faktor vermutet werden.

Das Centrum für Hochschulentwicklung (CHE) hat in seinem Bericht „Familie im Profil. Vergleich der Familienorientierung ost- und westdeutscher Hochschulen" vom Mai 2010 ausgehend von der Pflegestatistik errechnet, dass im Mittel 1,26 % aller Deutschen[18] inklusive Studierende pflegen. Pflege wird hier als Versorgung eines pflegebedürftigen Familienangehörigen mit einer chronischen Krankheit oder einer Behinderung verstanden. Allerdings inkludieren diese Zahlen nicht die Fälle von Studierenden, die kurzfristig über ein Semester Angehörige pflegen. Entsprechend dürfte diese Zahl noch höher ausfallen. Weiter konnten keine genauen Zahlen für Studierende und Promovierende die Angehörige pflegen, ermittelt werden, da keine expliziten Zahlen im Rahmen der Hochschule erhoben werden, die es erlauben, valide Aussagen über Umfang und Anzahl pflegender Studierender zu treffen (vgl. Bihler et al. 2010).

Rechtliche Situation und familienfreundliche Hochschule

Neben einer schlechten und mangelhaften Datenlage zu pflegenden Studierenden ist auch die rechtliche Situation dieser Gruppe an den Hochschulen eher

---

18 Die Definition „Deutsch" ist nicht näher gekennzeichnet.

problematisch. Während für studierende Eltern(-teile) in den BAföG-Richtlinien Rücksicht genommen wird, sei die Pflege von Angehörigen nach § 15 BAföG kein hinreichender Grund für die Verlängerung der Förderungsdauer.

Die gesellschaftliche Ausblendung des pflegerischen Engagements von Studierenden hat zu einer strukturellen Nichtanerkennung dieser Lebenslage sowohl im sozialrechtlichen als auch im institutionellen Bereich geführt. Das Studentenwerk in Frankfurt geht sogar noch einen Schritt weiter und verweist explizit auf die Unmöglichkeit der Geltendmachung der Pflege hin. *„Beachten Sie bitte:* Die Pflege von Angehörigen wie z. B. des Ehepartners oder der Eltern rechtfertigt nicht die Verlängerung der Förderungszeit" (Studentenwerk Frankfurt am Main 2010). Zudem fehlen in der Regel gesetzliche Richtlinien zur Vereinbarkeit von Pflege und Studium.

Die Hochschulen haben als familienfreundliche Hochschule[19] dieses Thema für sich entdeckt und bieten viele verschiedene Lösungen zur besseren Vereinbarkeit an. Das Thema Sorge- und Pflegearbeit ist als wichtiges bzw. zukünftig zentrales Thema angekommen und bezieht sich in vielen Angeboten zunächst auf Beratungsleistungen der Hochschule. Leider beziehen sich die Zielgruppen eher auf die Angestellten der Hochschule als auf die Studierenden.[20]

Erste Daten aus explorativen Studien

Erste Erkenntnisse, dass auch Studierende als pflegende Angehörige eine wichtige Gruppe zur Sicherung des familiären Netzwerkes sind, wurden bereits 2010 im Rahmen einer explorativen Untersuchung generiert. Aus der Arbeitsgruppe 7 der Fakultät für Erziehungswissenschaft an der Universität Bielefeld sind zwei Studien hervorgegangenen, die sich genauer mit der Gruppe von pflegenden Studierenden beschäftigen.

Bei der ersten Studie handelt es sich um eine Bestandsanalyse, die von der Hans-Böckler-Stiftung (HBS 2010) als explorative Studie zur Übernahme

---

19 http://www.familienfreundliche-hochschule.org/home/(abgerufen 03.10.2014)
20 Beim Audit der familienfreundlichen Hochschule wird zum Teil zwischen Mitarbeitern und Studierenden je Fragen-/Aufgabenkatalog unterschieden unter Berücksichtigung der Hochschule mit betrieblichen Interessen. http://www.beruf-und-familie.de/index. php?c=22 (abgerufen 03.10.2014)

von Pflege und Sorgearbeit unter (Promotions-)Stipendiat/innen in Auftrag gegeben wurde. Insgesamt gab es in der Hans-Böckler-Studie eine Rücklaufquote von rund 32,44 % (bei 735 Befragten), wobei sich zusätzlich 61 Alt-Stipendiat/innen an der Umfrage beteiligten. Zum Zeitpunkt der Befragung pflegten von den Stipendiat/innen mit pflegenden Angehörigen rund 3 % aktiv. In der Summe waren das 69 Personen allein im Rahmen der HBS.

Die zweite Bestandsanalyse (2011) war eine Onlineumfrage von (Promotions-)Studierenden an der Universität Bielefeld. Bei einem Rücklauf von 537 ausgefüllten Fragebogen gaben 328 Personen an, pflegebedürftige Personen in ihrem Umfeld zu haben. Davon sind 292 Personen aktiv in die Pflege (101 Personen) bzw. das Pflegenetzwerk von Angehörigen (128 Personen) eingebunden. Allein diese Zahlen machen deutlich, dass pflegende Studierende bereits jetzt einen wichtigen Platz in der häuslichen Versorgung der älteren Generation eingenommen haben.

Ergänzend zu beiden Befragungen wurden je zehn Interviews mit in die Pflege eingebundenen Studierenden geführt und ausgewertet. Das gestaltförmige Erzählen der pflegenden Studierenden verwies sehr schnell auf tiefere Dimensionen ihrer Lebenssituation. Neben der sozialrechtlichen Stellung und den Belastungen durch die Vereinbarkeit von Studium und Pflege wurden vor allem Bindungen und Generativität, Entwicklungsaufgaben und insbesondere Wissen als Dimensionen der Interviews deutlich. Die generative Verbundenheit zeigt sich in der Phase der Abschiedlichkeit. Die finale Pflege (z. B. bei Eltern/Großeltern) wird als biografische Zäsur und einschneidendes Erlebnis erfahren. Die eigene Handlungsfähigkeit bleibt durch bewusste Reflexion der Situation, Begrenzung des Pflegearrangements sowie Strategien der Selbstsorge und des Durchhaltens bestehen. Insgesamt kann die Abschiedlichkeit und finale Pflege bei Großeltern/Eltern als eine neue Entwicklungsaufgabe gesehen werden, die so empirisch noch nicht beschrieben wurde. Wobei diese Entwicklung erst unter den Bedingungen des demografischen Wandels sichtbar wird und dadurch erst eine Großeltern-Enkel/innen-Beziehung ermöglicht (vgl. Kunstmann 2012).

Von finanziellen Schwierigkeiten wird eher sachlich berichtet, offensichtlich wird die Zeit des Studiums generell als eine Phase finanzieller Begrenzung betrachtet.

In der Folge sollen einige Ausschnitte aus den explorativ durchgeführten Interviews vorgestellt werden. Interviewte Personen, die ihren Anspruch auf BAföG verloren haben, sei es aufgrund verlängerter Studienzeit (vgl. F), weil es mit der Pflege nicht anders vereinbar war oder aufgrund eines Studienort-/Fachwechsels (vgl. C), um wieder näher zu Hause bei der zu pflegenden Person zu sein, mussten einen Nebenjob annehmen, wobei dies eher als notwendige Konsequenz und nicht als großes Übel verstanden wird. G hingegen bezeichnete vor allem die Studiengebühren als enorme Belastung. Zu denken gibt auch die Aussage von E: *„Und letztendlich sind wir leider in der Epoche angelangt, wo Zeit Geld ist, das merke ich auch. Wenn man sich überlegen muss [...] Kann ich mir die [Anm.: Pflege] leisten, oder würde ich nicht besser meine Zeit damit verbringen, Geld zu verdienen, weil ich das als Studentin eben auch muss"* (Kunstmann 2012, S. 18). *Bezogen auf ihre Situation als Pflegende ergänzt sie: „[...] also von meinem Standpunkt aus, würde ich sagen, ist es fast ein zweiter Minijob, der halt unentgeltlich ist, klar gibt man davon auch gerne freiwillig, aber es ist natürlich trotzdem so ein Interessenkonflikt, den man dann hat."* (Kunstmann 2012, S. 19).

An diesem Zitat wird deutlich, in welcher Zwickmühle sich Studierende befinden, weil die rechtlichen Rahmenbedingungen und Unterstützungsleistungen des BAföG-Amtes nicht an ihre spezifischen Bedürfnissen angepasst sind.

Mögliche Auswirkungen der Pflegeübernahme auf das Studium werden stets vor dem Hintergrund eigener Disziplin, Lernhaltung und Motivation reflektiert. Folglich wird nie allein die Pflege als Ursache für negative Auswirkungen auf das Studium gesehen. Trotz alledem ergeben sich in der Konsequenz Folgen aus der Pflegeübernahme: die pflegenden Studierenden haben weniger Zeit für die Gestaltung sozialer Kontakte (diese Entwicklung kann in eine soziale Isolation der pflegenden Studierenden münden), kaum Freizeit, die eigene Lebensgestaltung/-planung ist eingeschränkt bzw. verzögert sich, zudem ergeben sich auch psychische Belastungen wie Erschöpfung, Müdigkeit, Hektik, Konzentrationsschwierigkeiten und so weiter (vgl. Kunstmann 2012).

G beschreibt vor allem die Zeit in Krisensituationen als unvereinbar mit dem Studium: *„Und dann, während der Intensivpflege, da habe ich gar nichts mehr für die Uni gemacht. Da bin ich kurz hingefahren und dann wieder zurückgefahren. Aber da habe ich mich gar nicht mehr auf die einzelnen Ver-*

anstaltungen vorbereitet. Da habe ich wirklich dann zurückgesteckt." (Kunstmann 2012, S. 23). Bei I machen sich körperliche Belastungen in Form von Müdigkeit, Abgeschlagenheit und Hektik bemerkbar, da sie von der Krankheit der Mutter innerlich stark besetzt ist. Sie hat das Gefühl, immer *„auf Abruf"* zu sein (Kunstmann 2012, S. 39).

Folglich stellt die häufig notwendige Präsenz in der Hochschule eine große Belastung dar. Mangelnde pflegerische Kenntnisse und Unwissenheit können ebenfalls zu Pflegefehlern oder zu Überforderungssituationen führen. Werden Krankheitssymptome als solche nicht erkannt, können auch Verhaltensweisen der Hilfebedürftigen fehlinterpretiert werden (vgl. Kunstmann 2012).

In dem Interview schildert F Verhaltensweisen der Großmutter, die infolge fehlenden Wissens missverstanden werden: *„Was sie [Anm.: die Großmutter] aber völlig unberechenbar macht, und das macht die Sache nicht einfach. Also die kann von einem Moment auf den anderen komplett ausrasten, mich beleidigen, […] obwohl ich eigentlich keinen Anlass dazu gebe, denke ich, aber in ihrer Wahrnehmung wohl schon, meine Freundin und alles, ja, und meine Eltern, und das ist völlig, wirklich, das ist für mich als Laie völlig unvorhersehbar, passiert das dann, und dann geht es richtig rund. Also mit Beleidigungen, wirklich, also das wird richtig infantil, sie benutzt dann auch harte Schimpfwörter und so, prr, da ist man oft sprachlos, also ich bin sprachlos dabei."* (Kunstmann 2012, S. 50).

Insgesamt zeigen viele der Befragten eine reflektierte Haltung gegenüber ihrer eigenen Rolle und beschreiben die Pflegeübernahme als bewusste Entscheidung. Zudem berichten die befragten Studierenden immer auch von ihren Bewältigungsstrategien. Die Bewältigung von Krisen im Rahmen der Sorge und Pflegearbeit der Großeltern kann als eine neue Entwicklungsaufgabe von pflegenden Studierenden beschrieben werden. B verweist zum Beispiel auf die Wichtigkeit, stets eine notwendige Distanz zur Pflege und Sorgearbeit zu schaffen: *„Auf jeden Fall finde ich es dann immer schon sehr wichtig, dass man wirklich eine Form von Ablenkung, so ein anderes Leben noch daneben hat. Sich nur auf diese Pflegesache zu konzentrieren, das wäre, glaube ich, irgendwie dann gar nichts."* (Kunstmann 2012, S. 29).

Der Aufbau eines Pflegenetzwerkes und/oder Inanspruchnahme von externen Hilfen (professioneller Pflegedienst) tragen ebenso zur Entlastung und besseren Vereinbarkeit von Pflege und Studium bei.

Das Verhalten der Studierenden spiegelt einen konstruktiven und reflektierten Umgang mit der Situation und sich daraus ergebenden Einschränkungen (z. B. weniger Freizeit) wider. Darüber hinaus betonen die Studierenden die Sinnhaftigkeit ihrer Sorge, auch wenn die Zeit mit Krisen einhergeht. Moralische Motive für die Pflegeübernahme werden postkonventionell über Gerechtigkeit, Verantwortung, Verbundenheit, Solidarität und Liebe erklärt (vgl. Kunstmann 2012).

Für die Studierende A ist die Übernahme der Sorge für die Großmutter, bei gleichzeitiger Entlastung der Mutter und des Großvaters in der Pflege selbstverständlich: *„[…] ich mache das ja gerne für Opa, weil das ein netter Mann ist, und dann denke ich, ach, der hat es ja momentan auch echt nicht leicht […], es ist wichtig, wenn er weiterleben soll, will, […], dass er dann herauskommt, Menschen trifft." (Kunstmann 2012, S. 11). Ein paar Zeilen weiter verdeutlicht A ihre solidarische Haltung der Familie gegenüber und führt aus: „Also ich denke mal, das Wichtigste ist, dass es nicht alles auf einer Person hängen bleibt, und dass man das möglichst, wenn man die Möglichkeit hat, das aufteilt. Und dann denke, ach komm, wir sind eine große Familie, dann können wir das auch alle zusammen ganz gut stemmen, ohne dass jemand hinterher am Krückstock geht, weil er einer Person geholfen hat."* (Kunstmann 2012, S. 11).

Gleichzeitig ist eine postmoderne Einstellung zur Verantwortung und zum Caring erkennbar. Weiterhin verweisen moralische Motive wie Fairness, Verbundenheit und Verantwortung auf die Fähigkeit zur Generativität. Die Erfahrungen der pflegenden Studierenden sind als Generationenphänomen erwartbar, aber für die Lebensphase des jungen Erwachsenenalters untypisch. Entwicklungspsychologisch wurde die Fähigkeit zur Generativität bislang ausschließlich als Aufgabe des mittleren Erwachsenenalters beschrieben, entsprechend sehen sich pflegende Studierende mit Entwicklungsaufgaben konfrontiert, die gegenüber ihrer alterstypischen Entwicklung differieren (vgl. Kunstmann 2012).

Darüber hinaus entwickeln die Pflegenden im Rahmen der Pflegeübernahme neue Capabilitys, wie die Fähigkeit zur Sorge, als auch die Fähigkeit die moralische Schutzbedürftigkeit oder die eigene gesellschaftliche Stellung zu reflektieren. Gerade im Hinblick auf die demografische Entwicklung ist die Fähigkeit zur Sorge ein wichtiges kulturelles Gut, welches sozialrechtliche Unterstützung, aber auch moralische Stärkung bedarf.

Während der Pflege entstehen nicht nur Krisen. Wie bereits am Aspekt der Generativität deutlich wurde, lassen sich auch Veränderungen der Lebensentwürfe und Entwicklungsaufgaben ausmachen. Aus den Interviews konnte entnommen werden, dass die Lebenssituation der Pflegenden zu einer gewissen reflexiven Distanz zu den lebensweltlichen Erfahrungen anderer Studierenden führt, wenn diese Lebenswelten sich neben dem Studium vor allem auf Konsum, Freizeit und Befriedigung von eigenen Bedürfnissen beziehen. Folglich muss die Lebenslage der Studierenden vor dem Hintergrund der Sorge- und Pflegearbeit als soziales und psychisches Erwachsenwerden neu bewertet werden (vgl. Kunstmann 2012).

Infolge ihrer intensiven Erfahrungen schildert G eine gewisse Entfremdung vom Alltag der anderen Studierenden: *„Aber Du warst halt nie so immer ganz bei der Sache, als wenn Du so unbeschwert durchs Leben gehst und keine Sorgen hast oder so. Aber ich meine, man hat ja nie gar keine Sorgen, aber das sind dann halt die Sorgen, ‚was ziehe ich morgen zu meinem Date an' oder so, und ich habe dann halt die Sorge, so, ‚geht es Oma denn jetzt gut, was macht sie jetzt gerade so?', das hast Du immer so ein bisschen im Hinterkopf."* (Kunstmann 2012, S. 24).

Betrachtet man die Gender-Dimension in der Pflege, ist von einer deutlichen Vergeschlechtlichung auszugehen. Pflege wird als „Frauensache" konnotiert, von den Pflegenden überwiegend als Tatsache akzeptiert und kaum problematisiert. Dieser Bias hängt jedoch mit dem rein explorativen Vorgehen zusammen. Die künftig auszurichtende Forschung muss als geschlechterreflexive Forschung angelegt werden und ausreichend Männer sowie ihre sozialnormativen Einstellungen und Lebenspraxis berücksichtigen (vgl. Kunstmann 2012).

Problematisch ist, dass die Pflege- und Sorgearbeit häufig nicht mit den Anforderungen der Universitäten kompatibel sind, die zeitlichen Ressourcen knapp und somit auch die Zeit für Freunde begrenzt, teilweise sogar unvereinbar ist.

B nimmt eine Ignoranz und Indifferenz der Universität im Umgang mit pflegenden Studierenden wahr: *„[...] natürlich ist es schon auffällig, dass jetzt so ‚Familie/ Beruf' jetzt so ein Thema ist, was eigentlich andauernd thematisiert wird, und sich Unis damit brüsten, dass sie sich darum kümmern, aber darunter immer nur fällt, Familien und kleine Kinder zu unterstützen, aber* *dass Pflege eine Sache ist, die auf diesem Radarschirm irgendwie gar nicht oder kaum auftaucht, und das manchmal schon ärgerlich ist, weil ich ja kaum alleine damit stehe, dass es ja auch andere Leute betrifft.* " (Kunstmann 2012:84 f.). Die Studierende A führt hierzu aus: *„Ein Kind? Ja, das ist eine Selbstverständlichkeit so, aber zu sagen, ich muss jetzt nach Hause und auf Oma aufpassen, das ist irgendwie so, dass man ja auch im ersten Moment denkt, das ist ja gar nicht notwendig. So also, wenn sie noch das und das alles selber kann und keine offizielle Pflegestufe hat oder so, dann muss das ja alles nicht sein. Das muss ja erst mal irgendwie so ein bürokratischer Rahmen davorgeschaltet werden, mit so einem Zettel drauf, 'A' muss jetzt hier zehn Stunden die Woche dafür irgendwie da sein, und dann kannst du das vielleicht auch irgendwo geltend machen. Aber so lange alles inoffiziell ist, glaube ich, dass man dann auch nicht sagt, ja, ich konnte deswegen hier nicht sein."* (Kunstmann 2012, S. 84).

Ihre Situation ist auch im universitären Rahmen durch fehlende Anerkennung bzw. Wertschätzung geprägt. Kommiliton/innen zeigen Abwertung bis hin zu Ignoranz ihrer Situation, gleichzeitig ist dieses Verhältnis durch Leistungsdruck und Konkurrenz, aber wenig Solidarität geprägt. Ignoranz von Dozent/innen wird ebenfalls als kränkend erlebt. Zudem fehlt ein bürokratischer Rahmen für pflegende Studierende. Auch der Kontakt mit zuständigen Behörden (wie dem BAföG-Amt) wird als schwierig, abweisend und unangemessen beschrieben (vgl. Kunstmann 2012).

Fazit

Erst durch die Auswertung der qualitativen Interviews konnten grundlegende Veränderungen im Denken und Handeln, der Entwicklung, der Rollenübernahme und Bewältigungsstrategien von pflegenden Studierenden herausgestellt werden; Pflegende Studierende werden nicht nur mit strukturellen Hindernissen, sondern auch mit entwicklungspsychologischen und emotionalen Veränderungsprozessen konfrontiert. Hierbei werden die Konsequenzen aus der Pflegeübernahme stets vor dem Hintergrund eigener Disziplin, Lernhaltung und Motivation reflektiert und kaum als isolierte Belastungen gesehen. Die Studierenden spiegeln einen konstruktiven und reflektierten Umgang mit der Situation wider. Kritisch zu betrachten sind indes die eingeschränkten Möglichkeiten der pflegenden Studierenden soziale Kontakte oder die eigene Lebensplanung zu gestalten. Parallel hierzu kann aus den Interviews eine reflexive Distanz zu den lebensweltlichen Erfahrungen anderer Studierender entnommen werden, die auf der Pflegeübernahme ruht.

Vor dem Hintergrund des demografischen Wandels und dem Faktum, dass der Anteil älterer und damit pflegebedürftiger Menschen stetig zunehmen wird, ist es eine große gesellschaftliche Herausforderung, den Grundsatz der Pflegeversicherung „ambulant vor stationär" einzuhalten. Die Solidarität und Hilfsbereitschaft in den Familien ist trotz der Modernisierung und Individualisierung ungebrochen und sollte gesellschaftlich geschützt und unterstützt werden. Gerade weil bisher rund zwei Drittel aller Pflegebedürftigen in der Häuslichkeit versorgt werden, müssen Pflegende in ihrer Pflege- und Sorgearbeit stärker unterstützt werden, so auch pflegende Studierende. Diese Gruppe findet bislang keine Berücksichtigung in den sozialrechtlichen Regelungen und damit keine Unterstützung in der Vereinbarkeit von Pflegeengagement und Studium. Dabei sollte vor allem im Hinblick auf die gesellschaftliche Veränderung dem Hilfebedarf der wachsenden älteren Generation Rechnung getragen werden. Die pflegenden Studierenden sollten in der Debatte der Vereinbarkeit von Familienaufgaben und Studium genauso wahrgenommen werden wie die Studierenden mit Kindern.

Literatur

Bäcker, G.; Naegele, G.; Bispinck, R.; Hofemann, K.; Neubauer, J. (2008): Sozialpolitik und soziale Lage in Deutschland; Band 2: Gesundheit, Familie, Alter und Soziale Dienste. 4. überarbeitete Auflage, Wiesbaden: VS-Verlag.

Bihler, S. M. E; Langer, M. F.; Müller, U. (2010): Familie im Profil; Vergleich der Familienorientierung ost- und westdeutscher Hochschulen (Stand 28.01.2015: http://www.che.de/downloads/CHE_AP_133_Familie_im_Profil.pdf, 12.2010).

Bruland, D. (2011): „Studieren und häusliche Angehörigenpflege"; Laufzeit: 1. 8. 2010 bis 31. 12. 2010; Gefördert von der Hans-Böckler-Stiftung unveröffentlichter Bericht.

Bruland, D.; Blomenkamp, L.; Köhne, J.; Lietzau, Y. (2012): Pflege und Sorgearbeit von (Promotions-)Studierenden an der Universität Bielefeld, unveröffentlichter Forschungsbericht.

Bundesministerium für Bildung und Forschung (Hg.) (2010): Die wirtschaftliche und soziale Lage der Studierenden in Deutschland 2009. 19. Sozialerhebung des Deutschen Studentenwerks. www.sozialerhebung.de

Kohli, M. (2006): Alt – Jung. In: Lessenich, S.; Nullmeier, F. (Hg.): Deutschland – eine gespaltene Gesellschaft. Frankfurt a. M./New York: Campus, S. 115–135.

Kunstmann, A.-C. (2012): Qualitative Auswertung der Interviews mit pflegenden Studierenden. Unveröffentlichter Forschungsbericht.

Middendorff, E.; Apolinarski, B.; Poskowsky, J.; Kandulla, M.; Netz, N. (2013): Die wirtschaftliche und soziale Lage der Studierenden in Deutschland 2012. 20. Sozialerhebung des Deutschen Studentenwerks. www.sozialerhebung.de

Modellprojekt Familiale Pflege: Evaluationsbericht 2013 (Stand 28.01.2015: http://www.uni-bielefeld.de/erziehungswissenschaft/ag7/familiale_pflege/dokumente/Evaluationsbericht-2013.pdf).

Peuckert, R. (2008): Familienformen im sozialen Wandel. 7. überarbeitete Auflage. Wiesbaden: VS-Verlag.

Statistisches Bundesamt (2013): Pflegestatistik 2011. Pflege im Rahmen der Pflegeversicherung Deutschlandergebnisse. Wiesbaden: Statistisches Bundesamt.

Studentenwerk Frankfurt a. M.: Fragen und Antworten zum BaföG. Verfügbar unter: URL: http://www.studentenwerkfrankfurt.de/index.php?id=127, Stand 30.12.2010.

19 Psychiatrische Pflege an der Grenze? Herausforderungen an den Schnittstellen zwischen Somatik und Psychiatrie

Sonja Bergenthal und Heike Friesel-Wark

Problemaufriss

Der demografische Wandel macht auch vor den Toren der Psychiatrien keinen Halt und wird zukünftig ein institutionelles Umdenken im Hinblick auf die Überwindung des tradierten Dualismus von Körper und Seele zwingend erforderlich machen. Aktuelle Studien weisen auf einen deutlichen Zuwachs psychiatrischer Probleme bei älteren Menschen hin. Allen voran sind hier die Demenz, die Depression und die Sucht im Alter zu nennen. Im Zuge des demografischen Wandels wird davon ausgegangen, dass sich die Anzahl der Demenzkranken bis zum Jahr 2050 verdoppelt. Allein in Deutschland litten im Jahr 2012 1,4 Millionen Menschen an einer Demenz, in den nächsten Jahren wird dabei jährlich ein Anstieg von 40.000 Fällen zu verzeichnen sein (vgl. Statistisches Bundesamt 2003; 2009). Die Demenz steht zunehmend im öffentlichen Fokus und ihre mediale Präsenz ist in den letzten Jahren gestiegen. Sie ist die häufigste psychiatrische Erkrankung im Alter, gefolgt von der Depression. Bei der Depression fällt die Prävalenz, in Abhängigkeit vom Lebensumfeld, sehr unterschiedlich aus. Von den über 65-Jährigen, die zu Hause leben, weisen etwa 10 % eine behandlungsbedürftige Depression auf; von den in Altenheimen lebenden Menschen leiden bis zu 40 % an einer depressiven Symptomatik. Dabei kehrt sich im Alter auch die geschlechterspezifische Krankheitsverteilung um. Erkranken im mittleren Lebensalter mehr Frauen an einer Depression, so sind im höheren Alter eher Männer betroffen (vgl. Wolfersdorf et al. 2005). In Bezug auf die öffentliche Wahrnehmung von Depressionen kann zwar, durch die gestiegene Bereitschaft prominenter Persönlichkeiten über ihre depressive Symptomatik zu sprechen, von einer geschärften Sensibilisierung für die Problematik gesprochen werden, ob dies jedoch auch für die Altersdepression gilt, bleibt abzuwarten.

Im Fall der Sucht im Alter haben wir es mit einer Problematik zu tun, die sich im Wesentlichen im Verborgenen abspielt, man spricht auch von

der „stillen Sucht" und davon, dass alte Menschen mit einem problematischen oder abhängigen Substanzgebrauch „unsichtbar" sind (vgl. Wurst/
Kuhn 2014). Dem Themenfeld Sucht im Alter wurde lange Zeit in Klinik
und Forschung wenig Beachtung geschenkt, was nicht zuletzt auch auf den
dominanten Fokus der Patientenrehabilitation, im Sinne der Wiedererlan-
gung von Erwerbsfähigkeit, seitens der Kostenträger zurückzuführen ist.
Die Ergebnisse erster Studien zum problematischen Alkohol- und Ben-
zodiazepin-Konsum bei älteren Menschen zeigen eine hohe Relevanz der
Thematik auf. In Bezug auf die Prävalenz divergieren zwar die Ergebnisse
einzelner Studien voneinander, Konsens ist jedoch, dass das Thema, unabhängig von der tatsächlichen Höhe der absoluten Zahlen, eine hohe Brisanz hat bzw. erhebliche Probleme für die Einrichtungen nach sich zieht.
Als besonders denkwürdig stellen sich im Rahmen des EU-geförderten,
länderübergreifenden INTERREG-Projekts die in Teilbereichen bzw. im
Einzelfall erheblichen Abweichungen zwischen der Fremdeinschätzung
durch befragtes Fachpersonal (niedergelassene Hausärzte und Internisten,
Pflegedienstleiter in Seniorenwohnheimen sowie Stationsärzte und Sta-
tionspfleger in Kliniken) und den Selbstauskünften von Bewohnern und
Patienten, respektive die „objektiven" Ergebnisse der Auskunft durch Bio-
marker wie Laborwerte et cetera dar. Im Bereich der Seniorenwohnheime
sind die Abweichungen besonders signifikant. So geht die Pflege hier bei
60 % der exzessiv Alkohol konsumierenden Seniorenbewohner von einer
Abstinenz bzw. einem moderaten Konsum aus. Bei 68 % der Benzodia-
zepin-positiven Seniorenheimbewohner geht die Pflege davon aus, dass
keine Benzodiazepine verabreicht werden. Ein Drittel der Bewohner sehen
den Allgemeinmediziner 14-tägig. Rund 85 % der Bewohner haben keine
psychiatrische Versorgung (vgl. Kunz 2014). Die Frage stellt sich hier, wie
diese Abweichungen zu interpretieren sind. Neben einer zweifelsohne fehlenden Sensibilisierung sowie Rat- und Hilflosigkeit im Umgang mit der
Thematik, insbesondere auch vor dem Hintergrund von Personalknappheit
und Überlastung, dürfen auch der Aspekt der Bagatellisierung nach dem
Motto „Die haben doch sonst nichts mehr!" sowie Verschleierungsten-
denzen auf professioneller Seite nicht unerwähnt bleiben. Ruhig gestellte
Patienten und Bewohner stören weniger den institutionellen Ablauf bzw.
fordern (vermeintlich!) weniger Aufmerksamkeit.

Das Thema Sucht im Alter, das zeigen auch erste Ergebnisse des bundesweiten Forschungskonzepts SANOPSA („Sucht im Alter – Netz- und netzwerkbasierte Optimierung der ambulanten und stationären Pflege") bedarf unbedingt der Vernetzung von Suchthilfe und Pflege sowie der gemeinsamen Erprobung von Handlungskonzepten, die dem Pflegepersonal, aber vor allem auch den älteren Menschen mit Substanzstörungen, zugutekommen (vgl. Isfort et al. 2015). Darüber hinaus, und diesen Aspekt vermisst man bei der Interpretation der Studienergebnisse leider, sollte noch vor der Entwicklung von Handlungskonzepten, in einem ersten Schritt der Pflege die Möglichkeit zur Reflexion im Umgang mit der Thematik gegeben werden.

Der Anstieg gerontopsychiatrischer Patienten mit altersbedingten körperlichen Einschränkungen und pflegebedürftigen somatischen Erkrankungen stellt die klinischen Versorgungssysteme vor erhebliche Herausforderungen. Somatik und Psychiatrie sind an dieser Stelle gefordert, die „Schere im Kopf" bzw. den über Jahrhunderte bestehenden Dualismus von Soma und Psyche neu zu überdenken und kritisch zu hinterfragen. Beide Institutionen sind hier gleichermaßen gefragt, ihr bisheriges Selbstverständnis im Hinblick auf die Zuständigkeiten zu durchdenken und einen Prozess einzuleiten, der auf einen Zusammenschluss von Expertise und Fachwissen im Sinne der bestmöglichen Patientenversorgung gerichtet ist. Allen disziplinären Hierarchien zum Trotz finden sich hier bereits Vorreiter in der Praxis, so z. B. in Form regionaler Vernetzungen zwischen psychiatrischem und somatischem Pflegepersonal zum Thema Demenz.

Mit Blick auf das Thema dieses Artikels soll im Folgenden auf die Bedeutung der geschilderten Problematik für die Institution Psychiatrie eingegangen werden. Perspektiven und Möglichkeiten, die sich angesichts der Implementierung des Modellprogramms familiale Pflege in den Psychiatrien ergeben, werden diskutiert. In einem zweiten Schritt soll die Situation von Angehörigen in den Blick genommen werden.

Die Situation der Psychiatrien im Blick

Angesichts der besorgniserregenden, unzureichenden Versorgung von demenzerkrankten Patienten in somatischen Akutkrankenhäusern (vgl. Teil 2 „Geriatrie und Demenz im Krankenhaus" in diesem Band) kommt den Psychiatrien in Zukunft eine immer stärkere Bedeutung im Umgang mit Patientengruppen zu, die aufgrund ihrer psychischen Verfassung ein Störfaktor für die regelhaften, funktionalen Abläufe somatischer Krankenhäuser darstellen. Pointiert formuliert: Psychisch auffällige Patient/innen mit einer somatischen Nebendiagnose werden in psychiatrische Kliniken „verschoben". Um dann wiederum, aufgrund der somatischen Nebendiagnose, nach kurzem Aufenthalt in der Psychiatrie, in die Somatik zurückverlegt zu werden. Dieser Verdeckungszusammenhang stellt längst eine Realität im Alltag psychiatrischer Kliniken dar und wird mehrheitlich im Rahmen des Modellprogramms von Pflegedirektionen und Pflegetrainer/innen kritisch benannt. Die Einführung von Fallpauschalen in psychiatrischen Kliniken (Stichwort Psychiatrie-Entgelt) legt die Befürchtung nahe, dass in naher Zukunft das „Hin- und Hergeschiebe" dieser Patientengruppe bereits nach deutlich kürzerem psychiatrischem Aufenthalt erfolgen wird, als dies aktuell der Fall ist. Kürzere Liegedauer und Rückverlegungen, die dem Gebot der Ökonomie folgen, produzieren regelrechte „Krankenhauskarrieren", ohne dass sich jemand im System wirklich zuständig fühlt und eine Versorgungs- und Betreuungskontinuität gewährleistet, geschweige denn aufrechterhalten wird, der die Patienten und ihre pflegenden Angehörigen jedoch dringend bedürfen. Die Konsequenzen für die stationäre psychiatrische Praxis sind weitreichend, so z. B. die Gefahr einer bloßen Ruhigstellung des Patienten mithilfe sedierender Substanzen und die damit verbundenen erheblichen Folgen für die Entlassung in das häusliche Umfeld. Angesichts dieses Missstands werden sich psychiatrische Kliniken bzw. die in ihr Tätigen mit dem Szenario auseinandersetzen müssen, wieder auf ihre „alte" gesellschaftliche Ordnungs- und Normierungsfunktion reduziert zu werden.

In diesem unübersichtlichen Zuständigkeitsdickicht und den bedauerlichen Folgen für die psychiatrische Pflegepraxis bieten Pflegetrainerinnen und Pflegetrainer im Rahmen des „Modellprogramms Familiale Pflege unter den Bedingungen der G-DRGs" eine Konstanz und eine Ansprache, die bereits für sich genommen von großer Bedeutung für die pflegenden Angehörigen wie für die Patienten selber ist. Der Anonymität und dem Gefühl der Funktionalisierung durch das System Krankenhaus, des Nicht-Gehört- und Nicht-Gesehen-Werdens aufseiten der Patienten und der Angehörigen, stellen sie Beziehungskontinuität und Prozesshaftigkeit entgegen. Die häufig zahlreichen Diagnosen, mit denen sich Patienten (und ihre Angehörigen) im Zeitalter von Fallpauschalen konfrontiert sehen (und die sie überfordern), stehen dabei nicht im Vordergrund des Interesses von Pflegetrainerinnen und Pflegetrainern. Es geht vielmehr darum, im Gespräch und im Training mit den Angehörigen ein stabiles Pflegesetting und ein Pflegenetzwerk zu schaffen, das die je individuellen Besonderheiten der häuslichen Umgebung bzw. die Alltagseinschränkungen berücksichtigt und würdigt. Die Angehörigen zu stärken und wieder zu ermächtigen, spielt hierbei eine ganz zentrale Rolle. Dies ist Befähigung im Sinne des Empowerments und zugleich gelebter Trialog.

Im Bereich des Entlassmanagements, dem mit Blick auf das Psychiatrie-Entgelt-System zukünftig eine noch sehr viel stärkere Bedeutung zukommen wird, übernehmen Pflegetrainerinnen und Pflegetrainer eine zentrale Rolle. Die Gewährleistung von Ansprache und Kontinuität für die pflegenden Angehörigen und die Sicherstellung eines den Bedürfnissen von Angehörigen und Patienten gerechten Pflegesettings verhindern Wiederaufnahmen und damit Drehtüreffekte. Darüber hinaus können Pflegetrainerinnen und Pflegetrainer eine Lotsenfunktion zu somatischen Kliniken darstellen, ein Umstand, dem vor dem Hintergrund des „Hin- und Hergeschiebes" zwischen Psychiatrie und Somatik eine hohe Bedeutung zukommt. Zwar müssen sich Angehörige auf neue Ansprechpartner bzw. neue Ansprechpartnerinnen in der Somatik einstellen, aber das Konzept des Modellprogramms, die Förderinstrumente und nicht zuletzt die sechs Wochen Frist nach Entlassung des Patienten bleiben erhalten. Eben diese Schnittstelle zwischen Psychiatrie und Somatik wird im Rahmen des Modellprogramms familiale Pflege zukünftig stärker im Fokus stehen. Der Raum für Begegnung und Austausch zwischen psychiatrischen und somatischen Pflegetrainern soll stärker gefördert und der Wissenstransfer an dieser Schnittstelle sichergestellt werden.

Die Situation der Angehörigen im Blick

Die demografische Entwicklung und der damit verbundene Anstieg gerontopsychiatrischer Erkrankungen stellen jedoch nicht nur die Versorgungssysteme, sondern auch die pflegenden Familien vor eine Herausforderung. Konnten die Psychiatrien in der Vergangenheit noch eine kompensatorische Funktion für pflegende Familien darstellen, wird diese Funktion mit der flächendeckenden Einführung des neuen Psychiatrie-Entgeltes und den dadurch geringeren Liegedauern wegfallen. Es handelt sich hierbei um eine Entwicklung, die auch in den somatischen Krankenhäusern im Zuge der Einführung der Fallpauschalen vollzogen wurde. So äußerte ein Sprecher der baden-württembergischen Angehörigengruppen schon 1997: „Im Zuge immer kürzer werdender Klinikaufenthalte wird Psychiatrie zunehmend in die Wohnzimmer der Angehörigen verlagert" (Koenning 1997, S. 32). Zwar wurden schon in den 1970er-Jahren, im Zuge der gemeindenahen Versorgung, Bemühungen verstärkt, psychisch erkrankte Menschen möglichst in ihrem sozialen Umfeld zu belassen und stationäre psychiatrische Aufenthalte auf ein Minimum zu begrenzen (vgl. Hatfield 1987). An der Schnittstelle zwischen Somatik und Psychiatrie sind jedoch Angehörige gerontopsychiatrisch Erkrankter hier einer besonderen Situation ausgesetzt. Stellte eine psychiatrische Diagnose in der jüngeren Vergangenheit meist die Hauptdiagnose dar, wird sie im Zuge der höheren Morbidität im Alter oftmals zu einer Nebendiagnose. Spricht man im mittleren und jüngeren Alter oftmals von der Vermeidung einer Psychiatriekarriere, so entstehen im Alter regelrechte „Krankenhauskarrieren", die, wie bereits oben erwähnt, von dem Hin und Her zwischen somatischen und psychiatrischen Kliniken gekennzeichnet sind. Sowohl für den Patienten, der aufgrund seiner Erkrankung der Stabilität bedarf, als auch für die Angehörigen, meist ebenfalls hochaltrig, stellen diese Krankenhauskarrieren eine hohe Belastung dar. Besonders bei der Demenz begegnet uns dieses Szenario, wobei auch die Depressionen zu betrachten sind, weil sich das Risiko einer Depression im Alter durch eine körperliche Erkrankung oder Behinderung erhöht (vgl. Schreiter-Gasser 2006). Das Gefühl, dass ihr erkranktes Familienmitglied nirgendwo richtig andockt, schürt aufseiten der Angehörigen zusätzlich die ohnehin vorhandene Angst vor der psychiatrischen Erkrankung und mindert das Gefühl von Selbstwirksamkeit bei der Übernahme von Pflege im häuslichen Umfeld. Aus Sicht der Angehörigen gesprochen: Wenn schon die Gesundheits- und Krankenpfleger in der Somatik mit der Situation „überfordert" sind und an die Psychiatrien überweisen, wie schlimm muss es dann um meinen Angehörigen stehen? Und ist die Rücküberweisung in die somatische Klinik nicht auch Ausdruck einer Kapitulation vor der psychiatrischen Erkrankung meines Angehörigen? Es findet hier eine Spezialisierung und eine Dualisierung im System statt, die an der Lebenswelt der Angehörigen vorbeigeht. Denn die Probleme und Sorgen der Angehörigen lassen sich nicht einfach in psychiatrisch oder somatisch unterteilen. Angehörige, die Patienten pflegen und betreuen, nehmen die Probleme und den Patienten in ihrer Lebenswelt als ganzheitlich, wenn nicht sogar als totalitär war.

Wird der Patient ohne Vorbereitung der Angehörigen und ohne genügend Vorlauf entlassen, zieht dies zwangsläufig massive Überforderungssituationen nach sich, schlimmstenfalls kommt es zu Gewalteskalationen, die dann wiederum Wiedereinweisungen in die Psychiatrie nach sich ziehen. Tritt die psychiatrische Erkrankung im hohen Alter auf, treten viele Angehörige überhaupt erstmalig in Kontakt mit der Institution Psychiatrie. Dies kann vermehrt zu Gefühlen von Scham und Schuld führen. In unserer Gesellschaft gibt es zahlreiche Vorurteile und Stereotype gegenüber psychisch kranken Menschen, hiervon sind auch die Angehörigen betroffen. Das Wissen über die schizophrenogene Mutter und die erbliche Weitergabe von psychischen Erkrankungen sind in das Alltagswissen und die subjektiven Theorien der Menschen eingegangen und führen zu Vorurteilen. Das wissenschaftliche und therapeutische Interesse an der Familie psychisch Kranker war zunächst alleinig durch die Suche nach Ursachen für die Entstehung der Erkrankung gekennzeichnet. Angehörige psychisch Kranker wurden nicht in den Bewältigungsprozess mit einbezogen, vielmehr „war der Blick derjenigen, die Faktoren für die Krankheitsentstehung in der Familie des Kranken suchten, auf die Vergangenheit gerichtet und man betrachtete familiäre Faktoren als Antezedenz und die psychische Krankheit als Konsequenz" (Burkhardt 2005, S. 18).

Scham, ein Mangel an Selbstbewusstsein und Stolz sowie die Erfahrung einer Wertminderung stellen die gewohnte und erwartete Teilhabe am Leben infrage (Neckel 1991). Aufklärung und Kompetenzsteigerung bilden hierbei eine wichtige Säule zur Umkehrung solcher Prozesse. Das Wissen darüber, was in uns, mit uns und um uns herum geschieht, ist für jeden Menschen außerordentlich wichtig. Dies wird umso wichtiger, wenn etwas Unerwartbares oder auch schwer zu Verstehendes geschieht. Das Wissen eines Menschen entscheidet in einer solchen Situation, ob und wie das unerwartete Ereignis in die bisherige Erfahrungs- und Lebenswelt integriert werden kann. Kann es nicht integriert werden, fühlen wir uns der Situation nicht gewachsen, werden passiv oder resignieren. Informationen und Wissen stellen somit eines der wichtigsten Säulen des selbstbefähigten Handelns dar (vgl. Knuf 2007). Angehörige psychisch erkrankter Menschen sehen sich oft einer neuen und bedrohlichen Situation gegenüber. Psychische Erkrankungen gehen häufig mit Verhaltensänderungen einher, welche die bisherigen Rollenverteilungen infrage stellen. Die Vermittlung von Wissen und Informationen ist für sie von enormer Wichtigkeit und garantiert erst ein aktives Handeln. Dies ist besonders im Alter im Zuge von schmerzlichen Veränderungen und gesundheitlichen Einbußen wichtig, da ein gelingendes Altern entscheidend davon abhängt, „inwiefern diese Herausforderungen akzeptiert und integriert werden können und inwieweit das persönliche Wertesystem und die eigenen Ziele an die veränderte Lebenssituation angepasst werden können" (Schreiter-Gasser 2006, S. 9).

Gleichzeitig sind soziale Integration, also Beziehungen von gegenseitiger Akzeptanz und Loyalität, die sich auf Gemeinsamkeiten stützen, ein menschliches Grundbedürfnis (vgl. Weiss 1974) und eine notwendige Voraussetzung für seelische Gesundheit (Manz 1994). Buchmann et al. (1985) betonen ihren präventiven, gesundheitserhaltenden oder krisenvermeidenden Effekt: Sozial integrierte Menschen mit hohen Unterstützungsressourcen weisen ein geringeres Erkrankungsrisiko auf, sei es im somatischen Bereich (vgl. Blazer 1983), in psychischer Hinsicht (vgl. Cohen/Wills 1985) oder im psychosomatischen Bereich (vgl. House et al. 1982). Schwarzer und Leppin (1989) weisen z. B. auf einen kausalen Zusammenhang zwischen fehlender sozialer Unterstützung und Depression hin.

Pflegetrainings im Kontext von Allgemein- und Gerontopsychiatrie

Hochaltrige Patienten und die Verschlechterung ihrer psychischen Verfassung stellen die Psychiatrie auf dem Gebiet der Pflege (und nicht nur dort, hiervon werden früher oder später alle klinischen Berufssparten betroffen sein) vor eine Herausforderung, die konkret lautet: sich wieder stärker dem Körper und der Pflege des Körpers zuzuwenden. Die Auseinandersetzung hiermit ist nicht nur für den Bereich der Gerontopsychiatrie wichtig und bedeutsam, sondern stellt allgemeinpsychiatrisch eine Notwendigkeit dar. Die häufige Nichtbeachtung von Körperlichkeit, einseitige Psychologisierung bzw. therapeutische Engführung somatischer Themen ist ohnehin im Bereich der Psychiatrie kritisch zu benennen bzw. zu problematisieren. Selbstverständlich kann und soll sich die Psychiatrie zukünftig nicht der Themen somatischer Fachdisziplinen annehmen, aber sie sollte sich stärker um das ganzheitliche Wohlergehen ihrer Patienten bemühen und dem Körper die Hinwendung und Aufmerksamkeit zuteilwerden lassen, derer er gerade und besonders bei psychisch erkrankten Menschen dringend bedarf.

Die Umsetzung des Modellprogramms erfordert einen reflexiven Umgang mit der körperlichen Dimension psychiatrischer Pflege. Dies gilt in besonderer Weise für das Förderinstrument der Pflegetrainings, da dort eine Pflegestufe (oder zu erwartende Pflegestufe) bzw. eine eingeschränkte Alltagskompetenz des Patienten eine Voraussetzung für die Inanspruchnahme von Leistungen durch Angehörige bildet. Pflegetrainings, das legt bereits die Begrifflichkeit nahe, sind somatisch orientiert und haben die Anleitung und Unterstützung bzw. Befähigung von Angehörigen bei der konkreten Gestaltung des pflegerischen Alltags zum Ziel. Die Erfassung, Berücksichtigung und angemessene Würdigung dieses Alltags ist ohne den Einbezug der körperlichen Dimension schlichtweg nicht denkbar. Im Zeitalter von Psychopharmaka und Neuroleptika wird dieser für die Psychiatrie so bedeutsame Aspekt jedoch allzu häufig auf die Ebene von Neurobiologie bzw. Neuropsychologie reduziert, was dem Umfang der Problematik nicht gerecht wird und letztlich für die Angehörigen beim Erwerb von Alltagskompetenz wenig Orientierung und Halt bietet. Wir haben es auf dem Gebiet des Körpers psychiatrisch erkrankter Menschen häufig mit einer laienhaften Reduzierung auf die Ebene von Psychosomatik zu tun, weshalb körperlichen Aspekten und Beschwerden von psychisch Kranken für sich genommen kein Wert beigemessen wird und sie nur als „Folge von …" oder schlimmstenfalls als „eingebildet" gelten. Abschließend ist zu sagen, dass dem Zustand der Nichtpflege und des vernachlässigten Äußeren von Patienten kaum Beachtung geschenkt wird. Die Auffassung, der körperliche Zustand des Patienten werde sich bei Verbesserung des psychischen Zustands automatisch verbessern, besteht hier hartnäckig fort. Diese therapeutische Engführung hat sich die psychiatrische Pflege zu eigen gemacht. Für allgemeinpsychiatrische Stationen gilt dies in deutlich stärkerem Maße als für gerontopsychiatrische Abteilungen.

Letztere haben, aufgrund der Hochaltrigkeit ihrer Patienten, naturgemäß einen stärkeren Fokus auf Themen wie Körperpflege bzw. den Einbezug der körperlichen Dimension.

Angesichts des nachlässigen, ungepflegten Erscheinungsbildes ihrer Patienten, des häufig problematischen gesundheitlichen Allgemeinzustands (besonders auch infolge der Nebenwirkung von Psychopharmaka), der körperlichen Inszenierungen und häufig destruktiven Körperstrategien verwundert die Distanz der Psychiatrie zum Körper. Für die „Körperferne" der Psychiatrien (vgl. Gröning 2014) gibt es eine Vielzahl von Erklärungen, die u. a. berufspolitischer Natur sind und in der geschichtlichen Entwicklung der Institution Psychiatrie maßgeblich begründet liegen. Hierauf im Einzelnen einzugehen, sprengt den Rahmen des vorliegenden Artikels.

Die derzeit geführte Inklusionsdebatte ist eine, die auf dem Gebiet der psychischen Erkrankungen nicht losgelöst davon geführt werden kann, dass Menschen, die so augenfällig ungepflegt sind, in ihrer gesellschaftlichen Teilhabe massiv eingeschränkt sind. Während meiner langjährigen Tätigkeit im ambulant psychiatrischen Bereich konnte ich immer wieder erleben, wie mit Patienten symbolisch bzw. therapeutisch gearbeitet wurde und das „Augenfällige", nämlich die Tatsache, dass der Patient so stank, dass man den Ekel kaum unterdrücken konnte, nicht thematisiert wurde. So ist z. B. das Thema Körperpflege wenig bis gar kein Thema in psychoedukativen Gruppen. Es bietet sich mitunter ein groteskes Bild, wenn man Zuschauer davon wird, in welch körperlich eingeschränktem Bewegungszustand Patienten an therapeutischen Gruppenangeboten teilnehmen, was nicht zuletzt auch auf die Einnahme starker Neuroleptika zurückzuführen ist. Während ihres stationären psychiatrischen Aufenthaltes berichtete mir eine Patientin, sie könne sich während der Gruppenangebote kaum auf dem Stuhl halten, geschweige denn sich auf Inhalte konzentrieren. Aber merkwürdigerweise sei dies nie oder wenn nur sehr randständig thematisiert worden. Immer wieder erlebte ich, dass mir Patientinnen und Patienten berichteten, wie schwer es ihnen falle, mit den Schwestern und Pflegern in Kontakt zu kommen, wenn es um das Thema Körperpflege wie Haare waschen, Nägel schneiden et cetera geht.

Im Folgenden soll die „Körperferne" im Hinblick auf die Durchführung von Pflegetrainings mit Angehörigen problematisiert werden.

Pflegetrainings und somatische Kultur

Im Zusammenhang mit der familiären Gestaltung von Alltag spricht die Soziologin Ulrike Manz (2009) vom Begriff der „somatischen Kultur". Familien sind, so Manz, in eine somatische Kultur eingebettet. Familiäre Aktivitäten konstituieren sich ganz wesentlich um den Körper und das körperliche Tun, das betrifft die natürlichen Vorgänge wie Schlaf, Hygiene, Sexualität, Geburt, Stillen et cetera genauso wie die Arbeit im Haushalt und die Zubereitung und gemeinsame Einnahme von Mahlzeiten. Darüber hinaus zeichnet sich jede Familie durch eine individuelle somatische Kultur aus. Boltanski (1976) spricht von einem „Kodex der guten Sitten für den Umgang mit dem Körper, der tief verinnerlicht ist und in einem bestimmten Milieu und einer bestimmten Gruppe verbindlich" (ebd. S. 154 ff.). Dieser ungeschriebene Kodex wiederum ist in hohem Maße vom gesellschaftlichen Milieu bzw. der sozialen Schicht und dem Status abhängig. Der französische Soziologe Pierre Bourdieu hat in diesem Zusammenhang den Begriff des Habitus geprägt, demgemäß der Körper als Träger einer inkorporierten (einverleibten) sozialen Position gilt, die er unbewusst in sich aufnimmt, die ihm aber gleichzeitig aufgenötigt wird.

Psychisch Kranke sind zur oben beschriebenen zentralen Herstellungsleistung von Familie häufig nicht mehr, oder in nur eingeschränktem Maße, in der Lage. Sie fallen aus dem familiären und gesellschaftlichen Rahmen, was für Angehörige mit Unverständnis, Irritation und Beschämung einhergeht. Hilflosigkeit und Ohnmacht gehen mit Wut und Ärger einher. Weniger offensichtlich als die Aggressionen ist oft die Trauer über die Distanz, bis hin zum Verlust der geliebten Person. Diese Distanz wird den Angehörigen, allein schon durch die äußerliche Veränderung in der Erscheinung ihres erkrankten Familienmitglieds, immer wieder schmerzlich vor Augen geführt.

Pflegetrainings sollten einen Raum geben, diese Gefühle besprechbar zu machen. Der Begriff der somatischen Kultur kann hier eine hohe Entlastungsfunktion für Angehörige haben. Er fokussiert nicht auf Pathologie und Schuld, sondern er greift das universal menschliche Bedürfnis nach familiärer Gemeinschaft und gelingender Alltagsbewältigung auf und schafft so einen veränderten Zugang zu Angehörigen. Im Laufe des Zusammenlebens und natürlich in Abhängigkeit von ihrer gesellschaftlichen Stellung entwickelt jede Familie ihre eigene somatische Kultur. Diese explorierend zu erfassen, ist zentral, um überhaupt ein Verständnis für die Anliegen und Bedürfnisse der Angehörigen entwickeln zu können. Im Rahmen von Hausbesuchen gelingt dies Pflegetrainerinnen und Pflegetrainern häufig bereits intuitiv. Der Zustand einer Wohnung und natürlich die Höflichkeitssitten, das Benehmen bzw. die äußere Erscheinung von Angehörigen, verraten bereits eine ganze Menge über die ungeschriebenen Sitten und Gebräuche einer Familie. Die Aufgabe von Pflegetrainerinnen und Pflegetrainern sollte an dieser Stelle sein, das intuitiv Erfassbare mit viel Taktgefühl auch in Worte zu fassen. Dieser Punkt ist zentral, denn er bildet den Rahmen für einen Kontrakt zwischen Pflegetrainern, Angehörigen und Patienten im Hinblick auf die Durchführung von Pflegetrainings.

Ein Kontrakt ist notwendig, weil sich psychiatrische Pflegetrainings zwischen dem empfindlichen Spagat von gesellschaftlichen Erwartungen, der somatischen Kultur einer Familie und dem, was die Betroffenen an Pflege und Hinwendung zu ihrem Körper überhaupt zulassen, bewegen. Dies ist ein äußerst sensibler Balanceakt, denn die Angehörigen haben den nachvollziehbaren Wunsch „der Patient möge wieder der Alte sein". Hieran eng gekoppelt ist das Bedürfnis nach Wiederherstellung der „alten Ordnung" bzw. nach Normalität (je nach gesellschaftlicher Stellung kann dies sehr unterschiedlich ausfallen). Diese Aspekte stehen jedoch häufig im Widerspruch zu der Lebensrealität des psychisch erkrankten Menschen, seinen krankheitsbedingten Einschränkungen und seinen Bedürfnissen. Die psychisch kranke Person spürt die Erwartungen, die bewusst oder unbewusst an sie gestellt werden, und es kann schnell zu Überforderungssituationen und Verstrickungen kommen, aus denen sich die Betroffenen nur schwer lösen können. Ein weiterer Punkt ist im Hinblick auf den Kontrakt wichtig: Psychiatrische Pflege stand lange Zeit in der Tradition der Wiederherstellung von Ordnung und Normalität. Hiervon hat sich die Psychiatrie zwar emanzipiert, in den Fantasien bzw. Vorstellungen der Angehörigen besteht jedoch dieses funktionale Modell häufig weiter. Vonseiten der Pflege sollten an dieser Stelle die Grenzen der Machbarkeit deutlich gemacht werden und der Hinweis erfolgen, dass im Fokus der psychiatrischen Pflege nicht die Heilung des Patienten, sondern die Begleitung, Unterstützung und Anleitung von Angehörigen steht. Die Angehörigen sollten verinnerlichen dürfen, dass die „Wiederherstellungsleistung" auf der einen Seite etwas ist, was möglicherweise krankheitsbedingt gar nicht wiederherzustellen ist (dass es also auch um Loslassen und Trauerarbeit geht) und auf der anderen Seite Disziplinierungstechniken hier wenig bis gar nicht zielführend sind. Die Anleitung zu einem Reflexionsprozess ist hier zentral, der folgende Fragen zulässt: Was ist für mich im Zusammenleben mit meinem psychisch erkrankten Familienmitglied aushaltbar und wo sind die Grenzen der Zumutbarkeit für mich erreicht?

Angesichts der an sie gerichteten hohen Erwartungen sehen sich Pflegetrainerinnen und Pflegetrainer in der Situation, mit den Angehörigen gemeinsam eine Haltung von Kompromiss und Verhandlung zu erarbeiten. Informationen über psychische Erkrankungen sind hier hilfreich (z. B. Antriebslosigkeit, Erschöpfung und Rückzug), genauso das Gespräch mit der psychisch kranken Person darüber, was sie bezogen auf ihren Körper an regelmäßiger Pflege selber leisten kann, was ihr Schwierigkeiten bereitet und an welchen Punkten sie in jedem Fall Unterstützung benötigt. An einem Beispiel verdeutlicht: Die Angehörigen möchten gerne, dass sich das erkrankte Familienmitglied täglich duscht. Die depressiv erkrankte Person kann sich von diesen Erwartungen nur schwer abgrenzen bzw. lösen, gleichzeitig fehlen ihr krankheitsbedingt die Kraft und der Antrieb für eine tägliche Körperwäsche, und es kommt infolgedessen wiederholt zu familiären Konflikten und Eskalationen. Hier können Pflegetrainerinnen und Pflegetrainer mit den Angehörigen und der zu pflegenden Person einen für alle Parteien gangbaren Weg erarbeiten, am Beispiel verdeutlicht: Dass sich die pflegebedürftige Person alle zwei bis drei Tage duscht, dies in den Nachmittagsstunden nach dem Morgentief erfolgen kann und bei zu starkem Körpergeruch neu überlegt wird. Pflegetrainerinnen und Pflegetrainer können hier in erster Linie ein wichtiges Modell liefern, ein Tabuthema besprechbar zu machen. Daneben können sie eine Haltung vermitteln, die beiden Parteien signalisiert, dass es Raum und Anerkennung für die jeweiligen Bedürfnisse gibt, und das ein „Zueinanderfinden" häufig erst über eine offene Suchhaltung erfolgen kann. Die Fokussierung auf den Körper und dessen Pflege bietet Angehörigen den Vorteil, dass sie wieder eine Hinwendung zum psychisch erkrankten Familienmitglied ermöglichen, wenn ein Zugang zur Psyche nicht oder in der aktuellen Situation nicht gegeben zu sein scheint.

Körpertheorie und psychiatrische Pflege

Soziologische Körpertheorien haben bisher noch wenig Eingang in die Theorie und Praxis psychiatrischer Pflege gefunden. Die Körpersoziologie erstreckt sich über ein weites Feld und es können hier nur Auszüge rezipiert werden. Dieser noch recht junge Forschungszweig der Soziologie beschäftigt sich mit dem Wechselspiel zwischen Körper und Gesellschaft. Der Körper ist naturhaft und somit selbstverständlich den Gesetzen der Natur unterworfen (er benötigt Nahrung, Schlaf, Bewegung, er altert und stirbt). Die Art und Weise jedoch, wie diese naturhafte Seite wahrgenommen wird, ist in hohem Maße gesellschaftlich, kulturell und natürlich historisch geprägt: „Was wir mit unserem Körper tun, wie wir mit ihm umgehen, wie wir ihn einsetzen, welche Einstellung wir zu ihm haben, wie wir ihn bewerten, empfinden, welche Bedeutung wir dem Körper zuschreiben, all das ist geprägt von der Gesellschaft und der Kultur, in der wir leben" (vgl. Gugutzer 2004, S. 5). Der gesellschaftliche Körper interessiert dabei in zweierlei Richtungen. Es geht zum einen um den menschlichen Körper als Produkt von Gesellschaft: Wie wir unseren Körper spüren, bewerten, bewegen und ihn präsentieren, ist in hohem Maße Abbild gesellschaftlicher Werte, Regeln und Normen. Und es geht zum anderen um den menschlichen Körper als Produzent von Gesellschaft: Sozialer Umgang ist ohne die Dimension der Körperlichkeit gar nicht möglich. Soziales Miteinander wird also entscheidend über den Körper, seine Darstellung und Präsentation und nicht zuletzt über den Körper als grundlegendes Medium der Kommunikation geprägt. In der Praxis gehen beide Ebenen natürlich fließend ineinander über und es findet ein ständiger Austausch an Bedeutungsgehalten statt. So z. B. beeinflusst die Verinnerlichung des gesellschaftlichen Wertes, schlank und sportlich zu sein, entscheidend, wie ich als übergewichtiger Mensch in Kontakt mit anderen Menschen trete, wie ich mich also gesellschaftlich bewege.

Für die psychiatrische Pflege sind diese theoretischen Zugänge von großer Bedeutung. Sie vergegenwärtigen, dass der Körper eines Patienten mehr ist als nur eine „Folgeerscheinung" bzw. ein Symptom seines psychischen Zustandes. Der Körper besitzt ein eigenes Erkenntnispotenzial. In ihrem Klassiker „Ritual, Tabu und Körpersymbolik" von 1969 spricht die Ethnologin Mary Douglas vom Körper als restringiertes (verdichtetes) Ausdrucksmedium. In ihm manifestiere sich in verdichteter Form der soziale Druck (Douglas 1974, S. 99 ff.) und der Körper als physisches Gebilde könne z. B. über seine ungepflegte oder bizarre Erscheinung in maximalem Kontrast zu dem gehen, was vom Körper als soziales Gebilde erwartet werde (vgl. ebd. 1974, S. 110). Er protestiert damit, bewusst oder unbewusst, gegen gesellschaftlich und kulturell etablierte Strukturen und Rollenmuster. Der psychisch kranke Mensch grenzt sich also über seinen Körper ab, und im Hinblick auf Pflegetrainings schließt sich für Pflegetrainerinnen und Pflegetrainer die Frage an, wer sich eigentlich wie abgrenzt. Anders ausgedrückt: Grenzt sich der psychisch kranke Mensch von seiner Familie ab oder grenzt sich die gesamte Familie von gesellschaftlich etablierten Erwartungen ab und der psychisch Erkrankte führt dies im Grunde nur, vielleicht in drastischer Form, fort? Letzteres wird von Pflegetrainerinnen und Pflegetrainern häufig berichtet. Nicht selten haben sie es mit Generationen von psychisch kranken Familien zu tun und kommen angesichts unauflösbarer Verstrickungen und Dysfunktionalitäten hier an ihre Grenzen.

Der psychisch kranke Mensch bedient sich seines Körpers als Ausdrucksmedium. Seine unangepasste körperliche Erscheinung sichert ihm als Patient und Familienangehöriger möglicherweise einen Rest von Autonomie, Individualität und Eigenbestimmtheit. Die unbewusste Botschaft könnte hier heißen: „An meinem Kopf könnt ihr rumdoktern, was ich mit meinem Körper mache, das bleibt immer noch mir selbst überlassen!" Was auch immer die Botschaft sein mag, entscheidend für die psychiatrische Pflege ist viel eher, dass sich die Abgrenzung nicht einer reifen, sprachlichen Ebene bedient, sondern in Form einer Regression auf einer vorsprachlichen Entwicklungsstufe erfolgt. Wenn man diesen Gedanken weiterführt, kommt man schnell an den Punkt, wo Sprache und symbolische Arbeit mit Patienten zwangsläufig an ihre Grenzen kommen müssen. Im Umgang mit chronisch psychisch Erkrankten stößt man immer wieder an diese Grenze. Die Psychiatrie entledigt sich dieser Grenze allzu häufig, indem sie sie diagnostisch kodiert, so z. B. im Fall von Schizophrenien und damit einhergehender Vernachlässigung des Körpers, die als Residualsymptomatik diagnostisch kodiert und damit allzu häufig hingenommen wird. Ihr wird kein eigener Erkenntniswert zugesprochen, wie bereits oben erwähnt, wird ihr bestenfalls eine Bedeutung als „Symptomatik von …" zugeschrieben. Im Umgang mit dieser Barriere, die sich keiner Sprache bedient, ist psychiatrische Pflege gefordert, einen anderen Zugang zu entwickeln, einen Zugang, der den Betroffenen und ihren Angehörigen im wahrsten Sinne des Wortes „unter die Haut geht".

Wie dies gelingt, ist letztlich auch davon abhängig, wie psychiatrische Pflegetrainerinnen und Pflegetrainer ihre Haltung zum Körperlichen in der Psychiatrie, mit anderen Worten ihre eigene „somatische Kultur" reflektieren. Wird die zentrale Bedeutung der Pflege des Körpers für die psychische Stabilität und Heilung des Menschen wahrgenommen und anerkannt? Wird die Hinwendung zum Körper des psychiatrischen Patienten als gleichwertige Pflege angesehen? Oder wird, mit der Zugehörigkeit der Pflege zum therapeutischen Team, nicht doch die symbolische Arbeit als die eigentliche Arbeit bewertet und der pflegerische Umgang mit dem Körper als notwendiges Übel eingestuft? Dies sind zentrale Aspekte und Fragen, denen sich psychiatrische Pflege und die Institution Psychiatrie im Gesamten zukünftig wird aussetzen müssen.

Literatur

Blazer, D. G. (1983): Impact of Late-Life-Depression on the Social Network, American Journal of Psychiatry 140, 2, S. 686–691.

Boltanski, I. (1976): Die soziale Verwendung des Körpers. In: Kamper, D.; Rittner, V. (Hg.): Zur Geschichte des Körpers. München: Hanser-Verlag, S. 138–183.

Buchmann, M.; Karrer, D.; Meier, R. (1985). Der Umgang mit Gesundheit und Krankheit im Alltag. Zürich: Haupt-Verlag.

Burkhardt, A. (2005): Generationenambivalenzen in Familien mit einem psychisch kranken erwachsenen Kind. Konstanz, Univ., Diss.

Cohen, S.; Wills, T. A. (1985): Stress, Social Support, and the Buffering Hypothesis. Psychol. Bulletin, 98, S. 310–357.

Douglas, M. (1974): Ritual, Tabu und Körpersymbolik. Sozialanthropologische Studien in Industriegesellschaft und Stammeskultur. Frankfurt a. M.: Suhrkamp.

Gröning, K.; Feldmann, M. (2014): Somatische Kultur und Psychiatrische Pflege. Pflegetrainings in der Psychiatrie unter besonderer Berücksichtigung somatischer Pflege. Bielefeld, Studienbrief Universität Bielefeld.

Gugutzer, R. (2004): Soziologie des Körpers. Bielefeld: transcript Verlag.

Hatfield, A. B. (1987): Families as Caregivers. A Historical Perspective. In: Hatfield, A.

B.; Lefley, H. P. (Hg.): Families of the Mentally Ill. Coping and Adaption. New York: Guilford Press.

House, J. S.; Robbins, C.; Metzner, H. C. (1982): The Association of Social Relationships and Activities with Mortality: Prospective Evidence from the Tecumseh Community Health Study. American J. of Epidemiology 116, S. 123–140.

Isfort, M.; Hoff, T.; Keller, K.; Kuhn, U. (2015): Umgang mit Suchterkrankten. Riskanter Konsum. Die Schwester Der Pfleger 54. Jg. H. 3.

Koenning, K. (1997): Zur Lebenssituation der Familien psychisch Kranker. In: Dörner K.; Egetmeyer, A.; Koenning, K. (Hg.): Freispruch der Familie. Wie Angehörige psychiatrischer Patienten sich in Gruppen von Not und Einsamkeit, von Schuld und Last freisprechen. Bonn: Psychiatrie-Verlag.

Knuf, A. (2007): Empowerment in der psychiatrischen Arbeit. Bonn: Psychiatrie Verlag.

Kunz, I.; Dreher, M.; Schmidt, V.; Lang, S.; Hoffmann, R.; Auwärter, V.; Yegles, M.; Kühberger, A.; Laireiter, A.; Iglseder, B.; Thon, N.; Wurst, F. M. (2014): Alkohol- und Benzodiazepinkonsum bei älteren und hochbetagten Menschen – Ergebnisse aus dem INTERREG-Projekt Alter und Sucht. Suchttherapie 2014; 15, S. 105–112.

Manz, R. (1994): Zur Bedeutung sozialer Unterstützung und sozialer Integration für psychische Erkrankungen. Univ. Diss. Heidelberg 1993. Regensburg: Roderer.

Manz, U. (2009): Wenn der Körper schwächer wird. Familiendynamiken im Umgang mit körperlicher Hilfsbedürftigkeit. Frankfurt a. M. Vortrag. Landesstelle für politische Bildung, Wiesbaden.

Schreiter-Gasser, U. (2006): Psychiatrische Erkrankungen im Alter – Bedeutung und Besonderheiten. Psychotherapieforum 14, S. 7–11.

Schwarzer, R.; Leppin, A. (1991): Soziale Unterstützung und Wohlbefinden. In: Abele, A.; Becker, P. (Hg.): Wohlbefinden. Theorie – Empirie – Diagnostik. München: Weinheim S. 175–190.

Statistisches Bundesamt (2003): Bevölkerung Deutschlands bis 2050 – Ergebnisse der 10. koordinierten Bevölkerungsvorausberechnung. Wiesbaden.

Statistisches Bundesamt (2009): Bevölkerung Deutschlands bis 2060 – 12. koordinierte Bevölkerungsvorausberechnung. Wiesbaden.

Weiss, R. S. (1974): The Provisons of Social Relationships, In: Rubin, Z. (Hg.): Doing unto others. Prentice Hall: Englewood Cliffs, N. J., S. 17–26.

Wolfersdorf, M.; Schüler, M. (2005): Depressionen im Alter. Stuttgart: Verlag W. Kohlhammer.

Wurst, F.; Kuhn, S. (2014): Sucht und Alter. Suchttherapie, 15, S. 104.

20 Die geschlechtertheoretische Perspektive auf Pflege

Sonja Bergenthal und Leona Weigel

Die aktuelle, aber auch die zukünftige Versorgungssituation pflegebedürftiger und hochaltriger Personen ist und wird zunehmend eine große gesellschaftliche Herausforderung. Durch den demografischen Wandel sieht sich
die Gesellschaft einem eklatanten Anstieg von pflegebedürftigen, kranken
und hochaltrigen Menschen gegenüber, wobei die Zahl professionell Pflegender weiterhin abnimmt. Schon heute ist von Pflegenotstand die Rede.
Aufgrund dessen ist und bleibt die Familie eine zentrale Institution für die
Pflege und Versorgung kranker und alter Menschen. Ist dies jedoch der Fall,
kann und darf in der Diskussion um Pflege in der Familie das Thema der
Geschlechtergerechtigkeit nicht fehlen. So bemängelt Gertrud Backes, dass
die „gesellschaftlichen und individuellen Auswirkungen und Dimensionen
des Strukturmerkmals Geschlecht, insbesondere im Zusammenwirken mit
Alter(n) [...] erst recht kein quantitativ hinreichend und angemessenes
Thema deutschsprachiger Altern(n)wissenschaft oder gar der Frauen- und
Geschlechterforschung" (Backes 2004, S. 395) wären. Weitergehend wurden
Frauen als das „langlebige Geschlecht" allenfalls als hochbetagte Gruppe mit
sozialen Problemen und einem starken Anteil an den Pflegebedürftigen hin-
sichtlich einer Kostenbilanz mit Männern, welche statistisch eine geringere
Lebenserwartung aufweisen, verglichen (vgl. Backes 2004). Insbesondere die
Selbstverständlichkeit, mit der die Pflegeverpflichtung überwiegend auf die
Schultern von Frauen gelegt wird, kann zukünftig nicht mehr gelten. Wenn
Frauen zwei Drittel aller Pflegearbeit übernehmen, ist das, wie in allen privaten Arbeitsbereichen (Kinderbetreuung, Haushaltsführung), eine Schieflage
im Geschlechterverhältnis, die verändert werden muss.

Heutzutage zeigen sich die geschlechtlichen Ungleichheiten nicht mehr
im Bereich Bildung. Selbst das „katholische Mädchen vom Lande" profitier-
te von den Bildungsexpansionen der 1960er- und 1970er-Jahre (vgl. Schlüter
2004). Stattdessen sind heutzutage geschlechtliche Unterschiede in den Bereichen der bezahlten Erwerbsarbeit und der unbezahlten Reproduktionsarbeit

auszumachen. Neben der geringeren Bezahlung im Vergleich zu männlichen Kollegen, der sogenannten Gender Gap, kann auch von einer insgesamt geringeren Bezahlung in sogenannten weiblichen Berufen, hier sind insbesondere pflegerische und soziale Berufe zu nennen, ausgegangen werden (vgl. Teubner 2004). Dabei spielen auch Erwerbsunterbrechungen und Schwierigkeiten des beruflichen Wiedereinstiegs nach Phasen der Kindererziehung oder Pflege pflegebedürftiger Familienmitglieder bei gleichzeitiger gesellschaftlicher Abwertung der Familientätigkeiten unabhängig vom Geschlecht eine Rolle. Soziale Unterstützung wird insgesamt erheblich häufiger von Frauen geleistet als von Männern, d. h., „Frauen geben im Allgemeinen mehr soziale Unterstützung, als dass sie diese erhalten: in der Familie, in der Partnerschaft, aber auch am Arbeitsplatz, ein Phänomen, das Belle (1982) als den ‚Streß des Umsorgens' (‚stress of caring') bezeichnet hat" (Sieverding 1992, S. 36). Diese Zuweisung der (bezahlten und unbezahlten) Care-Tätigkeiten (Reproduktions- und Beziehungsarbeit, Erziehung von Kindern und Pflege von Angehörigen, emotionale und lebenspraktische Unterstützung) an die Frauen hat sich auch mit der zunehmenden Berufstätigkeit von Frauen kaum verändert, während sie gleichzeitig mit wenig Anerkennung honoriert wird (vgl. Notz 2004). Gisela Notz (2004) beschreibt, dass Männer, welche mit einer erwerbstätigen Frau zusammenleben, nur eine halbe Stunde in der Woche mehr Hausarbeit leisten als Männer, welche mit einer ‚Hausfrau' zusammenleben. Während die regulativen Normen des Geschlechterverhältnisses aktuell einem intensiven Wandel unterliegen, bleiben die konstitutiven Normen (z. B. Vorstellungen von Mütterlichkeit oder Fürsorge) sowie ihre strukturellen Rahmenbedingungen relativ stabil, sodass beispielsweise eine Familiengründung (vgl. Rüling 2007) oder Pflegeübernahme (Kunstmann 2009) mit Retraditionalisierungsfallen einhergehen können (vgl. Glammeier 2011, S. 108).

Obwohl wir es heute Soiland (2013, S. 98) zufolge mit einer dem Spätkapitalismus dienlichen Vervielfältigung der Normen im Kontext von Geschlecht[21] und einer „staatlich verordneten Gleichstellung" der Geschlechter (ebd.) zu tun haben, verschärft sich gerade durch die aktuelle „De-Thematisierung von Geschlecht" (ebd., S. 95) die Ungleichheit und Hierarchie zwischen den Ge-

---

21 Soiland (2013) bezieht sich hier auf Annuß 1996, S. 513 ff. und Hennessy 2000, S. 105–110.

schlechtern. Gröning (2009) beschreibt in diesem Kontext einen unumkehrbaren Prozess der Individualisierung, welcher neben den familiären Generationenvertrag auch den Geschlechtervertrag betrifft. „Im Kern der Gesellschaft finden Auflösungsprozesse statt, die in der Dynamik der Moderne selbst begründet und unumkehrbar sind. Es kommt zu einem Ende der Solidarität vor allem in der Familie. Insbesondere hier breiten sich explosive Konflikte aus, die in einer Spannung zwischen Gleichheitsforderungen und realer Ungleichheit im Geschlechterverhältnis begründet sind" (Gröning 2009, S. 30).

Soiland (2013, S. 110) spricht in diesem Kontext auch von einer „Feminisierung der Lasten", da „Frauen aus historischen Gründen mit den ökonomischen Konsequenzen der [...] (Re)Privatisierung der sozialen Reproduktion in ganz anderer Weise konfrontiert sind als Männer, da diese ihr angestammtes Tätigkeitsfeld, nicht nur in den privaten Haushalten, sondern vor allem und vorrangig im lohnförmig vermittelten Care-Sektor tangiert – während ihnen gleichzeitig im Namen ihrer Gleichstellung vermeintlich alle Möglichkeiten offen stehen" (ebd.). Auf diese Weise verhindert die De-Thematisierung von Geschlecht und die Gleichstellungsrhetorik unter der Hand, „die offenbar noch vorhandene Betroffenheitslage von Frauen als solche zu artikulieren" (ebd.).

Somit besteht auch für die häusliche Pflege die Gefahr, dass das Geschlecht de-thematisiert wird.

Zahlen zum Geschlecht der Pflegebedürftigen

Laut der Pflegestatistik 2011 (Deutschlandergebnisse) waren im Dezember 2011 2,5 Millionen Menschen pflegebedürftig – 65 % waren Frauen und 35 % Männer[22] (vgl. Statistisches Bundesamt 2013, S. 7). Auch von den Menschen, die zu Hause gepflegt wurden, waren die Mehrheit (62 %) Frauen (vgl. ebd., S. 8). Dieser Trend setzt sich auch mit steigendem Alter der Pflegebedürftigen fort. Der „auffallend" (ebd.) große Anteil von pflegebedürftigen Frauen ab 80 Jahren führen Hoffmann und Nachtmann (2007) auf eine höhere Lebenserwartung sowie eine wahrscheinlichere Erkrankung an chronischen Krankhei-

---

22 Hierbei ist zu bedenken, dass nur die Menschen erfasst wurden, die unter das Pflegeversicherungsgesetz nach SGB XI fielen und somit „aktenkundig" waren. Sicherlich gab (und gibt) es auch Menschen, die keine Leistungen der Pflegeversicherung beantragt haben.

ten oder Multimorbidität zurück. Männer würden eher an Krankheiten des Kreislaufsystems erkranken, welche einen schnelleren Tod zur Folge hätten und somit seltener in einer Pflegebedürftigkeit enden würden (vgl. S. 11). Außerdem wird auf ein geschlechtsspezifisches Antragsverhalten der Pflegebedürftigen verwiesen (vgl. Statistisches Bundesamt 2013, S. 8): Ältere pflegebedürftige Frauen würden eher allein leben; Männer hingegen in erster Linie von ihren Ehefrauen gepflegt werden, weswegen von einer Antragsstellung abgesehen werde. Somit wären auch Männer dieser Altersgruppe pflegebedürftig, sie würden nur nicht im Gesundheitssystem erfasst werden. Als Faktoren für eine Antragsstellung nennen Hoffmann und Nachtmann (2007) den Familienstand, die Inanspruchnahme von gesundheitsbezogenen Dienstleistungen und die subjektive Gesundheitswahrnehmung (vgl. S. 12; Wurm/Tesch-Römer 2006).

Präzise Zahlen, die belegen könnten, wie viele Männer in Deutschland tatsächlich einen Angehörigen pflegen, existieren nicht, da vorhandene Studien unterschiedliche Definitionen von pflegenden Männern aufweisen, einen relativ engen Pflegebegriff besäßen und somit schlecht miteinander vergleichbar seien (vgl. Langehennig 2012, S. 15). Langehennig (2012) schätzt den Anteil pflegender Männer auf ungefähr ein Drittel (35 %) (vgl. S. 13, 15). Dies zeigt im Umkehrschluss, dass Frauen die Mehrheit (zwei Drittel) ausmachen.

Laut Barmer GEK Pflegereport (2014)[23] ist ein Anstieg von pflegenden Männern zwischen 1995 und 2012 von 5,7 % auf 10,9 % zu verzeichnen (vgl. ebd., Abb. 22, S. 107 f.). Die Ursache für diesen Anstieg bestehe laut der Studie in einer „vergleichsweise konstanten Zahl an männlichen Pflegepersonen und einer seit Anfang der 2000er-Jahre abnehmenden Zahl an weiblichen Pflegepersonen" (Rothgang et al. 2014, S. 108). Für den Rückgang der pflegenden Frauen sei eine schlechte Vereinbarkeit zwischen der Erwerbstätigkeit und der Angehörigenpflege verantwortlich (vgl. ebd., S. 115). Langehennig (2012) hält einen höheren Anteil von pflegenden Männern für möglich, wenn eine weiter gefasste Pflegedefinition gelten würde: „Da sowohl in den Untersuchungsdesigns als auch im alltäglichen Denken

---

23 Im Barmer GEK Pflegereport (2014) wurde der Personenkreis ausgewertet, der einen Angehörigen nach § 19 SGB XI pflegt und daher in der Rentenversicherung auftaucht (vgl. Rothgang et al. 2014, S. 105). Somit liegt eine enge Definition von Pflege vor.

betroffener Familien ein relativ enger Pflegebegriff vorherrscht, liegt die Vermutung nahe, dass der Männeranteil an einer breiter verstandenen Sorgearbeit eher unterschätzt wird" (S. 15).

Eine Auswertung des sozio-ökonomischen Panel (SOEP) zeigt, dass Frauen meist im Alter zwischen 55–59 Jahren einen Angehörigen pflegen, Männer dagegen zwischen 80 und 84 Jahren (vgl. Rothgang et al. 2014, S. 113, Abb. 23; vgl. Schupp/Künemund 2004). Die Frauen pflegen meistens ihre (Schwieger-)Eltern; Männer ihre Ehepartner (vgl. Langehennig 2012, S. 16). Als Faktoren für diese Entwicklung, welche alle einer Geschlechtsspezifik unterliegen, sind der Lebenslauf, die Lebenserwartung (vgl. Langehennig 2012) sowie die Erwerbsbiografie (vgl. Schneider et al. 2001, S. 362) zu nennen.

Evaluationsergebnisse des Projekts „Familiale Pflege unter den Bedingungen der G-DRGs"

Die zuvor beschriebenen Tendenzen, dass Frauen Pflege häufiger als Männer leisten, spiegeln sich auch in der Evaluation des Projektes „Familiale Pflege unter den Bedingungen der G-DRGs" wider: Die vorhandenen Evaluationsberichte von 2007 bis 2013 zeigen den prozentualen Anteil der weiblichen und männlichen pflegenden Angehörigen auf, die einzelfallbezogene Pflegetrainings in der Häuslichkeit wahrgenommen haben (vgl. nachfolgende Tab. 1).

Jahr	Pflegende Angehörige	
	Weiblich (%)	Männlich (%)
2007 n = 72*	86,1	11,1
2008 n = 241	78,0	22,0
2009 n = 523	77,6	22,4
2010 n = 1.089	75,1	24,9
2011 n = 1.786	77,3	22,7
2012 n = 1.909	75,5	24,5
2013 n = 2.410	73,1	26,9

Tab. 1: Übersicht über die prozentuale Verteilung der Geschlechtszugehörigkeit bei aufsuchenden einzelfallbezogenen Pflegetrainings.   (* 2,8 % sind fehlende Angaben.)

Aus Tabelle 1 geht hervor, dass im Mittel mehr Frauen als Männer die Pflege ihrer Angehörigen übernehmen: Durchschnittlich pflegen 77,4 % der Frauen und 22 % der Männer[24]. Gleichzeitig lässt sich unter Berücksichtigung der Expansion des Projektes ein Trend erkennen, dass der Anteil der pflegenden Männer im Laufe der Jahre ansteigt und das Projekt somit mehr Männer erreicht. Damit bestätigen die dargestellten Zahlen, dass mehr Frauen als Männer die häusliche Angehörigenpflege übernehmen und die Pflege nach wie vor weiblich ist.

Auch Transkriptausschnitte von Gruppendiskussionen im Rahmen einer qualitativen Erhebung[25] belegen die „Weiblichkeit" der (Angehörigen-) Pflege. Es wird dokumentiert, wie die Pflegetrainer/innen über Männer und Frauen im Kontext familialer Pflege denken. Wie bereits die quantitativen Ergebnisse zeigen, treffen Pflegetrainer/innen häufig auf pflegende Frauen[26]:

„MG: Wer pflegt denn nach Ihren Erfahrungen am meisten? Töchter? Ehefrauen?

?: Töchter, Schwiegertöchter.

(aus dem Raum) Frauen. Eigentlich eher. Männer nicht so.

DS: Söhne. Das ist auch schon einmal."

Männliche Pflegende (in Form von Söhnen und Ehemännern) sind dagegen deutlich unterrepräsentiert, wie das folgende Beispiel zeigt:

„Und die Mädchen, also da sind wir wieder in der Geschlechterrolle, das schöne Thema, ja. Die Frauen oder die Töchter haben meistens überwiegend die Pflege. Dass sich ein Sohn meistens um die Eltern kümmert, das kommt auch vor, oder auch in der Familie selber, meistens sind es doch die Ehefrauen, die sich um den [zu] Pflegenden kümmern. Die gehen zum Job, die gehen zum Arbeiten, die haben ihre Kinder, bringen die auch noch zum Fußball und

---

24 Die Ergebnisse müssen immer im Kontext der Rücklaufquote der ausgeteilten Evaluationsbögen interpretiert werden.

25 Im Rahmen der Projektstudien der Universität Bielefeld wurden von Studierenden im Studiengang Master Erziehungswissenschaft im WS 2012/2013 und im SS 2013/12 Gruppendiskussionen erhoben. Das Forschungsinteresse der Studierenden lag im Bereich „Gewalt in der häuslichen Pflege" (nicht sichergestellte Pflege). Als Diskussionsteilnehmer/innen fungieren vom Projekt „Familiale Pflege unter den Bedingungen der G-DRGs" ausgebildete Pflegetrainer/innen, weswegen die Gruppendiskussionen deren Erfahrungen mit pflegenden Angehörige in Pflegetrainings, Initialpflegekursen oder Gesprächskreisen widerspiegeln.

26 Vgl. Transkript 4, Z. 216–219.

zum Tennis und ich weiß nicht, wohin, und haben gleichzeitig noch die [zu] pflegende Mutter, oder die Schwiegermutter, oder den Schwiegervater, das gibt es ja auch ganz häufig. Also die Frauen in der Pflege, das ist immer noch ein Gesellschaftsproblem.“ (Transkript 9, Z. 1462–1470).

Neben der Aussage, dass Männer in der Pflege unterrepräsentiert sind, spricht die Pflegetrainerin in diesem Beispiel auch die Doppelbelastung von pflegenden Frauen an, die sich sowohl um häusliche Tätigkeiten, die Kinderbetreuung als auch um die Pflege der Eltern kümmern müssen.

Pflegende Frauen sind dabei häufig in einer sogenannten „Sandwichsituation", was bedeutet, dass die Eltern pflegebedürftig werden, während sorgebedürftige Kinder noch im Haushalt leben. Viele Frauen erleben sich deshalb innerfamilial „zwischen den Stühlen" und sind hin- und hergerissen zwischen den unterschiedlichen Bedürfnissen, welche an sie gestellt werden. Alle scheinen irgendwie berechtigte Ansprüche an die pflegenden Frauen zu stellen: Der Pflegebedürftige, denn „schließlich wird Pflegegeld gezahlt", man ist mit ihm/ihr verbunden und liebt die Eltern et cetera. Aber auch der Partner hat Erwartungen an die Ehefrau und die Kindern an ihre Mutter. Nicht zuletzt haben die Frauen selber meist eine Vorstellung darüber, was eine „gute Mutter" oder eine „gute Ehefrau" zu sein bedeutet. Und auch diesen Vorstellungen wollen sie gerecht werden.

Die Hauptpflegeperson wird hierbei dazu instrumentalisiert, es den anderen Familienmitgliedern zu ermöglichen, ihr Leben möglichst wie gewohnt weiterzuführen. Daraus kann einerseits resultieren, dass die Frau mit der Pflege überlastet ist. Andererseits besteht die Gefahr, dass die Handelnde die aktive Herstellung von Familie, dazu gehören neben der Organisation des Alltags auch wichtige Familienrituale, nicht mehr leisten kann: Das sogenannte „doing family"[27] ist gefährdet.

Laut Backes (2008) bildet die oben beschriebene doppelte Vergesellschaftung von Frauen sowohl in berufliche als auch familiäre Zusammenhänge die Voraussetzung der Zuweisung der Pflege als naturgegebene, genuin weibliche Aufgabe: „Alter(n), Pflege und Pflegebedürftigkeit werden eng mit dem weiblichen Geschlecht und dem privaten Raum verknüpft und stehen nachrangig hinter dem öffentlichen Raum der Männer." (Backes 2008, S. 137).

Dies wird im folgenden Beispiel deutlich, in dem eine Pflegetrainerin

---

27 Zum Konzept des „doing family" vgl. auch Schier/Jurczyk (2007).

davon berichtet, dass die Frauen in die Pflege ihrer Angehörigen „hineinge-
drängt" werden:

> *„Ich habe aber auch schon umgekehrt, dass im Grunde oft Söhne erwarten,
> dass die Schwiegertochter pflegt, dass die Pflege ja oft weiblich ist, ist ja ganz
> oft so: ‚du machst das schon!' Dass da im Grunde Frauen auch oft so hereinge-
> drängt werden, weil sie halt nicht Vollzeit arbeiten, [sie arbeiten] halt Teilzeit,
> und die Kinder sind vielleicht schon ein bisschen größer, und eigentlich wollen
> die das gar nicht so richtig."* (Transkript 1, Z. 1120–1124; Hervorh. i. O.).

Geschlechtsspezifische Vorstellungen gehen jedoch hierbei nicht nur
mit der Frage einher, wer pflegt, sondern auch mit der Frage, wie Pflege
bewertet wird.

> *„Ja. Also Männer sind viel so Macher. Ich gehe einkaufen, ich fülle ein For-
> mular aus, ich rufe da an und ich kümmere mich. Das ist dann schon auch so
> partnerschaftlich, […]."* (Transkript 10, Z. 477 f.).

Hier werden Männer als „Macher" und somit als Praktiker beschrieben.
Ihnen wird, gemäß gängigen Geschlechterstereotypen, der aktive Part zugeschrieben.

Zudem wären sie in der Pflege kreativer als Frauen, welche „verbissener"
(Transkript 10, Z. 486) seien:

> *„Bei meinem letzten Fall war es der Sohn, der seinen Vater gepflegt hat, und
> das war ein absoluter Bilderbuchfall. Die waren einfach nur herrlich, mit wie
> viel Kreativität dieser Angehörige da herangegangen ist, also mit irgendwelchen
> Strippen, die er von A nach B gezogen hat, damit der Herr dann klingeln kann,
> also das war total schön. Das war wirklich mal schön zu sehen, und auch mit so
> einer gewissen Lockerheit das einfach. Also ich finde, die Frauen sind da ein biss-
> chen verbissener. Und da muss es dann irgendwie, das wird alles vorher organi-
> siert, (W: Ich wollte gerade sagen, die sind organisierter) genau, und die Männer,
> die, ja, kommt halt gerade so, wie es kommt, […]."* (Transkript 10, Z. 481–488).

Die männliche Pflegeübernahme stellt eine quantitative Minderheit in
dem sowohl weiblichen dominierten Sozialraum des Alter(n)s als auch im
privaten und familiären Raum dar:

> *„Männer verlieren demnach mit der Berentung ihre als ‚männlich' angesehe-
> ne Vergesellschaftsweise, die traditionell über Leistung, Berufstätigkeit, außer-
> häusige Kontakte und so weiter definiert wird. Basis dieser Argumentation stellt
> die Höherbewertung des männlichen Sozialraums dar. Dabei bleibt unberück-*

sichtig, dass die bereits angedeuteten geschlechtsspezifischen Unterschiede im Alter über den Lebenslauf hinweg entwickelt sind und sich nicht nur auf der materiellen Ebene manifestieren. Sie zeigen sich auch in der den Männern zugestandenen Freiheit von (familiären) Verpflichtungen." (Backes et al. 2008, S. 139).

Dies bedeutet, dass Männer mit Übernahme der Pflege zwar in einen weiblich vergesellschafteten Raum eintreten, dennoch aber über andere materielle und soziale Ressourcen und über eine männlich vergesellschaftete Biografie verfügen. So wird in dem oben genannten Beispiel der Rückgriff auf die als männlich konnotierte Tüftelei und Technik als „kreativ" beschrieben.

Frauen werden jedoch in dem Beispiel als „verbissener" dargestellt, ohne etwaige andere Pflichten zu erwähnen, welche vielleicht eine genaue Organisation nötig machen. Pflegende Frauen erfahren hierbei eine dreifache Entwertung. Zum einen wird die Übernahme der Pflege als eine selbstverständliche weibliche Aufgabe gesehen, zum anderen wird diese teilweise selbst aufgrund anderer Ressourcen jedoch geringfügiger gewertet. Schließlich erfährt die pflegerische Tätigkeit insgesamt eine gesellschaftliche Abwertung, weil sie dem niedriger gestellten privaten Raum entspringt.

In den Transkripten der Gruppendiskussionen wird außerdem von Fällen berichtet, in denen das Abhängigkeitsverhältnis von pflegenden Ehefrauen gegenüber ihren pflegebedürftigen Ehemännern deutlich wird. Die vermutlich vor der Pflegebedürftigkeit vorherrschende patriarchale Gewalt setzt sich, trotz der Pflegebedürftigkeit des Mannes, weiter fort:

„Also ich habe das jetzt bei Kriegsgeschädigten oft erlebt, wenn die irgendwie ein Bein verloren haben, oder einen Arm, dass die sehr fixiert sind auf die Ehefrau, und die schon richtig unter Druck steht, [...] bloß das Richtige zu machen, und wenn der einmal ihren Vornamen ruft, in einem Ton, da zucke ich ja sogar zusammen, also das ist nicht so einfach." (Transkript 9, Z. 288–293, Hervorh. i. O.).

In diesem Beispiel übt der pflegebedürftige Ehemann gegenüber seiner pflegenden Ehefrau verbale Gewalt aus und setzt sie unter Druck. Auch im folgenden Beispiel wird beschrieben, wie ein pflegebedürftiger Ehemann seine Frau „terrorisiert":

„Und dann hatte mich jetzt mal eine Kollegin angesprochen, deren Eltern, da funktioniert das nicht so. Da ist der Mann die bestimmende Person, der wird gepflegt, der hatte einen Schlaganfall und ist abhängig, aber macht seiner Frau

immer ein Gewissen, ‚du musst um mich herum sein, ich brauche dich', und der macht das auch gar nicht mit. Er könnte viel mehr, als er wollte, das tut er nicht, und die Ehefrau kreist die ganze Zeit nur um den Mann herum, obwohl sie bald selber nicht mehr kann. [...] das funktioniert nicht. Weil die Ehefrau dieses Spiel mitmacht und nicht mal ‚nein' sagt." (Transkript 9, Z. 275–284).

Dieses hier beschriebene Verhalten des Ehemanns bezeichnet ein Pflegetrainer nachfolgend als „emotionale Erpressung" (Transkript 9, Z. 286).

Allerdings kann es auch zu körperlicher Gewalt im patriarchalen Pflegeverhältnis kommen:

„Also das ist schon richtig, wir hatten gerade mit 50 Jahre Ehe einen, das ist auch so Alpha-Tier, der hat einen Schlaganfall erlitten und kann nicht mehr sprechen. Dann geht das nur noch ‚Hauhauhau', mit Faust, und sie muss ihn (bricht ab) ‚Wie kommen Sie damit klar?', sagt sie auch: ‚Das kenne ich seit 49 Jahren'. Darüber reden sie nicht, diese Geschichten." (Transkript 10, Z. 709–713).

Es wird deutlich, dass eine gewalttätige Beziehung auch im Falle einer Pflegebedürftigkeit des Aggressors fortbestehen kann. Es stellt sich die Frage, wo die betroffene Ehefrau Unterstützung und Hilfe bekommen könnte. Als Anlaufstellen wären beispielsweise feministische Beratungsstellen sinnvoll. Allerdings müsste diese für die Betroffene zugänglich sein.

Dennoch ist eheliche Misshandlung in der Altersehe auch als ein Problem der Pflegebeziehung und nicht zuletzt als ein Problem der Vergeschlechtlichung familialer Pflege als weibliche Aufgabe anzusehen. Gröning (2011, S. 81) hat hierzu eine These zum Zusammenhang von Gewalt und Geschlecht in Pflegebeziehungen formuliert, welche im Gegensatz zu vielen anderen Positionen der Gewaltforschung zu liegen scheint. Sie lautet, „dass erst die Vergeschlechtlichung der häuslichen Pflege und ihre offene und heimliche Deklaration als ‚Frauensache' in Belastungsdilemmata mündet bzw. diese verschärft, weil die Frauen mit der Pflegeverantwortung von der Familie und der Gesellschaft allein gelassen werden, die familiale Pflege weder gesellschaftlich noch familial wertgeschätzt wird und sich Entwicklungen hin zur Missbilligung des alten Menschen und zu seiner Bewertung als Störer in der Familie und als Last nachweisen lassen." Hiermit lässt sich sowohl Gewalt ausgehend von Pflegebedürftigen als auch von Pflegenden als ein Problem der Vergeschlechtlichung der häuslichen Pflege formulieren.

Fazit und Ausblick

Obwohl seit Anfang des 21. Jahrhunderts ein Trend zu mehr pflegenden Männern erkennbar ist (vgl. Barmer Pflegereport 2014; vgl. Rothgang et al. 2014), sind Frauen in der Pflege weiterhin überrepräsentiert: Einerseits machen sie die Mehrheit der pflegebedürftigen Personen aus, andererseits sind sie meistens die Hauptpflegekraft in der Häuslichkeit.

Als Erklärungen für das erste Faktum sind gesundheitliche Faktoren wie eine höhere Lebenserwartung sowie geschlechtsspezifische Erkrankungen zu nennen, bei denen es bei Frauen eher zu chronischen Krankheiten und Multimorbidität kommt als bei Männern (vgl. Hoffmann/Nachtmann 2011, S. 11). Dass Frauen die Rolle der Hauptpflegeperson innehaben, lässt sich dabei auf gesellschaftliche Faktoren zurückführen: Die Pflege wird im privaten Raum verordnet und als naturgegebene, weibliche Aufgabe angesehen.

Auch die Frage, wann ein Mensch die Pflege eines Angehörigen übernimmt, unterliegt einer Geschlechtsspezifik: Frauen pflegen eher in der Lebensmitte (zwischen 55–59 Jahren) und vor der Rente, was eine Aufgabe der Erwerbstätigkeit wahrscheinlicher macht (vgl. Rothgang et al. 2014, S. 113, Abb. 23; vgl. Schneider et al. 2001, S. 362). Männer pflegen dagegen vornehmlich im Rentenalter zwischen 80–84 Jahren.

Die Transkriptausschnitte[28] zeigen zum einen, dass die Pflege durch Frauen und Männer von den Pflegetrainern unterschiedlich bewertet wurde. Dies hängt mit dem Eindringen des Mannes in den weiblich vergesellschafteten Raum zusammen (vgl. Backes et al. 2008). Die männliche Pflege ist dabei positiver besetzt. Somit müsste eine Aufwertung der weiblichen Pflegetätigkeit und damit des weiblichen Raumes bewirkt werden, z. B. durch sozialpolitische Regelungen. Zum anderen wurde das Problem von Gewalt im patriarchalen Geschlechterverhältnis deutlich. Es zeigt sich, dass diese auch nach der Pflegebedürftigkeit des Ehemanns fortbestehen kann.

Insgesamt ist festzustellen, das Geschlecht als eine soziale Klassifikation und ein kulturelles Muster fungiert, dessen beständige Herstellung und Auf-

---

28 Die hier dargestellten Transkriptauszüge spiegeln lediglich Erfahrungen und Meinungen der Pflegetrainer/innen wider. Sie besitzen keine allgemeingültige Aussagekraft. Um Aussagen über Genderkonstruktionen in der familialen Pflege treffen zu können, wären weitere Forschungen mit anderen Untersuchungsgruppen angebracht.

rechterhaltung sich über den ganzen Lebenslauf und somit auch im biografischen Alternsprozess vollzieht. Pflegebedürftigkeit und Pflege sind somit als „gendered process" zu sehen, in welchem sich alte und neue Risiken in Form von „hierarchisch komplementären" Lebensverhältnisse manifestieren (vgl. Backes et al. 2008).

Das Thema der „Vergeschlechtlichung" ist, wie für das Alter(n) an und für sich, auch für pflegende Familien eine wichtige Entwicklungsaufgabe. Dieser muss im Rahmen von Unterstützungsangeboten für Pflegende Raum gegeben werden, will man die Wirkmacht von stereotypen Geschlechterrollen außer Kraft zu setzen versuchen. Außerdem wurde deutlich, dass innerfamiliale (Macht-)Prozesse zur Bildung von „typischen" Pflegearrangements beitragen, wodurch vorrangig Frauen die häusliche Pflege übernehmen (vgl. Gröning 2012). Insgesamt ist also zweifellos festzustellen, dass die Übernahme der familiären Altersfürsorge abhängig ist von der früheren Beziehung zum Pflegenden und der Geschlechterhierarchie im Allgemeinen. Als Ausdruck gesellschaftlicher Modernisierung sollte diese zunehmende Bedeutung der Bindungen und der Rückgang der Bedeutung des Erbes jedoch auch als das moderne Potenzial familialer Pflege gesehen werden. Es gilt, diese Modernisierungspannen und -spannungen in Familien zu würdigen und zu unterstützen. Deshalb wäre es auch zu kurz gedacht, die Bereitschaft zur Pflege allein aus der traditionellen Frauenrolle abzuleiten. Hierdurch erscheint die familiale Pflege „als Gefängnis für Frauen, gemauert aus traditioneller Rolle und infantiler Verstrickung – was wieder den Einsatz von Begleitung und Betreuung der Angehörigen legitimiert" (Gröning, 2009, S. 34). Vor dem Hintergrund des demografischen Wandels und von Gerechtigkeit im Geschlechterverhältnis sollte Pflege in Zukunft jedoch als Entwicklungsaufgabe innerhalb der späten Familie gesehen werden, an welchem die ganze Familie beteiligt ist und bei welchem Bildung und Hilfe die einzige Antwort auf die Bewältigung dieser Lebensentwicklung sein kann. Die Bildung, die Sicht auf Angehörige als Experten, die lebensweltliche Orientierung und somit der Einbezug aller Familienangehörigen können der Bildung eines Pflegeduals entgegenwirken, bei welchem sich ein Dual zwischen pflegebedürftiger alter Person und einer meist weiblichen Pflegeperson bildet, dessen Lebenswelt sich im Zuge dessen totalisiert und die Pflegeperson innerfamilial isoliert. In diesem Sinne ist es ein wichtiges Anliegen des Modellprogramms, eine Netzwerkbildung zu fördern, um der Totalisierung und

Dualisierung der Pflege vorzubeugen und prekäre sowie gefährliche Pflegesituationen, insbesondere für pflegende Frauen, zu vermeiden.

Literatur

Backes, G. M. (2004): Alter(n): Ein kaum erforschtes Arbeitsfeld der Frauen- und Geschlechterforschung. In: Becker, R.; Kortendiek, B. (Hg.): Handbuch Frauen- und Geschlechterforschung. Theorie, Methoden, Empirie. Wiesbaden: VS Verlag. S. 395–402.

Backes, G.; Wolfinger, M.; Amrhein, L. (2008): Geschlechterungleichheiten in der Pflege. In: Bauer, U.; Bürscher, A. (Hg.): Ungleichheiten in der Pflege. Beiträge sozialwissenschaftlich orientierter Pflegeforschung. Wiesbaden: VS Verlag. S. 132–154.

Glammeier, S. (2011): Zwischen verleiblichter Herrschaft und Widerstand. Realitätskonstruktionen und Subjektpositionen gewaltbetroffener Frauen im Kampf um Anerkennung. Wiesbaden: VS Verlag.

Gröning, K. (2009): Generationenbeziehungen und Generationenfürsorge in modernen Zeiten. In: Jansen, Mechthild (Hg.): Pflegende und sorgende Frauen und Männer. Aspekte einer künftigen Pflege im Spannungsfeld von Privatheit und Professionalität. Hessische Landeszentrale für politische Bildung, S. 29–42.

Gröning, K. (2011): Vereinseitigungen – der Diskurs über Geschlecht und Gewalt gegen Pflegebedürftige: In: Gender Zeitschrift für Geschlecht, Kultur und Gesellschaft 2, S. 76–89.

Gröning, K. (2012): Geschlecht(-erverhältnisse) und die familiale Pflege. In: Brandenburg, H.; Kohlen, H. (Hg.): Gerechtigkeit und Solidarität im Gesundheitswesen: Eine multidisziplinäre Perspektive. Stuttgart: Kohlhammer. S. 187–200.

Hoffmann, E.; Nachtmann, J. (2007): Alter und Pflege. GeroStat Report Altersdaten 3/2007. Berlin: Deutsches Zentrum für Altersfragen.

Kunstmann, A.-C. (2008): Sorge für die alten Eltern und familiale Entwicklung. Eine kritische Betrachtung der sozialrechtlichen und wissenschaftlichen Diskurse zur Situation der pflegenden Familien. In: Bauer, A.; Gröning, K. (Hg.): Gerechtigkeit, Geschlecht und demografischer Wandel. Frankfurt/M.: Mabuse-Verlag.

Langehennig, M (2012): In der Angehörigenpflege seinen „Mann" stehen – Einblicke in die gender-konstruierte Sorge-Arbeit pflegender Männer. In: Langehennig, M. Betz, D.; Dosch, E. (Hg.): Männer in der Angehörigenpflege. Weinheim: Beltz Juventa. S. 13–44.

Modellprojekt „Familiale Pflege unter den Bedingungen der G-DRG's" (2008–2013): Evaluationsberichte der durchgeführten Pflegetrainings und Initialpflegekurse, Bielefeld (unveröffentlicht).

Rothgang, H.; Müller, R.; Mundhenk, R.; Unger, R. (2014): Barmer GEK Pflegereport 2014. Schwerpunkt: Zahnärztliche Versorgung Pflegebedürftiger. In: BARMER GEK (Hg.): Schriftenreihe zur Gesundheitsanalyse, Band 29. Siegburg: Asgard-Verlagsservice GmbH.

Rüling, A. (2007): Jenseits der Traditionalisierungsfallen. Wie Eltern sich Familien- und Erwerbsarbeit teilen. Frankfurt/M. u. a.: Campus Verlag.

Schier, M.; Jurczyk, K. (2007): „Familie als Herstellungsleistung" in Zeiten der Entgrenzung. In: Bundeszentrale für politische Bildung: Aus Politik und Zeitgeschichte. Entgrenzung von Arbeit und Leben (34/2007). Bonn: bpb. S. 10–17.

Schlüter, A. (2004): Bildung: Hat Bildung ein Geschlecht? In: Becker, R.; Kortendiek, B. (Hg.): Handbuch Frauen- und Geschlechterforschung. Theorie, Methoden, Empirie. Wiesbaden: VS Verlag. S. 577–582.

Schneider, T.; Drobni, S.; Blossfeld H.-P. (2001): Pflegebedürftige Personen im Haushalt und das Erwerbsverhalten verheirateter Frauen. In: Hinz, T.; Maiwald, K.-O.; Rössel, J.; Vollmer, H.; Wobbe, T. (Hg.): Zeitschrift für Soziologie, Jg. 30, Heft 5. Stuttgart: Lucius & Lucius Verlag. S. 362–383.

Schupp, J.; Künemund, H. (2004): Private Versorgung und Betreuung von Pflegebedürftigen in Deutschland. Überraschend hohes Pflegeengagement älterer Männer. In: DIW-Wochenbericht, Jg. 71., Heft 20. Berlin: DIW. S. 289–294. (Stand 15.12.14: http://www.diw.de/documents/publikationen/73/diw_01.c.92679.de/04-20-1.pdf).

Sieverding, M. (1992). Wenn das Kind einmal da ist … Die Entwicklung traditionellen Rollenverhaltens bei Paaren mit ursprünglich egalitären Rollenvorstellungen. In: Brüderl, L.; Paetzold, B. (Hg.): Frauenleben zwischen Beruf und Familie. Weinheim: Juventa. S. 155–170.

Soiland, T. (2013): Subversion, wo steckst du? Eine Spurensuche an den Universitäten. In: Graf, J.; Ideler, K.; Klinger, S. (Hg.): Geschlecht zwischen Struktur und Subjekt : Theorie, Praxis, Perspektiven, Opladen, Berlin, Toronto: Budrich, S. 93–114.

Statistisches Bundesamt (2013): Pflegestatistik 2011. Pflege im Rahmen der Pflegeversicherung. Deutschlandergebnisse. Wiesbaden: Statistisches Bundesamt.

Transkripte (Nr. 1, 4, 9, 10) von Gruppendiskussionen von 2012/2013 (unveröffentlicht).

Wurm, S.; Tesch-Römer, C. (2006). Gesundheit, Hilfebedarf und Versorgung. In: C. Tesch-Römer, C.; Engstler, H.; Wurm, S. (Hg.): Altwerden in Deutschland. Sozialer Wandel und individuelle Entwicklung in der zweiten Lebenshälfte. Wiesbaden: VS Verlag, S. 329–383.

21 Die Grenzen der Pflege – Gewalt im häuslichen Pflegealltag

Carina Lagedroste und Yvette Yardley

Krisenhaftigkeit der Pflegeübernahme

Laut der Pflegestatistik waren 2011 rund 2,5 Millionen Menschen in Deutschland pflegebedürftig im Sinne des Pflegeversicherungsgesetzes (SGB XII). Mehr als zwei Drittel wurden in der Häuslichkeit versorgt. Davon wurden lediglich 576.000 Pflegebedürftige zusammen mit einem Pflegedienst gepflegt (vgl. Statistisches Bundesamt Wiesbaden 2013, S. 7). Folgt man der Alzheimer Gesellschaft Baden-Württemberg, so haben „[n]ie zuvor [...] so viele Angehörige so viele alte Menschen gepflegt wie heute" (Alzheimer Gesellschaft Baden-Württemberg e. V., o. J. S. 1). Die Angehörigen pflegen in der Regel engagiert, kompetent, aufopfernd und nicht selten bis an die Grenzen ihrer eigenen Belastbarkeit (vgl. ebd.). Dabei ist bereits die Pflegeübernahme von einer Krise geprägt und fordert viel Kraft. „,Pflege heißt Krise' [...]. Stets müsse man sich von Lebensentwürfen und Träumen verabschieden, wenn etwa der Partner nach einem Schlaganfall pflegebedürftig sei und der Alltag nur noch von seinen Bedürfnissen bestimmt werde." (Deutsches Ärzteblatt 2009).

Schließlich ist die Pflege nicht geplant, in der eigenen Lebensplanung nicht berücksichtigt, man ist unvorbereitet und nicht selten zeichnet sich der Eintritt von Pflegebedürftigkeit eines Menschen nur schleichend ab.

Gerade zu Beginn der Pflegeübernahme ist die Beziehung durch Rollenwechsel, Hilflosigkeit und Überwältigtsein geprägt (vgl. Urlaub 1988, S. 184). Nicht nur die pflegende, auch die pflegebedürftige Person sowie weitere Familienmitglieder müssen ihre bisherigen Rollen überdenken, anpassen und sich neu orientieren. Die Freizeitgestaltung, das Lebensgefühl des Familienlebens und der Partnerschaft werden gravierend beeinträchtigt, eigene Zukunftspläne und Bedürfnisse müssen zurückgestellt, der Tagesablauf muss angepasst und umstrukturiert werden, es kommt zu einem Kontrollverlust, zu Abhängigkeiten, Isolation, teilweise geht die Pflegeübernahme in der Konsequenz mit der Aufgabe des eigenen Berufs und damit verbundenen Zukunftsängsten einher (vgl. Eastman 1985, S. 173; vgl. Oehmen 1999, S. 16;

vgl. Brendebach 2000, S. 29; vgl. Fuchs 2000, S. 75/92; vgl. Gröning et al. 2004, S. 37 f.; vgl. Görgen et al. 2006, S. 9). Dennoch ist die Entscheidung zur Pflegeübernahme stets schnell getroffen. Für viele ist diese selbstverständlich, ruht auf familiärer Solidarität, dem Eheversprechen, Liebe und Zuneigung, auf Dankbarkeit, Wiedergutmachung, einem Pflichtgefühl oder gesellschaftlichen Erwartungen (vgl. Eastman 1985, S. 74: vgl. Hedtke-Becker 1990, S. 27 f.; vgl. Görgen et al. 2006, S. 93).

Problematisch wird es, wenn die Pflege zum alleinigen Lebensinhalt wird und die Grenzen der eigenen Belastbarkeit überschritten werden. Auch wenn es das Ziel ist, den Verbleib von Pflegebedürftigen in der Familie zu verlängern und Heimunterbringung zu vermeiden, so sollte dies nicht auf Kosten der Gesundheit der Pflegenden oder zugunsten der Aufrechterhaltung von mitunter schwierigen bis hin zu aggressiven oder gewalttätigen Pflegebeziehungen gehen.

Meist übernimmt die Tochter, Schwiegertochter, der Ehepartner oder Lebensgefährte bzw. Lebensgefährtin die Pflege. Mittlerweile vermehrt auch die Söhne. Für wie lange, ist häufig jedoch nicht absehbar. Die meisten gehen von zwei oder drei Jahren Pflegezeit aus, dass die Pflege im Schnitt bis zu zehn Jahre und länger andauert, wird in der Regel unterschätzt (vgl. Hedtke-Becker 1990, S. 39; vgl. Deutsches Ärzteblatt 2009).

Auch wenn mit der Zeit Pflegeroutinen entwickelt werden können, so bleibt die Pflege körperlich anstrengend und emotional höchst belastend (vgl. Gröning et al. 2004, S. 39, vgl. Breider 2001, S. 13). Hinzu kommt eine wachsende Frustration der Pflegenden über ihre Lebenssituation, da sie ihr Leben nicht mehr selbstbestimmt entscheiden können (vgl. Fuchs 2000, S. 64). Nicht selten kommt es in der Folge zu Diskrepanzen, Konflikten und Krisen aufseiten des Pflegebedürftigen, aber auch des Pflegenden. Zugespitzt wird diese Situation durch institutionelle Defizite, bürokratische Prozesse, sowie fehlende Erfahrungen und Kompetenzen der pflegenden Angehörigen (vgl. Urlaub 1988, S. 181). Mangelnde Entlastungsmöglichkeiten sowie ein fehlendes Pflegenetzwerk wirken sich ebenfalls sehr belastend aus und verstärken die Überforderungstendenzen. Leider ist die Schwelle zur Gewalt nicht weit, wenn Hilflosigkeit, Überforderung, Isolation und Auswegslosigkeit summierend aufeinandertreffen.

Welche Formen von Gewalt im Pflegealltag vorkommen und welche Faktoren diese aggressiven und gewalttätigen Verhaltensmuster bekräftigen, lässt sich am Datenmaterial von Gruppendiskussionen veranschaulichen.

Im Rahmen einer Kooperation des Modellprojektes mit den „Projektstudien" der Universität Bielefeld wurden im Frühjahr 2013 von Studierenden der Universität Bielefeld 13 Gruppendiskussionen mit Pflegetrainer/innen zum Thema „Nicht sichergestellte Pflege" durchgeführt. Die Pflegetrainer/innen des Projektes sind erfahrene Pflegefachkräfte, die im Rahmen der Umsetzung des Projektes pflegende Angehörige bis zu sechs Wochen nach der Entlassung der pflegebedürftigen Person aus dem Krankenhaus durch aufsuchende Trainings und Beratungen in die Häuslichkeit begleiten. Dadurch haben die Pflegetrainer/innen nicht nur Erfahrungswissen über institutionelle Gewalt, sondern auch Einblick in die häusliche Pflege.

Nachfolgend werden Daten und Fakten zur häuslichen Gewalt von und gegen Pflegebedürftige exemplarisch mit Sequenzen aus den geführten Gruppendiskussionen zur Veranschaulichung untermauert. Diese zeigen aus der Perspektive der Pflegetrainer/innen, welche Erfahrungen sie mit dem Thema Gewalt in der häuslichen Pflege bereits gemacht haben und bieten einen lebendigen Einblick in kritische Situationen des Pflegealltags. Bevor jedoch einzelne Sequenzen näher betrachtet werden, erfolgt zunächst eine Definition von Gewalt.

Gewalt in der häuslichen Pflege

Wie Gewalt definiert wird, ist von verschiedenen Faktoren abhängig und durch die jeweilige Gesellschaft, die Zeit sowie die Kultur geprägt. Die Weltgesundheitsorganisation definiert Gewalt wie folgt:

„Der absichtliche Gebrauch von angedrohtem oder tatsächlichem körperlichem Zwang oder physischer Macht gegen die eigene oder eine andere Person, gegen eine Gruppe oder Gemeinschaft, der entweder konkret oder mit hoher Wahrscheinlichkeit zu Verletzungen, Tod, psychischen Schäden, Fehlentwicklung oder Deprivation führt" (WHO 2003, S. 6).

Gewalt allgemein hat somit stets die Schädigung einer Person zum Ziel. Wirft man nun den Blick genauer auf Gewalthandlungen innerhalb der häuslichen Pflege, so wird das Ausmaß der verschiedenen Ausprägungsformen deutlich.

Eastman zufolge können unter anderem sexueller Missbrauch, Medikamentenmissbrauch, körperliche Nötigung, Unterernährung oder Flüssigkeitsmangel, Mangel an persönlicher Fürsorge, Verwundbarkeit, Mangel an Hilfeleistungen, Armut, unzureichende Wohnverhältnisse, Arbeitslosigkeit, Spannungen, zwischenmenschliche Konflikte, Rollenwechsel, Angst und Rückzug, Isolation, aber auch die Androhung von Bestrafungen als Gewalthandlungen innerhalb der häuslichen Pflege gefasst werden (vgl. Eastman 1985, S. 89–99). Weiter ausdifferenziert versteht Eastman unter dem Begriff der Altenmisshandlung eine „systematische körperliche, emotionale oder finanzielle Mißhandlung einer älteren Person durch einen pflegenden Angehörigen", die in „Form einer Handgreiflichkeit, eines drohenden Verhaltens, der Vernachlässigung oder des Aussetzens […] sowie der sexuellen Belästigung" sichtbar werden (Eastman 1985, S. 38).

Betrachtet man die Bandbreite wissenschaftlicher Definitionen von Gewalt, so besteht weitgehende Einigkeit darin, „daß neben körperlicher Misshandlung die Vernachlässigung elementarer Bedürfnisse in Bezug auf Ernährung, medizinische Versorgung und Pflege sowie emotionale Zuwendung als Gewalt empfunden wird. Massive oder andauernde verbale Aggression und Missachtung gehört ebenso hierher wie verschiedene Formen der mechanischen oder medikamentösen Einschränkung der Bewegungsfreiheit (Einschließung, Fixierung, Bettgitter, Sedativa), soweit sie nicht medizinisch indiziert und rechtlich legitimiert sind" (Zenz 2008, S. 21).

Die Erfahrungen der Pflegetrainer/innen decken sich mit den vorliegenden Definitionen und veranschaulichen die Vielfalt von Gewalthandlungen.

„FF: Also ich denke, Gewalt muss man ja auch definieren. Gewalt ist ja nicht nur ich haue jemanden oder. Gewalt ist auch, ne, ich schreie jemanden immer an, bestimme über das, was er tun soll, ähm, ich gebe ihm keinen Raum, ne, also kann nicht autonom sein. das ist ja auch Gewalt." [Gruppendiskussion Feuerriegel/Schäfer 2013, Z. 233–237].

„P: Wobei das Wort ‚Gewalt' bei vielen ja auch sich auf die körperliche Gewalt beschränkt, wobei ich denke, in der Pflege ist also so Gewalt durch Respektlosigkeit oder Übergriffigkeit, Fremdbestimmung, die ist sehr häufig. Das sehen, weder die pflegenden Angehörigen, noch die Patienten sehen das wirklich als

Gewalt, aber ich empfinde das also schon als schwierig," [Gruppendiskussion Benz/Werner 2013, Z. 901–905].

„P: Also ich denke aber auch, die Gewalt fängt schon vorher an. Also die fängt ja schon damit an, dass man dem Angehörigen ab 18 Uhr nichts mehr zu trinken gibt, weil er nachts Wasser lassen müsste. (P: Ja, genau) Das ist ja schon, da fängt es ja irgendwo schon an. Das ist ja jetzt nicht nur immer diese Übergriffe, die sicherlich auch dann und wann stattfinden, sondern es geht ja damit schon los." [Gruppendiskussion Ziesemann 2013, Z. 595–599].

Neben verbalen Attacken und körperlichen Übergriffen zählen die Pflegetrainer/innen auch Entmündigung, Respektlosigkeit, Fremdbestimmung, Isolation und bewusste Vernachlässigung durch Nahrungsmittelentzug zu gewalttätigen Handlungsweisen. Auch hier wird die Bandbreite möglicher Gewalttaten im Rahmen der häuslichen Pflege deutlich.

Leider gibt es nur wenige Studien, die sich mit dem Vorkommnis der Gewalt in der häuslichen Pflege auseinandersetzen. Gerade bei dem Delikt Gewalt gegen Ältere in der Häuslichkeit ist ein großes Dunkelfeld zu vermuten. Viele Taten können oder werden nicht zur Anzeige gebracht. Sei es aus Scham, Isolation, Abhängigkeit oder Angst, der Pflegende könnte die häusliche Pflege beenden und für eine Heimunterbringung plädieren (vgl. Deutsches Ärzteblatt 2009). Ein weiterer Grund kann die eigene Einschränkung basierend auf der Erkrankung sein.

Fakt ist: Mit dem Alter steigt das Risiko der Pflegebedürftigkeit und damit einhergehend auch das Risiko einer Viktimisierung (vgl. Brandt 2011, S. 3). Somit ist de facto von einem größeren Dunkelfeld auszugehen. Darauf verweisen auch Praxisberichte von Notruftelefonen.

Aus einer Fachtagung heraus entstand 1996 die „Bonner Initiative gegen Gewalt im Alter" (vgl. Brendebach 2000, S. 8). Den Ergebnissen dieser Auswertung folgend spielen neben der körperlichen Gewalt auch psychische und finanzielle Misshandlungen eine große Rolle. Die Notrufe bezogen sich überwiegend auf Delikte in der eigenen Wohnung, wobei in einem Drittel aller Fälle der Täter dem Nahraum bzw. der Familie zugeordnet werden konnte (vgl. Brendebach 2000, S. 10). Ferner konnten die Gewaltphänomene häufig mit Pflegesituationen oder mit Personen, die psychisch auffällig, verwirrt oder pflegebedürftig waren, in Verbindung gebracht werden (vgl. Brendebach 2000, S. 10 f.; siehe auch Brandt 2011, S. 22).

In dem Zeitraum von 2004–2008 untersuchte eine Forscher/innengruppe des Kriminologischen Forschungsinstututs Niedersachsen (KFN) das Risiko der Opferwerdung bei Hochaltrigen und Pflegebedürftigen sowohl in der Häuslichkeit als auch in Institutionen (vgl. BMFSFJ 2009). Nach eigenen Angaben ignorierten die Fachkräfte die Wünsche der zu Pflegenden absichtlich, vernachlässigten die Mundpflege, fassten die Pflegebedürftigen grob an, lagerten diese falsch oder attackierten diese verbal (vgl. BMFSFJ 2009, S. 185). Gleichzeitig wurden im Referenzzeitraum mehr als jede zweite Pflegekraft Zeuge mindestens eines Falles von psychischer Misshandlung (verbaler Aggression) oder pflegerischer Vernachlässigung von pflegenden Angehörigen gegen die pflegebedürftige Person (vgl. BMFSFJ 2009, S. 186). Jeder vierte der älteren Befragten berichtete von erlebtem, verbal aggressivem Verhalten von Familien- oder Haushaltsmitgliedern, nur Einzelne gaben, an von körperlicher Gewalt betroffen zu sein (vgl. Görgen et al. 2006, S. 44).

Insgesamt wurden in 90 familialen Pflegearrangements und somit 70 % der untersuchten Settings, Fälle von Misshandlung bzw. Vernachlässigung deutlich (vgl. BMFSFJ 2009, S. 254, 258). Allerdings zeigt die Befragung auch, dass Pflegebedürftige und pflegende Angehörige in ähnlichem Maße Opfer und/oder Täter sind (vgl. BMFSFJ 2009, S. 256). Da in der Mehrheit der Fälle Frauen diejenigen sind, die die häusliche Pflege übernehmen, überrascht es nicht, dass Frauen überproportional häufig als Täterinnen in Erscheinung treten (vgl. Brendebach 2000, S. 36).

In den Gruppendiskussionen berichten die Pflegetrainer/innen davon, dass physische und psychische Formen der Gewalt in der häuslichen Pflege zu beobachten seien.

„V: Also ich sage mal, verbale Gewalt, die ist in etlichen Familien gang und gäbe, ja" [Gruppendiskussion Lagedroste 2013, Z. 743].

Schnell hebt sich die Stimme, jemand wird beschimpft oder angeschrien. Oft reichen Kleinigkeiten, unwichtige Dinge aus, um das Fass zum Überlaufen zu bringen.

„CT: Sie schreien sich mehr oder weniger an, [...]

CT: Keine Ahnung, die zanken sich da wirklich zehn Minuten über diese Unterhemden, bis wir dann gesagt haben, jetzt ist mal gut mit den Unterhemden, die liegen doch da, da musst du doch nur hingucken! Genau, unwichtige, also für mich unwichtige Sachen, worüber die sich gestritten haben. [...]

da werden Sachen passiert sein, die wir nicht mehr nachvollziehen können." [Gruppendiskussion Dumke/Hupke 2013, Z. 495–502].

Bereits in der Lebensgeschichte können verbal aggressive Umgangsweisen verankert sein, die vermehrt in Krisen- oder Konfliktsituationen im Rahmen der Pflege aufbrechen. Diese bereits internalisierten Spannungen sind als Grundlage für ein Verständnis des gewaltförmigen Verhaltens unabdingbar.

Im Pflegedual ist diese Beziehung in einer besonderen Weise durch Abhängigkeitsbeziehungen und einseitige Machtpositionen bestimmt (vgl. Urlaub 1988, S. 96).

„P: dass wirklich der Mann Angst vor der Frau teilweise hatte, und man merkte auch, das war total heftig, wie sie dann hereinkam, und sie hat ihn auch so ein bisschen untergebuttert, aber auch wieder bemuttert wiederum, und er spielte das Spiel so mit. Also man merkte, wie er sich angepasst hat und so. Und was für ein Wortgefecht, wo er dann auch verletzt wurde, das ist auch schwierig, und dann darf man sich auch so nicht einmischen, weil das dann wieder ein bisschen intern ist, wo es gerade so grenzwertig war." [Gruppendiskussion Benz/Werner 2013, Z. 1016–1022].

Obwohl der Pflegebedürftige verbal attackiert und damit auch verletzt wird, passt er sich der Situation an. Zu vermuten wäre, dass er Wortgefechte dieser Art bereits gewohnt und somit desensibilisiert („abgestumpft") ist oder bereits resigniert hat.

Innerhalb des Pflegeduals ergibt sich ein unglaublich hohes Machtpotenzial, welches nicht immer nur im Sinne des Pflegebedürftigen genutzt wird. Nicht selten wird die Pflege als Plattform von Rache für erlebte Unterwürfigkeit in der eigenen Biografie genutzt.

„HF: Und ich ich denke mal, dass das dazu geführt hat, vielleicht auch 'n bisschen die Bevormundung von ihrem Mann früher, so jetzt hatte sie quasi die Macht, er war ihr unterwürfig, und ähm, den Ausschlag dann mal ins Bett zu bringen. ‚Ist ja eklig', dann nannte sie den Vornamen, ‚Du altes Schwein', oder dann ähm, ich habe zum Beispiel, ne, habe sie gebeten, habe ihn aus dem Rollstuhl gehoben und sie gebeten, dass sie die Hose runterzuziehen, damit ich ihn auf's WC setzen kann. Und mit was für ‚ner Kraft sie da rangeht und die Hose runterreißt und dann war halt schon was drin in der Hose und dann schimpft, beschimpft sie ihn: ‚Wie kannst du das nur machen vor der Schwester, vor der

Schwester, du altes Schwein, du Dreckschwein!' Und dann nur." [Gruppendiskussion Feuerriegel/Schäfer 2013, Z. 1964–1976].

An dieser Sequenz zeigt sich die Form der doppelten Beschämung. Zum einen kann vermutet werden, dass sich die pflegebedürftige Person der eigenen Einkotung schämt, zum anderen kommt es durch die verbale Beschimpfung durch die pflegende Person zu einer weiteren Beschämung.

Gleichzeitig können auch die Pflegebedürftigen eine gewisse Art der Macht ausüben, indem sie sich bewusst einkoten, die Nahrungsaufnahme verweigern, die Pflege an sich kritisieren, die Arbeit der Pflegenden nicht wertschätzen und so die pflegenden Angehörigen bestrafen oder verletzen (vgl. Deutsches Ärzteblatt 2009).

Ist eine pflegebedürftige Person an Demenz erkrankt, so stehen die Pflegenden ebenfalls vor anderen die Krankheit betreffenden, auch psychisch aufreibenden und schwierigen Belastungssituationen. Demenzielle Erkrankungen führen einerseits zu Schwierigkeiten im Bereich familiärer Beziehungen, andererseits aber auch zu Verwirrtheit (vgl. Breidert 2001, S. 38). Aufgrund der krankheitsbedingten Symptome wie z. B. Verwirrtheit sind demenziell Erkrankte häufig nicht mehr in der Lage, ein eigenständiges und autonomes Leben zu führen. Durch die Erkrankung sind sie von jeder Schuld, Verantwortung und Rollenverpflichtung befreit und können durch die Rollenlosigkeit „als Verwirrte" eine starke Macht ausüben" (Breidert 2001, S. 38).

„BS: Sobald seine Frau zu ihm ans Bett kam, da habe ich gedacht: ,Mein Gott, die kann doch hier nicht überleben!' Der hob den Fuß, und wenn sie nahe gekommen wäre, hätte er sie getreten, und ,alte Hexe, dich will ich hier nicht mehr sehen, du bist das Allerschlimmste', [...] weil sie völlig entsetzt war, weil sie gar nicht mehr wusste, wie sie damit umgehen sollte. Und war unheimlich traurig, weil sie sagt, ,wir haben so viele schöne Sachen miteinander erlebt, und ich verstehe das überhaupt nicht, warum er so jetzt ist in seiner Demenz." [Gruppendiskussion Dumke/Hupka 2013, Z. 951–960].

Aggressive Handlungsweisen in Form physischer und psychischer Art können für die Betroffenen nicht nur hart sein, sondern auch die Angst und psychische Belastung im pflegerischen Umgang schüren.

Demenzkranke fühlen sich hilflos, verlieren zunehmend die Kontrolle über sich selbst und ihre Autonomie. Diese Verlusterfahrungen sind beängstigend. Häufig ist die Ausübung von Gewalt oder aggressivem Verhalten ein Ausdruck ihrer Hilflosigkeit. In dem Moment der Ausübung spüren sie Macht und Autonomie, auch wenn sie diese längst verloren haben.

„C: Ja, sicher, dass die aggressiv werden. Die werden aggressiv.

A: Die Pflegenden werden aggressiv, die zu Pflegenden. Aber es ist dann auch so – wie soll ich das sagen? Jemand, der dement ist, äußert sich auch oft, indem er dann schlägt. Das darf man in dem Moment nicht persönlich nehmen, denn er ist nicht in der Lage, sich anders zu äußern. Aber wenn ich sieben Nächte nicht mehr geschlafen habe, dann gehe ich auch nicht mehr arbeiten. Das ist besser dann für die Patienten. Wenn ich dann geschlagen werde, dann nehme ich das persönlich. Und so ist das natürlich, wenn eine Tochter ihre Mutter pflegt und sie hat einige Nächte nicht mehr vernünftig geschlafen, und die Mutter ruft dann ein fünfzigstes Mal am Tag – was durchaus passieren kann –, dann verdreht sie [den Kopf] ,Nicht schon wieder! Die soll mich jetzt einmal in Ruhe lassen.' Die sind eigentlich gar nicht so." [Gruppendiskussion Meyer zu Hoberge et al. 2013, Z. 1042–1052].

Gerade bei Demenz besteht häufig große Unwissenheit und Angst. Fehlendes Wissen über das Krankheitsbild, fehlende Anleitungen in der Pflege, aber auch fehlende Routinen im Umgang mit Demenz verstärken die Unsicherheit und können zu falschen oder unangemessenen Reaktionsweisen führen.

„YS: Und da hat sie gesagt: ,Ich habe den dann angeschrien und bin dann herausgegangen', und dann habe ich gesagt: ,Bevor Sie das das nächste Mal machen, gehen Sie lieber heraus, zählen mal bis zehn', und habe ihr erklärt, warum er so ist. Und wenn man, das war nachher wirklich die liebste, also wie gesagt, ist sie jetzt, die pflegt den so liebevoll und aufopferungsvoll, hat ihm sogar eine Lampe gegeben, die er provisorisch reparieren konnte, damit er da etwas zu tun hatte als Mann. Das war wirklich Unsicherheit bei ihr am Anfang, dass sie halt überfordert war und überhaupt nicht wusste, und am liebsten hätte sie ihn direkt wieder ins Krankenhaus getan und das haben wir aber ganz gut hingekriegt. Aber das war auch das einzige Mal, dass jemand das zugegeben hatte, nicht körperliche Gewalt, sondern verbale Gewalt." [Gruppendiskussion Benz/Werner 2013, Z. 862–871].

Häufig reicht den Angehörigen eine kleine Anleitung zum richtigen Umgang mit dem Pflegebedürftigen, eine kleine Hilfestellung zur Entschärfung der Situation sowie die Aufklärung über die Spezifika eines Krankheitsbildes, um die Pflegesituation zu stabilisieren und für alle Beteiligten befriedigend zu gestalten. Wie an der vorangegangenen Sequenz deutlich wird, können so auch Einweisungen oder Wiedereinweisungen in das Krankenhaus reduziert werden.

Nach Aussage der Alzheimer Gesellschaft Baden-Württemberg kommt es bei rund 5 % aller häuslichen Pflegeverhältnissen zu Formen körperlicher Gewalt (vgl. Alzheimer Gesellschaft Baden-Württemberg e. V., S. 1). Eine Pflegetrainerin berichtet von einer Situation, in der die Pflegende dem Pflegebedürftigen einen Klaps auf den Hintern gegeben hat und die Pflege eher unsanft durchführt.

„HF: Klaps auf 'n Hintern oder so, ne. ,Oh Mann', dann zieht sie da ruck aus, die Hose runter oder macht da so, nich' unbedingt fest, aber haut da auf n' Hintern, also das war schon Richtung Gewalt eigentlich, ,Du altes Schwein'." [Gruppendiskussion Feuerriegel/Schäfer 2013, Z. 1057–1059].

Auch hier ist die Schwelle zur Gewalt längst erreicht.

„P: Ja, wir hatten das einmal, dass eine junge Frau zu Hause gepflegt wurde, weil sie Rollstuhlfahrerin war, auch aus irgendwelchen südlichen Ländern, die dann bei der Grundpflege, bei der ihr geholfen werden musste, hat sich gezeigt, dass die am gesamten Rücken- und Bauchbereich Brandflecken von Zigaretten hatte. (Schreckensausrufe) Da haben wir dann auch lange diskutiert, weil dieses ,ich mische mich da nicht ein' und ,das könnte ja auch etwas anderes sein' und ,was unterstelle ich denn da der Familie?' ist halt auch ganz, ganz schwer, dagegen anzukommen. Und ich habe dann als Stationsleitung immer darauf gedrungen, mit dem Oberarzt und dem Chefarzt zu reden und zu sagen: ,Wir müssen jetzt etwas machen'. Und wir haben im Endeffekt die Polizei gerufen, und die junge Frau ist dann in einem Heim untergebracht worden." [Gruppendiskussion Benz/Werner 2013, Z. 950–960].

Gewalt gegen wehrlose Pflegebedürftige ist ein besonderer Akt von Gewalt, der von einer stark asymmetrischen Macht- und Beziehungssituation zeugt. An diesem Beispiel wird auch ein weiteres Problem sichtbar: Viele Gewalttaten werden nicht öffentlich gemacht, weil die Pflegebedürftigen in der Häuslichkeit bleiben möchten. In den meisten Fällen bedeutet eine Intervention bei häuslicher Gewalt mit Pflegesituation die Heimeinweisung.

Neben der direkten Gewaltanwendung sind Formen der Vernachlässigung oder Unterlassung als indirekte Formen der Gewalt offenzulegen.

„CF: Meist ist es so, blaue Flecke, oder wo man wirklich sehen konnte, dass diese Person verletzt worden ist, das nicht, aber man merkt dann, dass die Angehörigen sich so weit zurückziehen, und die Person einfach liegen lassen. Einfach liegen lassen, verwahrlosen lassen, dann ähm kommen die meisten in der Nacht zur Aufnahme, und in der Nacht machst du eben eine Grundwäsche, dann holst du alles Mögliche aus den Ohren heraus, was da seit Jahren nicht mehr hingehört, oder zwischen den Zehenzwischenräumen." [Gruppendiskussion Werner/Benz 2013, Z. 927–932].

Nicht immer ist eindeutig zu differenzieren, ob die Schädigung absichtlich erfolgte oder lediglich eine Konsequenz des Pflegefehlers ist.

„P: Die Patientin hatte einen Dekubitus bis auf die Knochen sichtbar, habe ich jahrelang nicht gesehen, jahrelang, das gibt es kaum noch, also hier im Haus ganz, und das war eben, da wurde ich dazugerufen. Es ging um die Versorgung, und in den Gesprächen hat sich eben herauskristallisiert, dass wirklich dieses Wundliegen, weil wir mit Lagern anfingen, ‚ja, aber wenn wir mal einkaufen gehen, shoppen, dann wird die Mama ja festgemacht'. Ich sage: ‚Wie, die wird festgemacht?' Die wurde ans Bett fixiert, ‚das ist mir so peinlich, ich krabble dann auf allen Vieren aus dem Raum, weil ich mich schäme'. So, und dann bin ich an meine Grenzen gekommen […]. Da wurde eine Frau über Stunden festgemacht, weil man nicht in G. shoppen ging, sondern auf der Kö. Also das waren auch gut gestellte Menschen, und um kein schlechtes Gewissen zu haben, dass die aufsteht oder aus dem Bett fällt, also das gibt es. Also das war der Ganzextremfall." *(1:25:04)* [Gruppendiskussion Hüttenbrink 2013, Z. 1064–1080].

Eine Person zu fixieren, um einkaufen zu gehen und gleichzeitig transparent machen, dass es einem selbst unangenehm ist, ist mehr als nur eine Freiheitsberaubung. Auch wenn die Pflegenden angeben, dies nur zum Schutz durchzuführen, ist hier von einer aktiven Gewaltanwendung zu sprechen.

Das nachfolgende Beispiel zeigt, dass Pflegefehler auch durch professionell Handelnde möglich sind:

„BL: Reichlich. Jetzt letztens, aber das finde ich deshalb so prägnant, weil diese Familie eine aus Osteuropa eine Pflegerin, eine pflegende Frau bei sich einquartiert hatte, deswegen fällt mir das jetzt so ganz spontan auf. Dieser Mann ist total exsikkiert und mit Dekubiti übersät ins Krankenhaus gekommen, trotz dieses Pflegedienstes. Die haben auch Pflegestufe-III-Pflegegeld be-

kommen, und haben davon diese Dame bezahlt." [Gruppendiskussion Budzynski/Ringel 2013, Z.1000–1005].

Pflegefehler lassen sich durch Aufklärung und Anleitung von pflegenden Angehörigen vermeiden. Durch gezielte einzelfallbezogene Trainings können die Pflegetrainer/innen Schulungen und Beratungen durchführen und so für Wissens- und Praxistransfer sorgen.

Bei einer fachlich unangemessenen Durchführung der Pflege können über die Pflegetrainings notwendiges Wissen vermittelt, Lernprozesse angestoßen und Pflegekompetenzen aufgebaut werden, um dauerhaft eine Verbesserung der pflegerischen Versorgung in der Häuslichkeit zu erreichen. Bei einer Vernachlässigung dagegen sollten weitere Schritte zum Schutze der zu versorgenden Person eingeleitet werden.

„P: Oder einfach, wir hatten mal einen Herrn im Kurs, der hat die Inkontinenzhosen seiner Frau immer auf die Heizung gelegt zum Trocknen (P: Kenne ich auch!). Und das hat er aus dem Grund gemacht, weil es ihm einfach zu teuer war, neue zu kaufen. Er wusste aber nicht, dass der Hausarzt ihm die verschreibt, und dann auch mit diesen 31 Euro monatlich er noch ein bisschen was herausholen kann. Und wenn die trocken waren, hat er der Dame die wieder angezogen, und wunderte sich aber, dass eine Riesen-Pilzinfektion entstanden ist. Ich finde, das ist auch schon so eine Art von ‚Gewalt‘, damit fängt es ja schon an." [Gruppendiskussion Ziesemann 2013, Z. 599–606].

Die vorangegangene Sequenz zeigt auf, dass ein besseres Wissen über Handlungsmöglichkeiten bei den Angehörigen für eine sichergestellte Pflege sorgt. Der Angehörige hat aus finanziellen Gründen seine Ehefrau unbeabsichtigt geschädigt und kann durch das erlernte Wissen (Information über Verschreibung bei Inkontinenz) seine Frau jetzt besser versorgen.

„M: Oder eine andere Familie, die hatten einen Müllsack und eine Wolldecke unter den Po gelegt, weil die seit zwei Monaten darauf warten, da habe ich gesagt; ‚Rufen Sie um Gottes Willen sofort wieder an, die haben sie vergessen‘, warteten die darauf, von der Krankenkasse die Genehmigung zu bekommen, dass sie sich diese Mehrfachunterlagen kaufen konnten. So lange hatten die einen Müllsack drauf und eine Decke. Man kann sich vorstellen, wie diese Decke roch, denn die hatten natürlich nicht genug Decken, um die täglich zweimal zu waschen. Also richtig diese alte, dicke Wolldecke war darunter." [Gruppendiskussion Lagedroste 2013, Z. 85–107].

Unwissenheit über zustehende Sachleistungen, aber auch die langen Prozesse der Bürokratie oder das Verwehren schneller Hilfe durch die zuständigen Kassen kann gewaltfördernd wirken.

Geht man noch einen Schritt weiter, so zeigt sich, dass leider monetäre Interessen nur allzu häufig im Fokus liegen.

„UF: Die Krankenkasse informiert einen nicht, die wollen auch nur sparen, das Sozialamt informiert einen nicht, die wollen auch nur das Geld festhalten, und wenn man nicht internetversiert ist, was die 70-Jährigen nun mal nicht sind, dann ist man da verraten und verkauft." [Gruppendiskussion Budzynski/Ringel 2013, Z. 1603–1607].

Die Gewaltausübung kann unterschiedliche Gründe haben und sich von Unwissenheit über Verzweiflung, Aussichtslosigkeit bis hin zur Machtausübung erstrecken.

Hintergründe für die Gewaltausübung

Oftmals sind es verschiedene Faktoren, die kumuliert zusammentreffen, bis es am Ende tatsächlich zu der Anwendung von Gewalt kommt. Ein Aspekt kann die Totalisierung der Pflege sein.

Basierend auf dem gesellschaftlichen Bild „Wer hilft, ist stark, wer hilfebedürftig ist, ist schwach" (vgl. Hedtke-Becker 1990, S. 45), nehmen nur wenige Pflegende Hilfe in Anspruch. Sei es aus Unkenntnis über vorhandene Hilfsangebote oder aber aus dem Grund sich nicht eingestehen zu wollen, dass weitere Hilfe benötigt wird (vgl. Hedtke-Becker 1990, S. 32; vgl. Brandt 2011, S. 16). Hinzu kommt, dass die Pflege häufig durch eine einzelne Person übernommen wird und die Pflegelast somit nur auf „einer Schulter" ruht.

„WG: Aber wenn es jemand alleine schultert, merke ich sehr häufig, dass da schon eine Überforderung, oder dass es wirklich hart an die Grenze geht. Das ist aber auch ganz egal, ob das jetzt Männer sind, die ihre Frauen pflegen, oder umgekehrt [...] Aber die Belastung, die Überforderung ist, glaube ich, eher auch im psychischen als im körperlichen Bereich. Da ist es einfach dieses 24 Stunden am Tag, sieben Tage in der Woche, was die Angehörigen auszehrt." [Gruppendiskussion Dumke/Hupke 2013, Z. 278–291].

Auf Dauer können die ständige notwendige Präsenz, Unsicherheiten über den weiteren Verlauf des Pflegeverhältnisses, die spürbar werdenden

Grenzen der eigenen Belastbarkeit und Konflikte in der Beziehung zum Hilfebedürftigen die psychischen Belastungen verstärken und zu Spannungen innerhalb des Pflegeverhältnisses führen (vgl. Eastman 1985, S. 174; vgl. Gröning et al. 2004, S. 40; vgl. Hedtke-Becker 1990, S. 32; vgl. Brandt 2011; S. 10). Bleiben die Hauptkontakte bei sozial isolierten Personen zusätzlich auf die Interaktion zwischen Pflegendem und Pflegebedürftigem beschränkt und erhält die Hauptpflegeperson keine familiäre Unterstützung, steigt nach Brendebach das Gewaltrisiko (vgl. Brendebach 2000, S. 39).

Gleichzeitig muss offengelegt werden, dass nicht nur der Pflegende seine Handlungsfreiheit verliert, auch der zu Pflegende erfährt durch seine Pflegebedürftigkeit große Einschnitte in seiner Autonomie und Handlungsfähigkeit. Die häufig damit einhergehende Isolation und Verlust der eigenen Autonomie können somit bei beiden Gefühle der Hoffnungslosigkeit, Scham und Frust auslösen (vgl. Oehmen 1999, S. 15).

Zusätzlich ist nicht davon auszugehen, dass ein verwandtschaftliches Verhältnis eine gute pflegerische und liebende Beziehung zwischen dem Pflegebedürftigen und dem Pflegenden garantiert. Hieraus ergibt sich, dass man selbst im familiären Rahmen nicht vor Gewalt geschützt ist (vgl. Eastman 1985, S. 63; vgl. Görgen et al. 2006, S. 95). Zweifellos kommt die Gewaltanwendung nicht von ungefähr und steht häufig am Ende eines langen Prozesses, der von der Beziehung zwischen der Hauptpflegeperson und der pflegebedürftigen Person gezeichnet ist. Hierbei können beide den Part des Täters als auch des Opfers einnehmen. So ist es „kein Handlungswiderspruch, wenn sich Gewaltanwendung und Zuwendung unmittelbar ablösen und auch überlagern" (Eastman 1985, S. 9).

Wie gezeigt werden konnte, bezieht sich Gewalt in der häuslichen Pflege jedoch nicht nur auf die Gewaltausübung von Pflegenden gegen die pflegebedürftige Person und umgekehrt, sondern schließt auch Formen der strukturellen Gewalt ein.

Fazit

Insgesamt gesehen ist Gewalt in der Familie, insbesondere gegen Pflegebedürftige oder gegen Pflegende, ein immer noch tabuisiertes Thema, welches durch skandalisierte Einzelschicksale in der Gesellschaft diskutiert wird.

Während sich die Wissenschaft bereits in den 1970er-Jaren vertiefend mit der Thematik der Kindes- und Frauenmisshandlung beschäftigt hat und hieraus bereits gesellschaftliche Reaktionen wie die Einrichtung von Notruftelefonen und Frauenhäusern sowie gesetzliche Anpassungen erfolgten, findet die Thematik Gewalt gegen Ältere erst seit den 1980er-Jahren Einzug in den gesellschaftlichen Diskurs. Dennoch ist die empirische Datenlage zu Gewalt in der häuslichen Pflege vernichtend gering und noch immer scheint die Problematik wenig anerkannt und eher tabuisiert zu sein. Auch die Gesetzgebung hat noch nicht mit einer Anpassung reagiert.

Resümierend lässt sich festhalten, dass die Pflegetrainer/innen in den Gruppendiskussionen neben der Krisenhaftigkeit der Pflegeübernahme, auch indirekte und direkte Gewaltausübungen in Form von physischer und psychischer Gewalt, sowie strukturelle Formen der Gewalt offengelegt haben. Dies ermöglicht uns einen Einblick in die Vielfalt der Gewalthandlungen in der häuslichen Pflege aus Sicht der Pflegetrainer/innen.

Deutlich wurde zudem, dass die Gewaltanwendung häufig am Ende eines langen Prozesses steht und auf tief verwurzelte Familiendynamiken, schwierige Beziehungsmuster oder andere Konflikte zurückgeht. Auch die Krisenhaftigkeit einer Pflegeübernahme kann die Überforderungstendenzen und somit die Gefahr einer Gewaltanwendung schüren. Insbesondere dann, wenn die Pflege nur von einer Hauptpflegeperson „gestemmt" wird und ein Pflegenetzwerk fehlt. Entsprechend wichtig ist die Aufklärung über Dynamiken, die in einem Pflegedual entstehen können, sowie die Ausweitung des Pflegenetzwerkes, um auch Entlastungsmöglichkeiten für die pflegende Person zu schaffen.

Ein weiteres Merkmal für Gewalt in der häuslichen Pflege waren Pflegefehler basierend auf Unwissenheit. Das fehlende Wissen belief sich hierbei nicht nur auf zustehende Sach- und Hilfeleistungen, sondern auch auf Unwissenheit über die Spezifika des Krankheitsbildes. Da Unwissenheit häufig ein Grund für eine unbeabsichtige Schädigung ist, kann die Arbeit mit den Familien als gewalthemmendes Element betrachtet werden.

Ein hier offengebliebenes Thema ist die persönliche Ohnmacht und Verstricktheit, wenn man auf gewaltförmiges Verhalten stößt. Wichtig ist, dass in Fällen von Gewalt nicht die Augen verschlossen werden, sondern eine Handlung erfolgt, z. B. eine Meldung bei der Pflegekasse oder eben je nach

Schweregrad bei der Polizei. Handelt es sich eher um leichte und vorrangig verbale Gewalttaten können bereits deeskalierende Maßnahmen hilfreich sein, um die häusliche Situation zu befrieden, Spannungen herauszunehmen und eine insitutionelle Einweisung zu vermeiden.

Die Stabilisierung der häuslichen Pflege und damit die Gewaltprävention durch die Pflegetrainer/innen kann in diesem Zusammenhang gar nicht hoch genug eingeschätzt werden.

Literatur

Benz, J.; Werner, M. (2013): Gruppendiskussion (unveröffentlicht).

Brandt, K. (2011): Soziale Frühwarnsysteme zur Gewaltprävention in häuslichen Altenpflegearrangements. Bonner Schriftenreihe „Gewalt im Alter" Band 18. Frankfurt/M.: Mabuse-Verlag.

Breidert, U. (2001): Demenz – Pflege – Familie. Hilfen zur Bewältigung emotionaler Belastungen in der ambulanten Pflege. Stuttgart – Berlin – Köln: Verlag W. Kohlhammer.

Brendebach, C. M. (2000): Gewalt gegen alte Menschen in der Familie. Bonner Schriftenreihe „Gewalt im Alter", Band 6. Frankfurt/M.: Mabuse-Verlag.

Budzynski, A.; Ringel, S. (2013): Gruppendiskussion (unveröffentlicht).

Bundesministerium für Familie, Senioren, Frauen und Jugend (Hg.) (2009): „Sicherer Hafen" oder „gefahrvolle Zone"? Kriminalitäts- und Gewalterfahrungen im Leben alter Menschen. Ergebnisse einer multimethodalen Studie zu Gefährdungen älterer und pflegebedürftiger Menschen. Berlin, Bundesministerium für Familie, Senioren, Frauen und Jugend.

Deutsches Ärzteblatt, Hempel, U. (2009): Häusliche Gewalt erkennen und verhindern: „Pflege heißt Krise". (Stand 18.03.2015: http://www.aerzteblatt.de/archiv/63107/Haeusliche-Gewalt-erkennen-und-verhindern-Pflege-heisst-Krise).

Dumke, S.; Hupka, K. (2013): Gruppendiskussion (unveröffentlicht).

Eastman, M. (1985): Gewalt gegen alte Menschen. Freiburg im Breisgau, Lambertus-Verlag.

Feuerriegel, D.; Schäfer, A. (2013): Gruppendiskussion (unveröffentlicht).

Fuchs, S. (2000): Arbeitshilfe für die Bildungsarbeit mit pflegenden Angehörigen. „Manchmal wünschte ich, er wäre schon tot ..." Hagen: Brigitte Kunz Verlag.

Fuhrmann, I.; Neumann, E. M.; Gutzmann, H.; Niemann-Mirmehdi, M. (2000): Abschied vom Ich – Stationen der Alzheimer-Krankheit. Orientierungshilfen – herausgegeben von der Alzheimer Gesellschaft Berlin e. V. Freiburg-Basel-Wien: Verlag Herder.

Görgen, T.; Rabold, S.; Herbst, S. (2006): Kriminalitäts- und Gewaltgefährdungen im höheren Lebensalter und in der häuslichen Pflege. Zwischenergebnisse der Studie „Kriminalität und Gewalt im Leben alter Menschen". KFN Forschungsbericht Nr.98. Hannover, Kriminologisches Forschungsinstitut Niedersachsen.

Gröning, K.; Kunstmann, A.-C.; Rensing, E. (2004): In guten wie in schlechten Tagen. Konfliktfelder in der häuslichen Pflege. Frankfurt/M.: Mabuse-Verlag.

Hedtke-Becker, A. (1990): Die Pflegenden pflegen. Gruppen für Angehörige pflegebedürftiger alter Menschen. Eine Arbeitshilfe. Freiburg im Breisgau: Lambertus-Verlag.

Hüttenbrink, C.; Wilken, L. R.; Pahl, C. (2013): Gruppendiskussion (unveröffentlicht).

Lagedroste, C. (2013): Gruppendiskussion (unveröffentlicht).

Meyer zu Hoberge, F.; Thielker, S.; Vas, S. (2013): Gruppendiskussion (unveröffentlicht).

Oehmen, S. (1999): Pflegebeziehungen gestalten. Über den Umgang mit Pflegebedürftigen und ihren Angehörigen im häuslichen Umfeld. Stuttgart-Berlin-Köln: Verlag W. Kohlhammer.

Statistisches Bundesamt (2013): Pflegestatistik 2011. Pflege im Rahmen der Pflegeversicherung Deutschlandergebnisse. Wiesbaden, Statistisches Bundesamt. (Stand 18.03.2015:https://www.destatis.de/DE/Publikationen/Thematisch/Gesundheit/Pflege/PflegeDeutschlandergebnisse5224001119004.pdf?__blob=publicationFile).

Urlaub, K. H. (1988): Krisen, Konflikte und Überforderungsstrukturen in familiären Pflegebeziehungen. Eine sozialpsychologische Studie über Bedingungen und Formen der Bewältigung. DPWV Deutscher Paritätischer Wohlfahrtsverband Landesverband Nordrhein-Westfalen Abteilung Altenhilfe.

Weltgesundheitsorganisation (WHO) (2003): Weltbericht Gewalt und Gesundheit Zusammenfassung. (Stand 18.03.2015: http://www.who.int/violence_injury_prevention/violence/world_report/en/summary_ge.pdf).

Zenz, G. (2008): Gewaltschutz in der Familie – auch für alte Menschen. In: Schwenzer, I.; Büchler, A. (Hg): Vierte Schweizer FamilienrechtsTage, Bern: Stämpfli Verlag, S. 19–33.

22 Solidarität im Generationenverhältnis – Altern als gesellschaftliches und familiales Problem?

Anne-Christin Kunstmann

Vor dem Hintergrund demografischer Prognosen wird das Altern der Gesellschaft häufig im Zusammenhang mit einer drohenden Finanzkrise der sozialen Sicherungssysteme diskutiert, wobei die Metapher der umgekehrten Alterspyramide die Instabilität versinnbildlicht, die mit den demografischen Veränderungen assoziiert wird. Zu den demografischen Entwicklungen treten Anforderungen infolge des Altersstrukturwandels, die seit Mitte der 1990er-Jahre unter den Stichworten der zunehmenden Hochaltrigkeit, der Ausweitung der Altersphase sowie deren Entberuflichung, der Singularisierung und der Feminisierung des Alters thematisiert werden (vgl. Naegele/Tews 1993). Die darauf bezogenen sozialpolitischen Debatten führen einerseits dazu, dass die Sicherung des Alters und Alterns als kollektiv-gesellschaftliche Herausforderung begriffen wird, die es zu bewältigen gilt. Sie führen durch die Verknüpfung mit Fragen der (ökonomischen) Gerechtigkeit im gesellschaftlichen Generationenverhältnis andererseits jedoch dazu, dass mit Blick auf die Altenfürsorge Verteilungskämpfe konstatiert werden, in denen die jüngeren Generationen als Verlierergenerationen erscheinen und als Opfer, die die Alterslast zu tragen haben. In diesem Kontext zeichnet sich eine Differenzierung in ein gesundes, junges, entsprechend positiv konnotiertes Alter sowie ein latent mit Hilfe- bzw. Pflegebedürftigkeit und negativen Assoziationen verbundenes hohes Alter ab, das zur Schattenseite des Alter(n)s zu werden droht. Entsprechend berücksichtigt die Diskussion zu den Konsequenzen des demografischen Wandels und des Altersstrukturwandels ab Ende der 1990er-Jahre zwar weiterhin das Generationenverhältnis allgemein, vorrangig werden jedoch einzelne Facetten des Altersstrukturwandels, insbesondere die Bewältigung von Problemen im Kontext der Hilfe- und Pflegebedürftigkeit der älteren Generation thematisiert.

In den Krisenszenarien, die von einer Ausweitung der mit Krankheit und Pflegebedürftigkeit verbundenen Lebensjahre ausgehen, bleibt weitgehend unberücksichtigt, dass sich etwa seit 2005 empirisch abzeichnet, dass sich mit der zunehmenden Hochaltrigkeit auch der Zeitraum des gesunden Alter(n)s ausgedehnt hat. So stellen beispielsweise Wurm/Tesch-Römer (2008) heraus, ein wesentliches Ergebnis des sowohl als Quer- als auch als Längsschnittuntersuchung angelegten und bereits 1994 in Auftrag gegebenen Alterssurvey bestehe in der Bestätigung der Annahme, dass „nachfolgende Kohorten mit einer besseren Gesundheit ins Alter kommen" (Wurm/Tesch-Römer 2008, S. 91). Auch die Repräsentativdaten zur Hilfe- und Pflegebedürftigkeit in Privathaushalten belegen für den gleichen Zeitraum eine im Vergleich zur ersten Erhebung 1991 „spürbare Verbesserung" des Gesundheitszustands der Altenbevölkerung (Schneekloth/Wahl 2005, S. 10). Dennoch gilt eine Bedeutungszunahme des „Risikos Pflegebedürftigkeit" in den sozialpolitischen Debatten als evident und die Vorstellung vom problematischen Alter(n) bleibt trotz einer vordergründigen Abkehr vom stark defizitorientierten und negativ konnotierten Altersbild der 1960er- und 1970er-Jahre zentral. Insbesondere die Hochaltrigkeit erscheint als gesellschaftliche Belastung. Die alternde Gesellschaft selbst gilt angesichts des Spannungsfeldes zwischen Ethik und Ökonomie als prekäre Gesellschaft.

Parallel werden die familialen Generationenbeziehungen für gefährdet gehalten. Die Solidarität zwischen den Generationen, so die Argumentation, werde bereits durch rein demografische Faktoren instabil, weil auch in den Familien künftig immer mehr Alte immer weniger Jungen gegenüberstehen und allein dadurch z. B. die Möglichkeiten der Übernahme familialer Pflegeverantwortung begrenzt seien. Für viel entscheidender wird aber gehalten, dass gesellschaftliche Modernisierungsprozesse in verschiedener Hinsicht das Zusammenleben der Generationen in den Familien verunsichern. Traditionelle Lebensformen, die eine Stabilität familialer Beziehungen gewährleistet hätten, würden zunehmend durch wenig stabile Formen des Zusammenlebens ersetzt. In diesem Zusammenhang wird empirisch vor allem auf das seltenere Zusammenleben mehrerer Generationen „unter einem Dach", auf steigende Scheidungs- bzw. Wiederverheiratungszahlen und die damit verbundenen Zunahme von Patchwork-Familien sowie auf den Anstieg von Singlehaushalten verwiesen, die eine Stabilität familialer Generationenbeziehungen einschränken würden. Hier werden aus strukturellen Veränderungen direkt qualitative Konsequenzen für zwischenmenschliche Beziehungen, im Sinne verminderter solidarischer Bindungen zwischen

Familienmitgliedern abgeleitet. Dabei bezieht sich die Argumentation einseitig auf einzelne Modernisierungsdimensionen und nimmt diese zudem vor allem aus der Perspektive des Risikos wahr. So bleibt beispielsweise weitgehend unberücksichtigt, dass die Ausweitung der Lebensphase Alter dazu führt, dass historisch neue Beziehungen zwischen der Großeltern- und Enkelgeneration durch die längere gemeinsame Lebenszeit überhaupt erst möglich werden.

Es erscheint zudem keinesfalls zwingend, Prozesse im Kontext der Differenzierung von Familien ausschließlich oder vorrangig im Sinne eines Verlustes von Gemeinschaft und wachsender Isolation zu deuten. Vielmehr wäre aus der Perspektive der kulturellen Liberalisierung davon auszugehen, dass sich der entscheidende epochale familiale Wandel nicht als Pluralisierung von Familienformen darstellt, sondern sich im Binnenverhältnis der Familie vollzieht und sich auf die an den Werten der Partnerschaftlichkeit und Gerechtigkeit orientierte Umgestaltung innerfamilialer Beziehungen bezieht (vgl. Gröning/Kunstmann 2008).

Die insgesamt deutlich funktionale Analyse der Institution Familie spitzt sich bezogen auf die Generationenbeziehungen in der Familie nochmals zu, weil angenommen wird, nicht lediglich die Möglichkeit, sondern auch die Bereitschaft zur Übernahme von Generationenverantwortung sei von rein sachlichen Kriterien bestimmt (diese Annahme fließt nicht nur in die Diskussion zur Frage der pflegerischen Versorgung alter Menschen ein, sondern wird z. B. unter dem Stichwort der „kinderlosen Akademikerinnen" auch hinsichtlich des Geburtenrückgangs und damit mit Blick auf zukünftige Generationen diskutiert). In diesem Zusammenhang wird die oben skizzierte modernisierungstheoretische Argumentation durch ökonomische Ideologien ergänzt, wenn beispielsweise den sogenannten Opportunitätskosten der Pflege von älteren Familienmitgliedern erhebliche Bedeutung für die Tragfähigkeit des familialen Hilfegefüges zugesprochen wird. Je nach Milieuzugehörigkeit, so wird etwa ab dem Jahr 2005 vermehrt prognostiziert, variiere die Pflegeorientierung, wobei ein höherer sozioökonomischer Status im liberalen Milieu und damit verbundene „moderne Formen der Lebensführung" die Bereitschaft zur Pflege verringern würden (vgl. z. B. Blinkert/ Klie 2008). Hier liegt die Interpretation nahe, die Übernahme fürsorglicher oder pflegerischer Verantwortung sei erstens als Zeichen der Restsolidarität im Generationengefüge vormoderner Lebensformen zu verstehen und sei zudem zweitens mit modernen Lebensentwürfen unvereinbar. Hinter dieser Argumentation scheint sich die Annahme zu verbergen, soziale Institutionen, wie die Familie, würden sich quasi auflösen, wenn Zwänge im Sinne normativer Pflichten entfallen und durch Individualisierung ersetzt werden. Dabei wird das Individuum gleichzeitig nicht als Träger einer postkonventionellen Moral verstanden, sondern vor allem als von seinen eigenen Interessen beherrscht aufgefasst. Ein Mehr an Freiheit würde dieser Argumentation folgend direkt in ein Weniger an Moralität und Verantwortungsbereitschaft münden. Es wird das Bild eines bindungslosen, individualisierten, an selbstbezogener Bedürfnisbefriedigung orientierten Menschen der Moderne entworfen, der funktionale Ansprüche an die Familie richtet und deren Ansprüche funktional erfüllt oder zurückweist. Bezogen auf Familien leitet sich daraus die Vorstellung ab, als gründe sich der familiale Zusammenhalt primär auf Konventionen und/oder Kalkül, als seien die einzelnen Familienmitglieder primär über Zwänge und Ökonomie verbunden und weniger über Beziehungserfahrungen. Implizit wird hier ein unüberbrückbar erscheinender Antagonismus von Selbstbestimmung und Fürsorge zugrunde gelegt. Solche Interpretationen vernachlässigen nicht nur die ethischen und emotionalen Dimensionen des generativen Zusammenlebens in Familien, sie sind zudem auch empirisch nicht gestützt. Zwar verweisen Forschungsergebnisse, die auf netzwerkorientierten Ansätzen beruhen, spätestens seit Ende der 1990er-Jahre auf Veränderungen der Familiengröße und des Familienzyklus sowie auf Veränderungen von Haushaltsstrukturen und Verlagerungen einzelner familialer Funktionen, diese Veränderungen münden jedoch nicht in eine Destabilisierung der familialen Unterstützungsnetzwerke. Vielmehr zeigt sich, dass sich Familien im Modernisierungsprozess strukturell transformieren, ohne ihre ethischen Praxen aufgeben, dass sie also weiterhin Verantwortung in Familienbeziehungen übernehmen und z. B. die familiale Altenfürsorge und -pflege, auch im historischen Vergleich, weiterhin in großem Umfang gewährleistet wird.

Entsprechend verdeutlichen die empirischen Befunde zur familialen Pflege, die seit 1999 durch die Pflegestatistik ermittelt und vom Statistischen Bundesamt veröffentlicht werden, besonders eindrucksvoll die Stabilität familialer Solidarität. Angesichts dieser Statistiken gilt es im wissenschaftlichen Diskurs als unbestritten, dass die Familie hinsichtlich der Sorge, der Unterstützung, der Hilfe für und der Pflege von älteren Menschen zentral ist. Gleichzeitig wird allerdings – ebenfalls seit den 1990er-Jahren und gestützt auf die vorab umrissene Argumentation – prognostiziert, die Zukunft der familialen Altenfürsorge und Pflege sei prekär. Dieser Widerspruch zwischen Theorie und Empirie wird allerdings kaum problematisiert und hat entsprechend auch nicht dazu geführt, die genannten theoretischen Annahmen zu hinterfragen, angesichts derer es letztlich unverständlich bleiben muss, warum Familien in so großem Umfang Pflegeverantwortung übernehmen. Dies wird jedoch mit einem Perspektivwechsel nachvollziehbar, wenn die guten Beziehungen und die emotionale Nähe zu den pflegebedürftigen Familienmitgliedern als Gründe für die Übernahme der Pflegeverantwortung und als tragfähige Basis der Fürsorgeverantwortung verstanden werden. Hier bietet die Bindungstheorie und -forschung Verstehenszugänge, da sie die Verbundenheit zwischen Menschen und die (gegenseitige) menschliche Angewiesenheit als konstitutiv für das Menschsein und als einen wesentlichen Aspekt von Autonomie sowie von gelungener Identitätsentwicklung in den Blick nimmt. Die Fähigkeit, Bindungen zu anderen Personen aufzubauen, wird hier als ein „grundlegendes Merkmal einer effektiv funktionierenden Persönlichkeit und psychischer Gesundheit betrachtet" (Bowlby 1997, S. 21).

Generativität und familiale Pflegeverantwortung – Eine bindungstheoretische Perspektive

Die Bindungstheorie erkennt die Fürsorglichkeit als spezifische Qualität familialer Generationenbeziehungen an und bietet damit die Möglichkeit, die Bereitschaft zur Übernahme von Pflege und Altenfürsorge als Ausdruck einer auf emotionaler Verbundenheit basierenden ethischen Praxis zu verstehen. Sie nimmt dabei nicht ausschließlich, aber in besonderem Maße die positiven Beziehungserfahrungen im familialen Generationengefüge in den Blick, sodass eine Defizitorientierung und/oder eine Pathologiesierung der (pflegenden) Familie vermieden werden (vgl. Kunstmann 2010).

Grundannahmen der Bindungstheorie

Die Bindungstheorie (attachment theory) wurde von John Bowlby und Mary Ainsworth begründet, wobei Bowlby die Prämissen und Grundzüge der Bindungstheorie formulierte, während Ainsworth diese Annahmen durch empirische Untersuchungen belegte und ergänzte. Die Bindungstheorie und -forschung geht von der Grundannahme aus, dass das Bindungsverhalten von Menschen evolutionär entstanden ist und eine Schutzfunktion erfüllt, indem es Sicherheit bietet und das Überleben sichert. Bindung wird entsprechend als ein eigenständiges, primäres Bedürfnis verstanden (vgl. Bowlby 1997). Die Bindung hat für Bowlby die Bedeutung eines emotionalen Bandes, welches sich in der frühen Kindheit entwickelt und lebenslang wichtig bleibt. Das Bedürfnis, enge emotionale Bindungen einzugehen, besteht ihm zufolge bereits bei Neugeborenen und bleibt bis „zum Erwachsenenalter und hohen Alter bestehen" (Bowlby 1997, S. 21). Das heißt, dass die Bindungen der Kindheit zu Eltern oder Elternersatzpersonen bei einer gesunden Entwicklung das Jugendalter überdauern und, ohne abgebrochen zu werden, bis in das Erwachsenenalter reichen, obwohl sie durch weitere Bindungen ergänzt werden.

Ab 1957 formuliert Bowlby erste bindungstheoretische Annahmen in drei Vorträgen vor der Britischen Psychoanalytischen Gesellschaft, die in einer ausführlichen Fassung jedoch erst Jahre später in der Trilogie: „Bindung" (Orig. 1969, dt. 1975), „Trennung" (Orig. 1973, dt. 1976) und „Verlust, Trauer und Depression" (Orig. 1980, dt. 1983) veröffentlicht worden sind.

Im Rahmen des ersten Vortrags 1957 stellt Bowlby die These auf, dass bereits Säuglinge in der Lage seien, soziale Beziehungen einzugehen. Er vertritt, dass verschiedene Instinkthandlungen (z. B. Saugen, Anklammern, Weinen, Lächeln), in ein Verhaltenssystem integriert werden, das zum Ende des ersten Lebensjahres auf eine bestimmte Bindungsperson gerichtet ist. Bowlby bezieht sich in diesem Zusammenhang sowohl auf Forschungsergebnisse zur kognitiven und sozialen Entwicklung, als auch auf seine zwanzigjährige berufliche Erfahrung, während der er systematisch Mutter-Kind-Interaktionen beobachtet hat. Er nimmt weiter an, dass Bindung, und zwar auch eine enge Bindung an die (alten) Eltern, im Erwachsenenalter elementar sowie psychisch gesund ist und nicht als Zeichen der Regression zu deuten sei. In seinem zweiten Vortrag 1959 formuliert Bowlby Kritik an der psychoanalytischen Theorie, die weder die enge Bindung von Kindern an ihre Mütter, noch die heftigen Reaktionen der Kinder bei Trennung hinreichend erklären könne und führt seine Annahmen zu Trauerreaktionen aus. Er vertritt die Auffassung, Trennungsangst werde erlebt, wenn Bindungsverhalten aktiviert, aber nicht „abgestellt" werde. Der von Bowlby beschriebene Trauerprozess ist im Zusammenhang mit dem Erleben und der Bewältigung von Trauer im Erwachsenenalter und den Phasen des Sterbens präzisiert worden: Im deutschen Sprachraum z. B. von Kübler-Ross (1976), die Verleugnung, Ärger, Verhandlung und Akzeptanz als wesentliche Phasen des Trauerprozesses im Kontext des Sterbens benennt oder von Kast (1984), die sich explizit auf das Phasenmodell von Bowlby bezieht und vier aufeinanderfolgende Trauerphasen (des Nicht-Wahrhaben-Wollens, der aufbrechenden Emotionen, des Suchens und der intensiven Auseinandersetzung sowie des neuen Selbst- und Weltbezugs) definiert. Der dritte Vortrag Bowlbys 1959 befasst sich kritisch mit der psychoanalytischen Annahme, Kleinkinder könnten noch nicht trauern. Er verweist in diesem Zusammenhang auf die empirische Tatsache, dass Kleinkinder in Trennungssituationen deutliche Trauerreaktionen zeigen. Diese beobachtbaren Reaktionen und die Trauerreaktionen bei Jugendlichen vergleicht er mit für Erwachsene beschriebenen Prozessen der Trauer.

Wesentlich für das Verständnis von Bindung ist, dass sie nicht durchgängig mit positiven Gefühlen verbunden sein muss und auch nicht sein kann. So treten lebenslang Angst und/oder Ärger in Situationen auf, in denen eine Bindungsbeziehung gefährdet scheint, während bei unterbrochenen oder abgebrochenen Bindungsbeziehungen Gefühle der Trauer im Vordergrund stehen. Gerade eine Bindung, die trotz dieser Gefühle bestehen bleibt und diese integriert, wird jedoch zur „Quelle psychischer Sicherheit" und gewährleistet einen Zustand relativer Angstfreiheit und Autonomie (vgl. Grossmann/Grossmann 2014). Vor allem durch die Betonung der angstmindernden Wirkung der Bindung grenzt sich diese vom allgemeineren Begriff der Beziehung ab. Sie ist vielmehr eine sehr spezifische Form der Beziehung, in der von der Bindungsperson emotionale Zugewandtheit und die Bereitschaft zur Unterstützung bei inneren oder äußeren Belastungen signalisiert und umgesetzt werden. Die Bindungsbeziehung ist Bowlby (1975) zufolge zudem von der Abhängigkeitsbeziehung abzugrenzen. Er betont, dass Abhängigkeit und Bindung im Lebenslauf zwar teilweise parallel auftreten, weil z. B. zu Beginn des Lebens eine Abhängigkeit im existenziellen Sinn besteht, Abhängigkeit und Bindung aber phasenweise auch unabhängig voneinander sein können und sind. So bleiben beispielsweise bereits ausgestaltete spezifische Bindungen der Kindheit im Jugend- und Erwachsenenalter erhalten, ohne dass weiterhin ein Abhängigkeitsverhältnis vorliegt und obwohl neue Bindungsbeziehungen aufgenommen werden. In diesen Lebensphasen kommt das bindungstheoretische Konstrukt der „zielkorrigierten Partnerschaft" zum Tragen, für das die Gegenseitigkeit der Bindung und die Gemeinsamkeit der Beziehung zentral sind. Hierdurch kann es z. B. gelingen, die Verfolgung eigener Interessen durch die Rücksicht auf die Bedürfnisse und Absichten des Gegenübers zu relativieren. Typisch für diese Form der Bindungsbeziehung ist es, dass über den Lebenslauf hinweg anerkannt wird, dass Stärke und Bedürftigkeit ungleich sowie im Verlauf der Beziehung wechselnd verteilt sein können. In diesem Zusammenhang verweist Bowlby auch auf die unterschiedliche Wertung der beiden Begriffe: „Es ist tatsächlich gewöhnlich abschätzig gemeint, wenn man jemand als abhängig bezeichnet. Wenn man jedoch jemanden als gebunden bezeichnet, so ist das durchaus nicht abschätzig" (Bowlby 1975, S. 216). Im Kontext der Bindungstheorie sind darüber hinaus die Begriffe Autonomie und Unabhängigkeit zu unterscheiden, weil sich autonomes Handeln hier nicht in einer Ablösung oder Zurückweisung von anderen Menschen ausdrückt, sondern sich vielmehr erst auf der Basis von Vertrauen und relativer Angstfreiheit entwickelt und auch die Fähigkeit einschließt, sich bei Bedarf der Unterstützung anderer zu versichern (vgl. Grossmann/Grossmann 2014). In diesem Verständnis geht es folglich nicht um eine Polarität von Abhängigkeit und Unabhängigkeit, sondern Autonomie setzt Bindungsfähigkeit voraus. In dem Prozess der Entwicklung von Bindungsfähigkeit wiederum kommt der Feinfühligkeit der frühen Bindungsperson(en) eine besondere Bedeutung zu.

Das Konzept der Feinfühligkeit wurde wesentlich von Mary Ainsworth entwickelt, die die Feinfühligkeit der zentralen Pflegeperson (in der Regel die Mutter) im Hinblick auf die Bindungsentwicklung bereits bei Säuglingen für zentral gehalten hat und die elterliche Feinfühligkeit im Weiteren als entscheidende Determinante der Beschaffenheit des sogenannten Inneren Arbeitsmodells (s. u.) und der Bindungsmuster herausstellt. Charakteristische

Verhaltensweisen der Feinfühligkeit sind laut Ainsworth die aufmerksame Wahrnehmung und die zutreffende Deutung kindlicher Signale sowie die angemessene und prompte Reaktion auf diese Signale. Je näher die Bindungsperson diesem Ideal der Feinfühligkeit kommt, desto eher und sicherer kann das Kind ein Gefühl dafür entwickeln, Ursache der Handlung der Mutter zu sein (vgl. Daudert 2001). Für die Entwicklung einer sicheren Bindung ist damit entscheidend, dass die Bindungsperson verfügbar und verlässlich ist, weil das Bindungsverhalten des Kindes komplementär auf das Fürsorgeverhalten der Bezugsperson bezogen ist: Erfährt ein Kind eine verlässliche und verständnisvolle Unterstützung auch und vor allem in Situationen, in denen es sich bedroht fühlt oder Kummer hat, so erlebt es emotionale Sicherheit und entwickelt ein positives Selbstbild sowie Vertrauen in seine soziale Umwelt. Im Gegensatz dazu kann die kontinuierliche Erfahrung einer fehlenden emotionalen Unterstützung, eines mangelnden Rückhalts oder einer Ablehnung dazu führen, dass ein Kind sich emotional von der Umwelt zurückzieht, seine Bedürfnisse nach Kontakt, Nähe und Zuwendung unterdrückt und damit beginnt emotional selbstgenügsam zu werden. Zur Überbehütung ist die Feinfühligkeit abgegrenzt, weil es um den Respekt für die Individualität und die Autonomie des Kindes und damit um dessen Entwicklungsförderung geht, statt um die Durchsetzung eigener Bedürfnisse.

Insofern das Pflegeverhalten der ersten Bindungsperson und die kommunikativen Kompetenzen des Kindes von Geburt an aufeinander abgestimmt sind, bildet die Feinfühligkeit der Bindungsperson eine wesentliche Basis der sozio-emotionalen Entwicklung und der qualitativ unterschiedlichen individuellen Bindung des Kindes. Diese bleiben über mentale Repräsentationen, die bindungstheoretisch als Inneres Arbeitsmodell bezeichnet werden, lebenslang wirksam. Im Prozess der Bindungsentwicklung entwickeln Kinder in den von der Feinfühligkeit der Bindungsperson(en) geprägten Interaktionen erste mentale Repräsentanzen von sich selbst, von den Bindungspersonen und von den gegenseitigen Beziehungen. Bowlby geht in diesem Zusammenhang z. B. davon aus, dass Kinder bereits gegen Ende des ersten Lebensjahres über eine Vorstellung darüber verfügen, wie die Bindungsperson(en) im Hinblick auf die kindlichen Bedürfnisse agieren und reagieren werden. Bis zum fünften Lebensjahr hat sich ein differenziertes Arbeitsmodell über die Bindungspersonen entwickelt, das das Wissen über deren Interessen, Stimmungen und Absichten umfasst (vgl. Bowlby 1997). Diese mentalen Repräsentationen eröffnen dem Kind die Möglichkeit, das eigene Verhalten zunehmend zu regulieren und eine komplexe, wechselseitige Beziehung mit den Bindungspersonen einzugehen, wobei die Bindungspersonen wiederum ihre eigenen Arbeitsmodelle, sich selbst und das Kind betreffend, haben. Die Wechselseitigkeit und Wiederholung dieser spezifischen Interaktionen begründet sowohl die (sich fortlaufend) stabilisierende Wirkung auf die Inneren Arbeitsmodelle als auch die darüber hinaus reichende Bedeutung für die Persönlichkeitsentwicklung insgesamt: „Da diese Modelle Tag für Tag angewandt werden, wird ihr Einfluss auf Denken, Fühlen und Handeln zur Routine, und sie üben ihren Einfluss unbewusst aus" (Bowlby 1997, S. 23).

Das heißt, dass diese spezifischen Interaktionen über Generalisierungsprozesse dazu führen, dass sich sichere oder unsichere Bindungsmuster entwickeln, die im Inneren Arbeitsmodell quasi als „kognitive Voreingenommenheit", so Grossmann/Grossmann (2014), verdichtet sind. Diese fungieren als eine Art Prototyp für weitere Beziehungen und nehmen dadurch Einfluss auf die (späteren) Wahrnehmungen und Erfahrungen. Und auch wenn das Innere Arbeitsmodell zwar im Prinzip als für neue Erfahrungen offen beschrieben wird, sodass eine Revision früherer Erfahrungen möglich ist, so strukturiert es z. B. über Prozesse der gerichteten Aufmerksamkeit gegenüber Gefühlen im weiteren Leben sowohl die Erwartungen an Beziehungen als auch das Erleben von Beziehungen, sodass neue Erfahrungen eher stabilisierend wirken (a. a. O.).

Im gesamten Lebenslauf beeinflussen die Inneren Arbeitsmodelle beispielsweise die Erwartung von Nähe und Sicherheit in Beziehungen sowie das Selbstwertgefühl und damit die Fähigkeit, selbst Nähe in Beziehungen zuzulassen. Zu berücksichtigen ist hier jedoch, dass die Bindungstheorie und -forschung aus der relativen Kontinuität der Bindungsqualität keinen Determinismus ableitet. Dies verdeutlichen u. a. empirische Befunde aus Längsschnittuntersuchungen, die eine erworbene-sichere Bindungsrepräsentation (earned secure) bei Erwachsenen belegen, die eher ungünstige Bindungserfahrungen in ihrer Kindheit hatten (vgl. Grossmann 2000). In diesem Zusammenhang wird angenommen, dass positive Bindungserfahrungen mit anderen nahestehenden Menschen als den Eltern, z. B. mit den Großeltern oder anderen Verwandten in der Kindheit, zum Aufbau eines sicheren Bindungsmodells beitragen (vgl. Grossmann/Grossmann 2014). Auch können ungünstige Bindungserfahrungen mit den Eltern durch (professionell unterstützte, also beraterische oder therapeutische) Reflexionsprozesse bearbeitet und reguliert werden (a. a. O.). Die früheren Erfahrungen, die vom Inneren Arbeitsmodell repräsentiert werden, wirken sich gleichwohl immer dann auf die Verhaltensorganisation und auf Verhaltensstrategien aus, wenn das Bindungssystem (z. B. durch Angst vor Trennung) extrem aktiviert wird (vgl. Fremmer-Bombik 1997). Und auch wenn bindungstheoretisch nicht angenommen wird, dass das bindungsbezogene Verhalten (jenseits der frühesten Kindheit) reflexhaft, sondern reflektiert umgesetzt wird, betont Bowlby (1975) hierzu, dass es umso wahrscheinlicher sei, dass die frühen, unbewussten und unreflektierten Arbeitsmodelle das Verhalten (umso deutlicher) bestimmen, je stärker die in Beziehungen ausgelösten Emotionen sind.

Bindung und Alter(n)

Die Mehrzahl der bindungstheoretisch fundierten Einzelstudien konzentriert sich auf die frühe Kindheit, die Jugend sowie auf das frühe und mittlere Erwachsenenalter. Dagegen befasst sich Wensauer (1994) mit der Bedeutung der Bindung im Alter, wobei sich die Ergebnisse ihrer Studie auf Personen und deren Bindungserfahrung im familialen Generationengefüge beziehen, die in einer der zentralen Längsschnittuntersuchungen Deutschlands bereits wiederholt befragt wurden. Entsprechend wird die jetzige Großelterngeneration von Wensauer sowohl im Hinblick auf die Bindungsbeziehung zu ihren inzwischen erwachsenen Kindern, als auch hinsichtlich der Beziehung zu ihren Enkelkindern befragt. Die jetzt mittlere Generation findet vor allem hinsichtlich des Zusammenhangs von Bindung und Unterstützungsbereitschaft für die alt gewordenen Eltern Berücksichtigung. Grossmann/Grossmann (2014) erwähnen Wensauers Studie in ihrem Standardwerk zur über 30 Jahre umfassenden Bindungsforschung in Deutschland primär im Hinblick auf die Bedeutung der Bindung für die Beziehung alter Menschen zu ihren erwachsenen Kindern sowie zur Lebenszufriedenheit im Alter.

Wensauer (1994) stellt zunächst einen Zusammenhang zwischen der Bindungsrepräsentation und der subjektiven Lebenszufriedenheit im Alter her. Sie verdeutlicht, dass Proband/innen mit einer sicheren Bindungsrepräsentanz signifikant zufriedener sind. Diese beurteilen z. B. ihre gegenwärtige Lebenssituation positiver und berichten vermehrt über „erfreuliche" gemeinsame Aktivitäten mit ihrer Familie. Die befragten älteren Menschen mit angstbesetzten und negativen Zukunftseinstellungen weisen demgegenüber überzufällig häufig eine unsichere Bindungsrepräsentation auf. Ein Arbeitsmodell, das auf eine sichere Bindungsrepräsentanz hinweist, fördert Wensauers Studie zufolge zudem die soziale Integration im höheren Erwachsenenalter. Diesbezüglich zeigt sich, dass die Befragten der Großelterngeneration mit einem sicheren Arbeitsmodell nicht nur signifikant mehr Familienmitglieder und sonstige Personen nennen, zu denen sie Kontakt haben, sie haben im Vergleich zu den Befragten mit einem unsicheren Arbeitsmodell auch häufigere und intensivere Kontakte (a. a. O.).

Insofern es in der Studie aber weniger um die Existenz von Familien- und Freundschaftsbeziehungen als solche, sondern um Fragen des qualitativ unterschiedlichen Umgangs mit diesen geht, werden die älteren Proband/innen ergänzend gefragt, ob sie sowohl Unterstützung in Belastungssituationen mobilisieren können, als auch selbst Hilfe gewähren. Parallel wird die mittlere Generation um eine Einschätzung gebeten. Zum Aspekt der Gewährung von Unterstützung durch die Älteren geben die Befragten der mittleren Generation an, die Großeltern seien „meist willkommene Helfer" in der Familie und wären teilweise auch (nachrangige) Bindungspersonen für die Enkelkinder (Grossmann/Grossmann 2014, S. 579 f.). Interessanterweise schien die Übernahme dieser Rolle jedoch nicht nur von der sicheren Bindungsrepräsentation der älteren Befragten abzuhängen, sondern auch von der ihrer erwachsenen Kinder (a. a. O.). Die Nutzung von Netzwerkressourcen gelingt, so Wensauer (1994), demnach denjenigen älteren Studienteilnehmer/innen effektiver, die berichten, selbst eine unterstützende Bindungsperson gehabt zu haben. Wensauer macht demgegenüber auf den Zusammenhang zwischen einer geringen Nutzung der Netzwerkressourcen und resignativem Verhalten aufmerksam, das wiederum mit unverarbeiteter Trauer über fehlende positive Bindungserfahrungen bzw. mit unverarbeiteten Verlusten in Verbindung steht.

Da die Fürsorge- und Unterstützungsbereitschaft der erwachsenen Kinder einen spezifischen Aspekt innerhalb des bestehenden sozialen Netzwerkes darstellt, wird dieser von Wensauer (1994 S. 103 f.) gesondert berücksichtigt.

Sie stellt heraus, dass diejenigen älteren Studienteilnehmer/innen mit sicher gebundenen erwachsenen Kindern, über signifikant mehr Unterstützung berichten, während sich z. B. der Wohnort der erwachsenen Kinder für das Ausmaß der erlebten Unterstützung als statistisch nicht signifikant erweist. Wensauers Studie verweist hier deutlich auf den Einfluss der Bindungsrepräsentanz der erwachsenen Kinder für deren Unterstützungsbereitschaft im Generationengefüge der Familie. Auf der Basis ihrer Untersuchungsergebnisse geht Wensauer davon aus, dass sicher gebundene erwachsene Kinder aufgrund ihrer emotionalen Verbundenheit mit den Eltern oder infolge einer verzeihenden Haltung den Eltern gegenüber Unterstützung gewähren, also z. B. Pflegeverantwortung übernehmen. Entsprechend nimmt sie an, dass für erwachsene Kinder „mit sicherer Bindungsrepräsentation eine normativ abgestützte Verpflichtung, alte Eltern zu unterstützen, überflüssig ist" (Wensauer 1994, S. 103). Ob diejenigen erwachsenen Kinder mit einem unsicheren Arbeitsmodell über die Pflicht motiviert werden könnten, Verantwortung für die alten Eltern zu übernehmen, leite sich aus ihren Befunden dagegen nicht ab (a. a. O.).

Bindung und Pflegebedürftigkeit

Bindungstheoretische Überlegungen sind im Kontext der Pflegeverantwortung für die Frage der grundsätzlichen Bereitschaft und Fähigkeit zur Generativität auch in der „späten" Familie bedeutsam, wie Wensauers Studie (1994) eindrucksvoll zeigt. Mindestens ebenso wichtig erscheint aber, dass die familiale Pflege immer auch die Konfrontation mit dem (nahen) Tod bedeutet und durch die damit verbundenen Trennungs- und Verlustgefühle sowohl für die Pflegebedürftigen als auch für die Angehörigen eine existenziell bindungsrelevante Situation ist.

Bezogen auf das Alter(n) ist die Bedeutung von Verlusten z. B. im Hinblick darauf beschrieben worden, dass Verlusterfahrungen und -gefühle im Alter in ihrer Intensität allein deshalb zunehmen, weil sie gehäuft auftreten und Verluste nahestehender Menschen im Alter immer weniger ausgeglichen werden können. Während sich angesichts dessen bereits das „normale" Altern psychodynamisch als eine kaum zu bewältigende narzisstische Krise darstellen lässt, verdichten sich die Verluste bei Pflegebedürftigkeit und insbesondere im Kontext einer demenziellen Erkrankung. Im Erleben demenzi-ell erkrankter Menschen können die gehäuften Verlusterfahrungen eine trau-matische Wirkung haben, wie z. B. Müller-Hergl ab Ende der 1990er-Jahre herausstellt. Er beschreibt in diesem Zusammenhang insbesondere die Angst vor Hilflosigkeit und die Angst, dem eigenen Körper und basalen Impulsen ausgeliefert zu sein. Die zunehmende Konfrontation mit der eigenen An-hängigkeit führe potenziell zum Aufleben alter Gefühle, „die mit Verlassen-werden und innerem Verlassensein zusammenhängen" (Müller-Hergl 2000, S. 249). Die Nähe zur bindungstheoretischen Argumentation wird überdeut-lich, wenn er nicht nur im Hinblick auf die demenziell Erkrankten, sondern auch bezogen auf die Angehörigen und letztlich die Gesellschaft feststellt: Die „Demenz erinnert uns daran, dass das Ich aus der Bindung zum Du entstand, dass die inneren Strukturen und damit unsere Selbständigkeit ein kontingentes, verletzliches, zufallsblindes und endliches Konstrukt bilden" (Müller-Hergl 2000, S. 251).

Die Bedeutung von Verlustgefühlen für die pflegenden Angehörigen wird in der Literatur dagegen überraschend selten und kaum unter Bindungs-aspekten berücksichtigt. Die Konfrontation mit dem Thema Tod und Ster-ben wird eher als eine Anforderung unter vielen für Angehörige benannt und dann vorrangig im Hinblick auf eine mögliche Überforderung oder im Kontext ethischer Dilemmata einer Pflege in Todesnähe thematisiert (kri-tisch hierzu z. B. Kunstmann 2010). Zumindest im Rahmen der Angehö-rigenberatung wird die Begleitung von Trauerprozessen allerdings seit den 1990er-Jahren als ein wesentlicher Aspekt der Beratung benannt. Sie wird je-doch vor allem in den frühen Konzepten der Angehörigenberatung schwer-punktmäßig im Sinne der Selbstsorge der Angehörigen oder mit dem Ziel der Klärung ambivalenter Gefühle bzw. der Beziehungsklärung aufgegriffen (vgl. z. B. bei Bruder 1998; Hedtke-Becker 1999; Fuchs 2000). Auch bezogen auf die Angehörigenberatung bei demenziellen Erkrankungen von Famili-enmitgliedern stehen eher Aspekte des Abschieds im Sinne der Akzeptanz demenzbedingter Defizite, des Verlustes von früheren Elternbildern bzw. der Trennung von Vorstellungen, die Partnerschaft betreffend, im Vordergrund (vgl. z. B. Grond 2000; Wilz/Adler/Gunzelmann 2001; Wilz 2002). Aus einer bindungstheoretischen Perspektive ist festzustellen, dass diese Konzepte der Angehörigenberatung die Bedeutung der endgültigen Trennung als existenzielle Lebenskrise insofern nicht erfassen, als der erwartbare und ggf. zeitnah drohende Verlust realer, nahestehender (Bindungs-)Personen lediglich randständig oder gar nicht berücksichtigt wird (kritisch hierzu z. B. Kunstmann 2010).

Die pflegenden Angehörigen selbst weisen demgegenüber sehr deutlich auf die existenzielle Bedeutung der mit der Pflegebedürftigkeit verbundenen Verluste und Trennungen hin, wie Gröning/Kunstmann/Rensing/Röwekamp (2004) betonen. In ihrer Analyse von „Pflegegeschichten" stellen sie aufseiten der pflegenden Angehörigen einen mühevollen Bewältigungsprozess im Rahmen einer abschiedlichen Pflege dar. Die Angehörigen sind in diesem Prozess täglich damit konfrontiert, den nahe stehenden Menschen sowohl halten als auch loslassen zu müssen, ihn sowohl mit dem Lebensnotwendigen zu versorgen als auch dessen (baldigen) Tod zu akzeptieren, sowohl die Beziehung (ggf. neu) zu gestalten als sich auch auf den Verlust einzustellen, sowohl bereit zu sein zu trauern, als auch zu versuchen, eine gute Zeit mit den Pflegebedürftigen zu haben. Diese Situation stellt – nicht nur, aber immer auch unter bindungstheoretischen Gesichtspunkten – höchst widersprüchliche Anforderungen an die Pflegenden, die zudem mit dem Bemühen der Pflegebedürftigen selbst konfrontiert sind, Verlusterfahrungen zu bewältigen.

Hierzu führen die Autorinnen (vgl. Gröning et al. 2004) weiter aus, dass das Erleben aufseiten der Pflegebedürftigen von der notwendigen Akzeptanz der Einschränkungen und der Angewiesenheit auf andere sowie die notwendige Auseinandersetzung mit dem eigenen Sterben zu einer erwartbar existenziell erlebten Erschütterung des Selbstwertgefühls und zu anhaltenden Verlustgefühlen führt. Diese zu begrenzen stellt für die Pflegebedürftigen einen schwer zu bewältigenden Prozess dar, in dem problematische und belastende Verhaltensweisen wie Neid, Agieren, Protest oder die Entwertung der pflegenden Angehörigen als (misslingende) Versuche des Umgangs mit Verlusterlebnissen und der damit verbundenen Scham zu verstehen sind. Die Erkenntnisse der Bindungsforschung legen hierzu nahe, dass die Qualität der Bindungsrepräsentation die Bewältigung der mit dem Altern (und der Pflegebedürftigkeit) verbundenen Einschränkungen beeinflusst. Hierzu stellen Grossmann/Grossmann – allerdings ohne Fokus auf die Pflegebedürftigkeit und deren spezifische Verlusterfahrungen – fest: „Ob ein älterer Mensch mit seinem Leben zufrieden ist oder nicht, resultiert offenbar aus den sozialen Erfahrungen, die eng mit der Familie seiner Herkunft und dem Kreis späterer vertrauter Personen verbunden sind. Im günstigen Fall einer sicheren Bindungsrepräsentation erlaubt auch im Alter das Gefüge psychischer Sicherheit zielkorrigierte Strategien zur Lösung von Veränderungsprozessen" (Grossmann/Grossmann 2014, S. 580).

Da bei einer demenziellen Erkrankung die Affektregulation zunehmend nicht mehr gelingen kann, stellen sich Verlusterfahrungen hier als besonders brisant dar und sind, so wäre bindungstheoretisch zu argumentieren, mit hoher Wahrscheinlichkeit mit einem gesteigerten Bindungsbedürfnis verbunden. Spezifische Symptome (z. B. das Rufen und Suchen) demenziell Erkrankter lassen sich dann als ge- oder übersteigertes Bindungsverhalten deuten, als Zeichen des besonderen Bedürfnisses nach Sicherheit und Schutz (vgl. z. B. Bauer 2008; Kunstmann 2010). Insbesondere die häufigen Rufe demenziell erkrankter (aber auch sterbender) Menschen nach der Mutter sind bindungstheoretisch unmittelbar plausibel, weil die Mutter als erste und zentrale Bindungsperson existenziellen Schutz bot und als Bindungsfigur psychisch präsent bleibt. Die zumeist verstörte Reaktion demenziell Erkrankter auf den realitätsangemessenen Hinweis, dass die Mutter nicht mehr lebt, erklärt sich bindungstheoretisch ebenso schlüssig wie die beruhigende und tröstende Wirkung einer fürsorglichen Person, die die Funktion der Bindungsfigur übernimmt und den Ruf nach Sicherheit und Schutz beantwortet.

Während positive Bindungserfahrungen erwartbar dazu beitragen, die mit der Pflegebedürftigkeit verbundenen Verlustgefühle zu bewältigen, Ohnmachtsgefühle zu begrenzen und die Akzeptanz der Angewiesenheit auf Hilfe zu erhöhen, ist bei einer unsicheren Bindungsrepräsentation eher von Schwierigkeiten ggf. auch von einem Scheitern der Affektregulation auszugehen. Dies ist insbesondere bei einer Verdichtung der Verlusterfahrungen anzunehmen. Da das Bindungsbedürfnis aber auch bei einer nicht sicheren Bindung bestehen bleibt, können die Erwartungen der Pflegebedürftigen in dieser Situation maßlos werden und die Fürsorgebereitschaft bzw. -möglichkeiten der Angehörigen übersteigen. Das Risiko, dies als Be- bzw. Überlastung durch die Pflege an sich oder als Störung der Beziehung (fehl) zu interpretieren, ist groß. Die bindungstheoretische Perspektive eröffnet hier die Möglichkeit, die Verdichtung von (drohenden) Trennungen und Verlusten, die mit der Pflegebedürftigkeit sowohl für die Hilfebedürftigen als auch für ihre Angehörigen verbunden sind, als existenzielle Grenzerfahrung zu verstehen und als Teil eines Prozesses des Aus-der-Welt-Gehens zu reflektieren.

Bindung und Pflegeverantwortung in der Familie

Eine sichere Bindungsrepräsentation, so Grossmann/Grossmann (2014, S. 578), ist einerseits auch im Alter mit dem Vertrauen auf Unterstützung in schwierigen Lebenssituationen verbunden, die dann als geringere Belastung erlebt werden und andererseits über die Lebensspanne mit einer ausgeprägteren Sensibilität für Zeichen der Belastung nahestehender Menschen, denen angemessene Unterstützung angeboten werden kann. Vor dem Hintergrund dieser Befunde erscheint es schlüssig, davon auszugehen, dass sowohl die Bereitschaft und der Wunsch (pflegerische) Unterstützung von Familienmitgliedern anzunehmen als auch die Bereitschaft zur Pflege in der Familie von Bindungsaspekten beeinflusst ist.

Zunächst ist der bei älteren Menschen häufig ausgeprägte Wunsch in bzw. von der Familie gepflegt zu werden, bindungstheoretisch unter Berücksichtigung der gemeinsamen früheren Bindungserfahrung erklärbar: Da die eigenen Eltern als erste wichtige Bindungsfiguren nicht mehr zur Verfügung stehen, lässt sich annehmen, dass die aus der Pflegebedürftigkeit resultierende Bindungssuche sich am deutlichsten auf die Menschen richten wird, mit denen (idealerweise positive) Bindungserfahrungen geteilt wurden. Die erlebte Fürsorge im Rahmen der Pflege kann vor diesem Hintergrund als späte, gleichwohl existenzielle Bindungserfahrung charakterisiert werden, die eine sichere Bindung wahrscheinlich intensiviert (zumindest idealtypisch), aber auch die Chance birgt, frühere Bindungserfahrungen zu relativieren.

Parallel lässt sich, ausgehend von der Annahme, dass die Konfrontation mit der Hilfebedürftigkeit eines Familienmitglieds für die Angehörigen prinzipiell eine bindungsrelevante Situation darstellt, die Motivation zur Übernahme von Pflegeverantwortung bindungstheoretisch sowohl bei einer sicheren als auch bei einer unsicheren Bindungsrepräsentation der potenziell Pflegenden begründen. Dabei ist grundsätzlich anzunehmen, dass die Konfrontation mit der Hilfebedürftigkeit einer wichtigen Bindungsperson bei den Familienmitgliedern die Bindungssuche aktiviert, sodass es vorder-

339

gründig naheliegend erscheint, die Übernahme von Pflegeverantwortung als Ausdruck dieser Bindungssuche zu verstehen. Dies würde allerdings bedeuten, dass die Entscheidung zur Pflege eigentlich keine „echte" Entscheidung wäre, nicht bewusst und nicht ethisch begründet getroffen würde, sondern eher ein (fast reflexhaftes) Reagieren auf den drohenden Verlust im Rahmen der Affektregulation wäre. Die Bindungstheorie eröffnet aber zugleich eine alternative bzw. ergänzende Interpretationsmöglichkeit, durch die die Übernahme von Pflegeverantwortung als Ausdruck einer ethischen Haltung im Generationengefüge der Familie verstehbar wird.

Bei einer sicheren Bindungsrepräsentation seitens der (potenziell) Pflegenden bietet das Konstrukt der „zielkorrigierten Partnerschaft" (s. o.) den Ausgangspunkt für eine ethische Begründung der Pflegebereitschaft. Die Pflege wird auf der Basis der „zielkorrigierten Partnerschaft" nicht unreflektiert, quasi automatisch als Ausdruck des Bindungsverhaltens übernommen, sondern basiert auf der Anerkennung der lebenslangen menschlichen Bezogenheit und der wechselnden Abhängigkeit in verschiedenen Lebensphasen. Die Entscheidung zur Pflege ist somit das Resultat eines Abwägungs- und ggf. Aushandlungsprozesses, in dem die jeweiligen Bedürfnisse der Beteiligten vor dem Hintergrund der gemeinsamen Beziehung reflektiert werden. Gleichwohl folgt die Entscheidung zur Übernahme von Pflegeverantwortung hier nicht rein rationalen Abwägungsprozessen (im Sinne der eingangs problematisierten Annahme von Kosten-Nutzen-Rechnungen im Generationenverhältnis), sondern bleibt stark emotional beeinflusst.

Da auch bei einer unsicheren Bindungsrepräsentation ein Bindungsbedürfnis angesichts des drohenden Verlustes entsteht, dies aber – zumindest zunächst – nicht auf der Basis einer sicheren gegenseitigen Bindung gestaltet werden kann, ist von einer erschwerten Affektregulation, z. B. in Verbindung mit ausgeprägten Ambivalenzen oder übersteigerter Bindungssuche, sowohl für die Pflegebedürftigen als auch für die pflegenden Angehörigen auszugehen. Aus bindungstheoretischer Sicht leitet sich daraus aber nicht die im Belastungsdiskurs explizit oder implizit eingenommene klientifizierende Perspektive auf Angehörige und eine Therapeutisierung der familialen Pflege ab (s. u.), weil zwar die problematischen Konsequenzen einer unsicheren Bindung thematisiert und ggf. reflektiert, diese aber nicht per se pathologisiert werden. Diesbezügliche Krisen und Konflikte stellen sich vielmehr als Entwicklungs- und Lernaufgaben dar, die ggf. flankiert durch professionelle Beratung in und mit der Familie bearbeitet und bewältigt werden können (vgl. Gröning 2002, 2004; vgl. Gröning/Kunstmann 2008). Während der Belastungsdiskurs den Ausdruck des Bindungswunsches als mangelnde Ablösung interpretiert und Affekte auf dieser Folie primär als infantile oder regressive Störung deutet, wird die bindungstheoretische Argumentation z. B. von der entwicklungspsychologischen Position Eriksons (z. B. 1981, 1988) flankiert. Dessen Konzept der Entwicklungsaufgaben im Lebenszyklus geht von einer zentralen ethisch konnotierten Entwicklungsaufgabe des Erwachsenenalters aus, die er als „Generativität" bezeichnet und der das Prinzip der verantwortlichen Fürsorglichkeit zugrunde liegt. Auch ausgehend von Eriksons Konzept der Entwicklungsaufgaben lässt sich die Bedeutung des Sozialen im Erwachsenenalter nicht von den primären Erfahrungen des Säuglings trennen, die das menschliche Urvertrauen als ethischen Kern aller sozialen Beziehungen begründen. Familienbeziehungen und familiale Bindungen werden hier als dynamische Elemente im Lebensverlauf charakterisiert.

Bindung und Pflegebeziehung

In den Diskussionen zur familialen Pflege besteht Einigkeit darüber, dass die Qualität der früheren Beziehung auch die Pflegebeziehung beeinflusst. Gleichwohl zeigen sich erhebliche Unterschiede der theoretischen Perspektiven, welche die Richtung des jeweiligen Erkenntnisinteresses und den Fokus der Interpretation gewonnener Erkenntnisse betreffen. Hier ist die prinzipiell wertschätzende Haltung der Bindungstheorie gegenüber lebenslang bestehenden engen Bindungen und die Annahme wichtig, dass es ein Zeichen psychischer Gesundheit ist, wenn sich diese gerade in krisenhaften Situationen (wie Krankheit und Unterstützungs- bzw. Pflegebedürftigkeit) intensivieren. Dies ist dann z. B. nicht als Zeichen einer (ggf. krankheitswertigen) Regression zu interpretieren, sondern als der angemessene Ausdruck einer Suche nach Schutz und Sicherheit bzw. des kompetenten Versuchs diese zu gewähren. Die bindungstheoretisch begründete Vorstellung ist damit z. B. gegenläufig zu dem im Belastungsdiskurs seit Ende der 1980er-Jahre dominanten Verständnis, sehr enge Bindungen in der Pflegebeziehung seien primär Ausdruck einer nicht gelungenen Ablösung und damit, insbesondere bei einer unreflektierten Intensivierung, potenziell problematisch (vgl. z. B. Bracker et al. 1988; Gunzelmann/Gräßel/Adler/Wilz 1996; Grond 2000; Wilz 2002, Geister 2004; Höpflinger 2006). Das mit einer solchen Interpretation verbundene Risiko einer Pathologisierung enger Bindungen und damit letztlich einer Therapeutisierung der familialen Pflege (vgl. hierzu kritisch Gröning 2004) wird durch die bindungstheoretische Perspektive vermieden. Vielmehr ist es aus bindungstheoretischer Perspektive absurd anzunehmen, es könne zu enge Bindungen geben.

Im Gegensatz zum eingangs problematisierten Modernisierungsdiskurs konzentrieren sich Bindungstheorie und -forschung zudem nicht auf Familienstrukturen, sondern gehen bereits in ihren Prämissen von den realen (Bindungs-)Erfahrungen in und mit Familienbeziehungen aus. Strukturelle Veränderung sind aus bindungstheoretischer Perspektive folglich nicht als potenzielles Zeichen des Zerreißens familialer Bindungen oder des Zerbrechens familialer Solidarität zu deuten. Gleichwohl stellt sich das Zusammenleben mehrerer Generationen einer Familie auch bindungstheoretisch nicht quasi automatisch als familiales Solidaritätsprojekt dar. Es ist aber auch nicht durch den Rückgriff auf Konventionen herstellbar, sondern bedarf der Aushandlung und der Ausbalancierung unterschiedlicher Bedürfnisse und Interessen: Indem „ältere Familienmitglieder eigene Wünsche und Erwartungen in Übereinstimmung mit ihren Kindern und Enkelkindern sowie mit anderen nahestehenden Menschen bringen, d. h. zielkorrigierte Partnerschaften aufbauen, scheinen sie auch besser an ihre aktuelle Lebenssituation angepasst zu sein und blicken lebensfroher in die Zukunft" (Grossmann/Grossmann (2014, S. 580).

Insofern die Kommunikation über Konflikte, die Fähigkeit eines Perspektivwechsels in Interaktionen, die Ausbalancierung eigener Bedürfnisse mit denen des Gegenüber am ehesten bei einer sicheren Bindung gelingt (vgl. Wensauer 1994), ist die Bindungsrepräsentation aller Beteiligten für die konkrete Gestaltung der Pflegebeziehung durchaus einflussreich. Vor allem die zu Beginn der Pflege nötigen Aushandlungsprozesse innerhalb der gesamten Familie dürften auf der Basis sicherer Bindungen mit größerer Wahrscheinlichkeit tragfähig zu gestalten sein. Das bindungstheoretische Konstrukt der zielkorrigierten Partnerschaft ermöglicht es hier, alle Beteiligten in der Familie in den Blick zu nehmen.

Im Hinblick auf die Beratung der pflegenden Angehörigen geht es aus bindungstheoretischer Sicht entsprechend zunächst um eine Gestaltung der Pflegebeziehung im Sinne der Verbundenheit statt der Abgrenzung. Es geht dabei um die Anerkennung von (gegenseitigen) Bindungsbedürfnissen und von damit verbundenen Emotionen und es geht um eine Wertschätzung sowie eine Flankierung von Versuchen der Affektregulation und -bewältigung und ggf. auch um die Auseinandersetzung mit der eigenen (Bindungs-) Biografie. Eine solche Beratung für Angehörige ist die Begleitung reflexiver Lern- und Entwicklungsprozesse und daran orientiert, dass die familiale Pflege (auch und in besonderem Maße) deshalb krisenhaft ist, weil sie durch Erfahrungen des Verlustes, des Abschieds und der Trauer geprägt ist. Hinzu tritt in der Beratung die Orientierung, dass die Übernahme fürsorglicher und pflegerischer Verantwortung eine Möglichkeit der Krisenbewältigung sein kann, indem Bindungsbedürfnisse sowohl seitens der Pflegebedürftigen als auch seitens der Familienmitglieder erfüllt werden. Daraus wiederum leitet sich die Perspektive auf die Familie als Ganzes ab, auf familiendynamische Prozesse und auf eine geteilte Verantwortung im Generationengefüge. Das seit dem Jahr 2000 durchgeführte Modellprojekt „Familiale Pflege unter den Bedingungen der G-DRGs" integriert diese Perspektiven nicht nur angepasst an die verschiedenen Angebote zur Unterstützung pflegender Familien, es trägt auch maßgeblich zur weiteren wissenschaftlichen Auseinandersetzung zu Fragen der Generativität in der späten Familie bei.

Literatur

Bauer, A. (2008): Bindungen zwischen den Generationen der späten Familie. Bindungstheoretische Überlegungen. In: Bauer, A.; Gröning, K. (Hg.) (2008): Gerechtigkeit, Geschlecht und demografischer Wandel. Frankfurt a. M.: Mabuse, S. 175–203.

Blinkert, B.; Klie, Th. (2008): Die Versorgungssituation pflegebedürftiger Menschen vor dem Hintergrund von Bedarf und Chancen. In: Bauer, U.; Büscher, A. (Hg.) (2008): Soziale Ungleichheit und Pflege. Beiträge sozialwissenschaftlich orientierter Pflegeforschung. Gesundheit und Gesellschaft. Wiesbaden: VS Verlag, S. 238–255.

Bowlby, J. (1975): Bindung. Eine Analyse der Mutter-Kind-Beziehung (1969). München: Kindler Verlag.

Bowlby, J. (1976): Trennung. Psychische Schäden als Folge der Trennung von Mutter und Kind (1973). München: Fischer.

Bowlby, J. (1983): Verlust, Trauer und Depression (1980). München: Fischer.

Bowlby, J. (1997): Bindung: Historische Wurzeln, theoretische Konzepte und klinische Relevanz. In: Spangler, G.; Zimmermann, P. (Hg.) (1997): Die Bindungstheorie. Grundlagen, Forschung und Anwendung. Stuttgart: Klett-Cotta, S. 17–26.

Bracker, M.; Dallinger, U.; Karden, G.; Tegthoff, U. (1988): Die Pflegebereitschaft der Töchter. Zwischen Pflichterfüllung und eigenen Lebensansprüchen. Voraussetzungen, Belastungen und sozialpolitische Schlussfolgerungen. Wiesbaden.

Bruder, J. (1998): Beratung und Unterstützung von pflegenden Angehörigen demenzkrankter Menschen. In: Kruse, A. (Hg.) (1998): Psychosoziale Gerontologie. Bd. 2: Intervention. Göttingen u. a.: Hogrefe Verlag. S. 275–295.

Daudert, E. (2001): Selbstreflexivität, Bindung und Psychopathologie – Zusammenhänge bei stationären Gruppenpsychotherapie Patienten. [Zugl. Hamburg, Universität, Dissertation, 2000.] Hamburg: Verlag Dr. Kovac.

Erikson, E. H. (1981): Identität und Lebenszyklus. Frankfurt/M.: Suhrkamp.

Erikson, E. H. (1988): Der vollständige Lebenszyklus. Frankfurt/M.: Suhrkamp.

Fremmer-Bombik, E. (1997): Innere Arbeitsmodelle von Bindung. In: Spangler, G.; Zimmermann, P. (Hg.) (1997): Die Bindungstheorie. Grundlagen, Forschung und Anwendung. Stuttgart: Klett-Cotta, S. 109–119.

Fuchs, S. (2000): Arbeitshilfe für die Bildungsarbeit mit pflegenden Angehörigen. „Manchmal wünschte ich, er wäre schon tot… " Hagen: Schlütersche.

Geister, Ch. (2004): „Weil ich für meine Mutter verantwortlich bin". Der Übergang von der Tochter zur pflegenden Tochter. Bern u. a.

Grond, E. (2000): Pflege Demenzkranker. Unveränderter Nachdruck. Hagen: Schlütersche.

Gröning, K. (2002): Häusliche Pflege und familiale Entwicklung. In: Neue Praxis. Jg. 32, 2002, Heft 6, S. 595–601.

Gröning, K. (2004): Häusliche Pflege und therapeutischer Blick. In: Neue Praxis. Jg. 34, 2004, Heft 3, S. 292–302.

Gröning, K.; Kunstmann, A.-C.; Rensing, E.; Röwekamp, B. (2004): Pflegegeschichten. Pflegende Angehörige schildern ihre Erfahrungen. Frankfurt/M.: Mabuse-Verlag.

Gröning, K.; Kunstmann, A.-C. (2008): Sorge für die alten Eltern und familiale Entwicklung. Eine kritische Betrachtung der sozialrechtlichen und wissenschaftlichen Diskurse zur Situation der pflegenden Familien. In: Bauer, A.; Gröning, K. (Hg.) (2008): Gerechtigkeit, Geschlecht und demografischer Wandel. Frankfurt/M.: Mabuse-Verlag, S. 89–133.

Grossmann, K. E. (2000): Die Entwicklung von Bindungsqualität und Bindungsrepräsentation. Auf der Suche nach der Überwindung psychischer Unsicherheit. In: Endres, M.; Hauser, S. (Hg.) (2000): Bindungstheorie in der Psychotherapie. München: Ernst Reinhardt Verlag, S. 38–53.

Grossmann, K.; Grossmann, K. E. (2014): Bindungen. Das Gefüge psychischer Sicherheit. 6. Auflage. Stuttgart: Klett-Cotta.

Gunzelmann, Th.; Gräßel, E.; Adler, C.; Wilz, G. (1996): Demenz im „System Familie". In: System Familie. Jg. 9, 1996, Heft 1, S. 22–27.

Hedtke-Becker, A. (1999): Die Pflegenden pflegen – Gruppen für Angehörige pflegebedürftiger alter Menschen. Eine Arbeitshilfe. Freiburg i. Br.: Lambertus.

Höpflinger, F. (2006): Frauen und Generationenbeziehungen in der zweiten Lebenshälfte. In: Ministerium für Generationen, Familie, Frauen und Integration des Landes NRW (MGFFI) (Hg.) (2006): Demografischer Wandel. Die Stadt, die Frauen und die Zukunft. Düsseldorf, S. 255–268.

Kast, V. (1984): Trauern: Phasen und Chancen des psychischen Prozesses. Stuttgart.

Kübler-Ross, E. (Hg.) (1976): Reif werden zum Tode. Stuttgart: Droemer Knaur.

Kunstmann, A.-C. (2010): Innerfamiliale Verbundenheit und Gerechtigkeit. Fehlende Perspektiven auf die Pflege von Angehörigen – Eine Diskursanalyse. Wiesbaden: Springer VS (zugleich Dissertation Universität Bielefeld, Fakultät für Erziehungswissenschaft, 486 Seiten).

Müller-Hergl, Ch. (2000): Demenz zwischen Angst und Wohlbefinden: Positive Personenarbeit und das Verfahren des Dementia Care Mapping. In: Tackenberg, P.; Abt-Zegelin, A. (Hg.) (2000): Demenz und Pflege. Eine interdisziplinäre Betrachtung. Frankfurt/M.: Mabuse Verlag, S. 248–262.

Naegele, G.; Tews, H. P. (Hg.) (1993): Lebenslagen im Strukturwandel des Alters: alternde Gesellschaft – Folgen für die Politik. Opladen: Westdeutscher Verlag.

Schneekloth, U.; Wahl, H.-W. (Hg.) (2005): Möglichkeiten und Grenzen selbständiger Lebensführung in privaten Haushalten (MuG III). Repräsentativbefunde und Vertiefungsstudien zu häuslichen Pflegearrangements, Demenz und professionellen Versorgungsangeboten. Integrierter Abschlussbericht im Auftrag des BMFSFJ. München.

Wensauer, M. (1994): Die Bedeutung internaler Arbeitsmodelle für erfolgreiches Altern. Regensburg.

Wilz, G. (2002): Belastungsverarbeitung bei pflegenden Angehörigen von Demenzkranken. Eine Tagebuchstudie. Psychosoziale Medizin. Bd. 8. Göttingen.

Wilz, G.; Adler, C.; Gunzelmann, Th. (2001): Gruppenarbeit mit Angehörigen von Demenzkranken. Ein therapeutischer Leitfaden. Göttingen u. a.: Zeitschrift für Gerontopsychologie und -psychiatrie.

Wurm, S.; Tesch-Römer, C. (2008): Zur Gesundheitslage älter werdender Menschen: Erfahrungen aus dem Alterssurvey. In: Statistisches Bundesamt (Hg.) (2008): Datengrundlagen für die Gesundheitsforschung in Deutschland. Ausgewählte Beiträge zum Workshop am 12./13. Oktober 2006 in Berlin. Statistik und Wissenschaft. Bd. 9. Wiesbaden, S. 82–95.

Verzeichnis der Autorinnen und Autoren

Beitmann, Susanne, Jg. 1970, Pflegetrainerin der familialen Pflege im St. Marien-Hospital/GFO Kliniken Bonn, 23 Jahre Berufserfahrung als Krankenschwester, Stationsleitung Allgemein- und Thoraxchirurgie/Innere Medizin, Abteilungsleitung Innere Medizin, Case Managerin (DGCC), Einzelne Stationen: Klinikum Lippe-Detmold, Städtisches Klinikum Karlsruhe, St. Josef-Hospital/GFO Kliniken Bonn-Beuel, St. Marien-Hospital/GFO Kliniken Bonn.

Bergenthal, Sonja, Jg. 1983, Sozialwissenschaftlerin, seit 2012 Wissenschaftliche Mitarbeiterin im Projekt „Familiale Pflege unter den Bedingungen der G-DRGs", Schwerpunkt in der Begleitung und Beratung der psychiatrischen Krankenhäuser im Projekt.

Bransi, Ahmad, Jg. 1967, Dr. med., Facharzt für Psychiatrie und Psychotherapie, seit 2012 Ärztlicher Geschäftsführer und Ärztlicher Direktor des Gemeindepsychiatrischen Zentrums (gpz) in Detmold. Derzeitiges Forschungsprojekt: Gewalt gegen ältere Menschen mit Schwerpunkt Gewalt in der Gerontopsychiatrie, psychotherapeutische und psychosoziale Versorgung von alten Menschen mit Migrationshintergrund. Weiterer Schwerpunkt: Aufmerksamkeitsdefizit-Hyperaktivität-Syndrom (ADHS) im Erwachsenenalter. Frühere Tätigkeit in der Neurochirurgie, Aufbau einer gerontopsychiatrischen Abteilung, Etablierung einer Station für Suchtkranke Menschen, Aufbau einer transkulturellen Ambulanz.

Contenius, Corinna, Jg. 1971, Sozialarbeiterin B. A., cand. M. A. Klinische Sozialarbeit/Hochschule Koblenz, seit 2011 Krankenhaussozialarbeiterin im St. Marien-Hospital/GFO Kliniken Bonn. 2008–2010 Studienassistenz, Rekrutierung und Interviewführung für die BMBF-Längsschnittstudie „Morbiditätsmuster in der hausärztlichen Versorgung/MultiCare" (Gesamtleitung: Prof. Hendrik van den Bussche, UKE Hamburg). Zuvor langjährige Tätigkeit als examinierte Krankenschwester, Schwerpunkt Abteilung für Frührehabilitation am Gemeinschaftskrankenhaus Herdecke.

Friedhoff, Michaela, Jg. 1965, Krankenschwester auf der Stroke Unit und im Projekt „Familiale Pflege" im Alfried Krupp Krankenhaus Essen, Fachkrankenschwester für Rehabilitation, Kursleiterin für basale Stimulation und Pflegeinstruktorin Bobath BIKA.

Friesel-Wark, Heike, Jg. 1976, M. A., Wissenschaftliche Mitarbeiterin an der Fakultät für Erziehungswissenschaft der Universität Bielefeld im Projekt „Familiale Pflege unter den Bedingungen der G-DRGs", 2000 Abschluss Diplom-Sozialpädagogik an der Fachhochschule Köln, 2007 Master of Science der Katholischen Fachhochschule NRW, 2013 M. A. Supervision und Beratung der Universität Bielefeld.

Gröning, Katharina, Jg. 1957, Dr. phil., Erziehungswissenschaftlerin, Supervisorin (DGSv), Professorin sowie Leiterin der Arbeitsgruppe „Pädagogische Beratung" an der Universität Bielefeld. Forschung zur häuslichen Pflege, zur Beratung, Supervision und Geschlechterforschung. Zahlreiche Veröffentlichungen.

Güther, Helen, Jg. 1979, Diplom-Heilpädagogin (Univ.), Master of Public Health, Wissenschaftliche Mitarbeiterin am Lehrstuhl für Gerontologische Pflege an der Philosophisch-Theologischen Hochschule Vallendar (PTHV), examinierte Krankenschwester. Promotionsvorhaben: „Anerkennung von pflegenden Angehörigen in der Gerontologischen Pflege – eine qualitative Studie zu Selbst- und Fremdbildern pflegender Angehöriger". 2009–2010 Mitarbeit am Forschungsprojekt der TU Dortmund: carers@work – Zwischen Beruf und Pflege: Konflikt oder Chance? Strategie zur nachhaltigen Sicherung zukünftiger Pflege- und Produktivitätspotenziale in einer alternden Gesellschaft. Ein europäischer Vergleich".

Heimerl, Katharina, Jg. 1961, Assoz. Prof.in Dr.in, Leiterin des Instituts für Palliative Care und Organisationsethik der Alpen-Adria Universität Klagenfurt, Wien, Graz, seit 2006 Assoziierte Professorin für Palliative Care und Organisationsentwicklung. Derzeitiges Forschungsprojekt: „Nachhaltige Hospiz- und Palliativkultur im Pflegeheim und im Alter", Medizinstudium in Wien, Ausbildung zur praktischen Ärztin in Tirol und Steiermark, Österreich; Master of Public Health der University of California at Berkeley. Frühere Tätigkeit: Wissenschaftliche Mitarbeiterin an der IFF (Fakultät für interdisziplinäre Forschung und Fortbildung, dzt. Alpen-Adria Universität Klagenfurt, Wien, Graz) seit 1995; Habilitation 2006.

Johannes, Susanne, Jg. 1967, Teamleitung des Demenzmanagements des Blauen Punktes im Alfried Krupp Krankenhaus in Essen. Dreijährig examinierte Krankenschwester mit zahlreichen Fort- und Weiterbildungen, u. a. Weiterbildung Praxisanleitung (Beraten/Schulen/Anleiten), Palliativ Care Weiterbildung, Breast Care Weiterbildung und Pflegeexperte Demenz.

Kamen, Ruth von, Jg. 1983, Diplom-Pädagogin, seit Januar 2013 wissenschaftliche Mitarbeiterin im Projekt „Familiale Pflege unter den Bedingungen der G-DRGs" an der Universität Bielefeld; Studium der Dipl. Päd. an der Universität Bielefeld.

Klewitz, Martina, Jg. 1969, seit 2011 Pflegetrainerin im Projekt „Familiale Pflege unter den Bedingungen der G-DRGs". Pflegeberaterin nach § 45 SGB XI, Praxisanleitung, Fachkrankenschwester für Intensivpflege und Anästhesie.

Kottowski, Thomas, Jg. 1965, leitender Pflegedirektor der Katholischen Kliniken Emscher-Lippe (KKEL).

Kunstmann, Anne-Christin, Jg. 1965, Dr. phil., Diplom-Pädagogin und Krankenschwester, Wissenschaftliche Mitarbeiterin der Arbeitsgruppe „Pädagogische Beratung" an der Fakultät für Erziehungswissenschaft der Universität Bielefeld. Schwerpunkt der wissenschaftlichen Arbeit: Fragen der Generationen- und Geschlechterbeziehungen insbesondere im Kontext der familialen Pflege sowie personzentrierte Beratung.

Lagedroste, Carina, Jg. 1989, M. A., 2013 wissenschaftliche Hilfskraft an der Universität Bielefeld im Projekt „Familiale Pflege unter den Bedingungen der G-DRGs", seit Mai 2014 in dem gleichnamigen Projekt wissenschaftliche Mitarbeiterin. 2011 Abschluss Bachelorstudium Erziehungswissenschaft an der WWU Münster, 2014 Abschluss Masterstudium Erziehungswissenschaft an der Universität Bielefeld.

Lebeda, Dorothee, Jg. 1967, Diplom-Pflegewissenschaftlerin, seit 2012 wissenschaftliche Mitarbeiterin im Projekt „Familiale Pflege unter den Bedingungen der G-DRGs" an der Universität Bielefeld, Schlaf- und Entspannungspädagogin/therapeutin, Pflegeberaterin, examinierte Krankenschwester mit 25 Jahren Berufserfahrung in unterschiedlichen Schwerpunkten (Gemeindepflege, Intensivfachpflege, Management, Beratung und Bildung).

Lienker, Heinrich, Jg. 1952, Dr. phil., Geschäftsführer der Beratungsgesellschaft IN CONSULT GmbH, Bochum, Mitinitiator und Kooperationspartner im Programm „Familiale Pflege unter den Bedingungen der G-DRGs" seit 2004.

Natinger, Susanne, Jg. 1966, Bereichsleitung Sozialdienst/Entlassungsmanagement der Katholischen Kliniken Emscher-Lippe (KKEL), B. A. Public Health Care and Case Management, B. A. Education, Dozentin im Gesundheitswesen, zertifizierte Case Managerin laut DGCC, Qualitätsmanagerin, examinierte Krankenschwester.

Runge-Werner, Petra, Jg. 1967, Projektleitung und Pflegetrainerin der Familialen Pflege am Universitätsklinikum Essen z. Z. Leitung der Pflegeexperten, 27 Jahre Berufserfahrung als Krankenschwester, davon 20 Jahre Stationsleitung in der Neurochirurgie.

Rusch, Simone, Jg. 1978, Krankenschwester, Bachelor of Arts (Studiengang „Innovative Pflegepraxis" an der Universität Witten/Herdecke), Trainerin für Kommunikation. Leitung des Patienten-Information-Zentrums (PIZ) am Klinikum Lüdenscheid. Schwerpunkt in der Praxis: Patienten- und Familienedukation im akutklinischen Setting. Seit 2009 am Modellprojekt „Familiale Pflege unter den Bedingungen der G-DRGs" beteiligt.

Sander, Brunhild, Jg. 1957, Diplom-Soziologin, seit 2008 wissenschaftliche Mitarbeiterin und Projektkoordinatorin im Modellprogramm „Familiale Pflege unter den Bedingungen der G- DRGs" an der Universität Bielefeld.

Seifen, Stephan, Jg. 1978, Diplom-Sozialwissenschaftler, seit 2013 wissenschaftlicher Mitarbeiter im Projekt „Familiale Pflege unter den Bedingungen der G-DRGs".

Spee, Adelheid von, Jg. 1967, wissenschaftliche Mitarbeiterin im Projekt „Familiale Pflege unter den Bedingungen der G-DRGs", Germanistin (M. A.), Gerontologin (FH), Krankenschwester, Mediatorin. Über 25 Jahre im Pflegesektor tätig mit verschiedenen Leitungsaufgaben und Bildungsarbeit, Lehraufträge zur gerontologischen Pflege sowie Prävention und Rehabilitation im Alter an der KH Freiburg und der Hamburger Fernhochschule.

Tezcan-Güntekin, Hürrem, Jg. 1977, wissenschaftliche Mitarbeiterin an der Fakultät für Gesundheitswissenschaften und der Fakultät für Erziehungswissenschaften an der Universität Bielefeld. Derzeitige Forschungsprojekte: „Familiale Pflege unter den Bedingungen der G-DRGs" und „Stärkung der Selbstmanagement-Kompetenzen von pflegenden Angehörigen türkeistämmiger Menschen mit Demenz". Frühere Tätigkeit: wissenschaftliche Mitarbeiterin am Institut für Medizinethik der Eberhard-Karls-Universität Tübingen, am Institut für Gerontologie in Dortmund und am Institut für Neurowissenschaften, Forschungszentrum Jülich.

Weigel, Leona, Jg. 1989, M. A., seit 2013 wissenschaftliche Hilfskraft im Projekt „Familiale Pflege unter den Bedingungen der G-DRGs" an der Universität Bielefeld, 2011 Abschluss des Bachelorstudiums im Fach Pädagogik an der Carl von Ossietzky Universität Oldenburg, 2015 Abschluss des Masterstudiums im Fach Erziehungswissenschaft an der Universität Bielefeld.

Yardley, Yvette, Jg. 1981, Diplom-Pädagogin, seit 2011 wissenschaftliche Mitarbeiterin an der Universität Bielefeld im Projekt „Familiale Pflege unter den Bedingungen der G-DRGs", 2007 Abschluss Diplomstudium Pädagogik an der Fakultät für Erziehungswissenschaft der Universität Bielefeld. Promotionsvorhaben: Das Dunkelfeld der Gewalt gegen ältere Menschen als Herausforderung an die Qualität von pädagogischen Interventionskonzepten im personellen, sozialen und organisationellen Bereich.

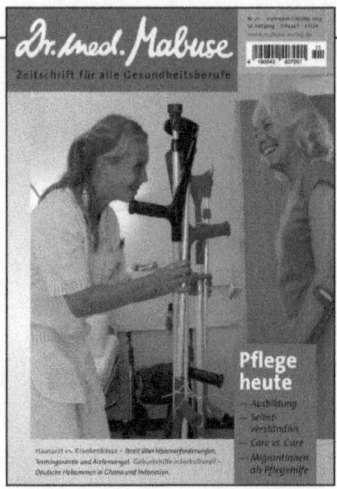
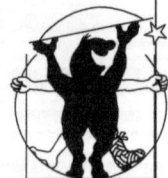